U0165125

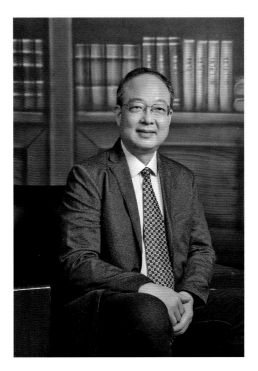

李雁近照

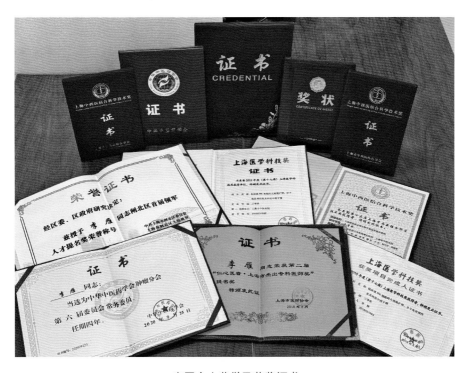

李雁个人荣誉及获奖证书

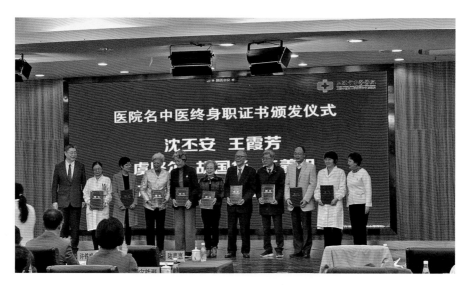

李雁获颁上海市中医医院名中医终身职证书

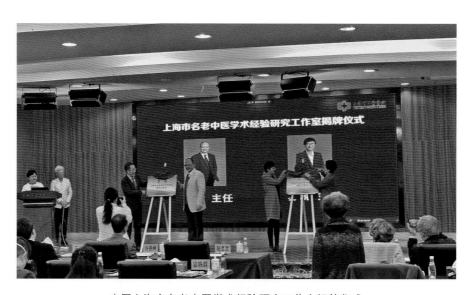

李雁上海市名老中医学术经验研究工作室揭牌仪式

图书在版编目（CIP）数据

名中医李雁学术传承集 / 吴建春，田建辉主编. --
上海 ：上海科学技术出版社，2024.6
（七秩弦歌 杏林芳华：上海市中医医院名医学术
传薪系列）
ISBN 978-7-5478-6597-2

Ⅰ. ①名… Ⅱ. ①吴… ②田… Ⅲ. ①中医临床—经
验—中国—现代 Ⅳ. ①R249.7

中国国家版本馆CIP数据核字(2024)第070237号

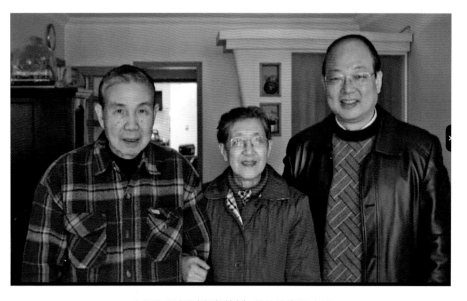

李雁和恩师刘嘉湘教授、师母陈湘君合影

名中医李雁学术传承集

主编 吴建春 田建辉

上海世纪出版(集团)有限公司
上 海 科 学 技 术 出 版 社 出版、发行
（上海市闵行区号景路 159 弄 A 座 9F - 10F）
邮政编码 201101 www. sstp. cn
上海雅昌艺术印刷有限公司印刷
开本 787×1092 1/16 印张 15.5 插页 2
字数 240 千字
2024 年 6 月第 1 版 2024 年 6 月第 1 次印刷
ISBN 978 - 7 - 5478 - 6597 - 2/R·2997
定价：108. 00 元

本书如有缺页、错装或坏损等严重质量问题，请向印刷厂联系调换

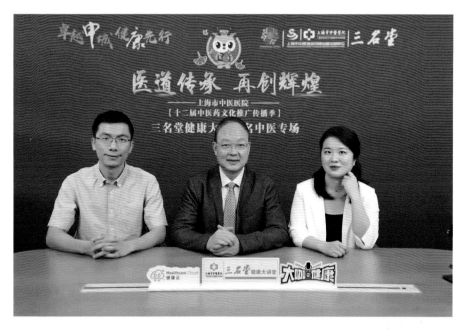

李雁名中医工作室成员参加科普直播活动

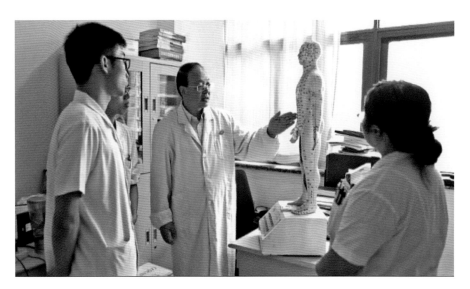

李雁指导学生

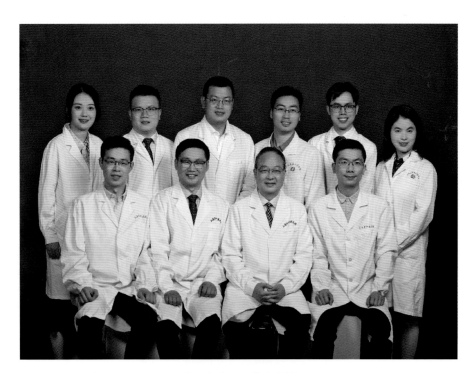

李雁名中医工作室合影

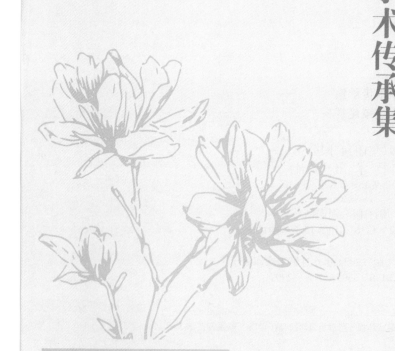

躬耕启新

名中医 李雁 学术传承集

七秩弦歌 杏林芳华
上海市中医医院名医学术传薪系列

名 中 医 李 雁 学 术 传 承 集

内容提要

本书是"上海市中医医院名医学术传薪系列"丛书之一,介绍了上海市名中医李雁的从医之路、学术思想和临证经验。李雁师从国医大师刘嘉湘,继承"扶正治癌"思想,提出"正气内虚,痰毒互结"的肿瘤病机理论,紧密结合临床需要,创制和完善病证结合诊疗模式,确立"决策—方案—配方"肿瘤临床多维决策模式与诊疗方案,重视多学科及多种疗法并用,擅长中西医综合治疗肺癌、胃癌、肠癌等常见恶性肿瘤,灵活运用中药、针灸、耳穴贴膏、心理等方法于一体治疗癌症,临床疗效显著。全书分为从医掠影篇、学术探析篇、心得集锦篇、医案医话篇、匠心传承篇五部分,详细介绍了李雁对恶性肿瘤的诊治经验,并选录其诊治恶性肿瘤的典型医案,对肿瘤病的辨证认识及中药应用等方面的经典医话,还收录了主要传承人在跟师学习实践中的体验或领悟,实为不可多得的临证参考素材,有助于读者提高对相关疾病的理解和研究。

本书可供中医和中西医结合临床医师、中医院校师生及广大中医爱好者参考阅读。

丛书编委会

学术顾问

施 杞　严世芸　唐汉钧

顾 问

王翘楚　沈丕安　王霞芳　朱松毅　虞坚尔　胡国华

王羲明　顾乃芳　余莉芳　李 雁　苏 晓

总主编

陆嘉惠　钟力炜

执行总主编

李 勇

编 委（以姓氏笔画为序）

叶 茂　孙永宁　苏 晓　李 勇　李 萍　李毅平

吴建春　张树瑛　张雯静　陆嘉惠　陈 栋　陈 静

陈薇薇　宓轶群　封玉琳　赵凡尘　钟力炜　姚 蓁

徐军学　唐 烨　薛 征

编写秘书

钱卉馨

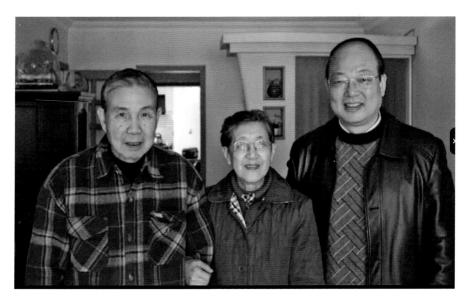

李雁和恩师刘嘉湘教授、师母陈湘君合影

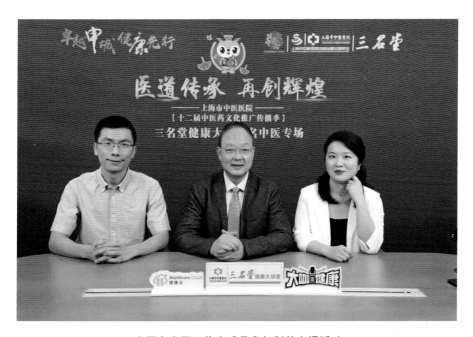

李雁名中医工作室成员参加科普直播活动

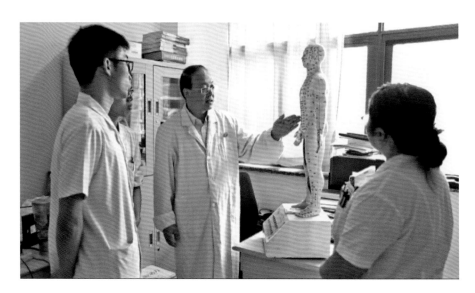

李雁指导学生

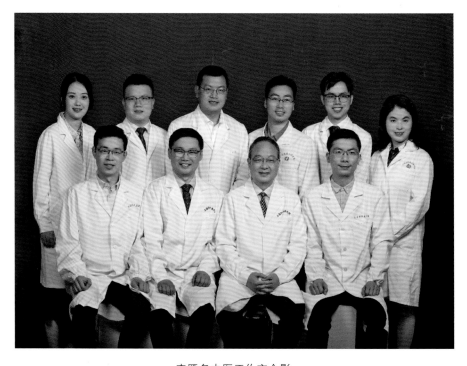

李雁名中医工作室合影

躬耕启新

七秩强歌 杏林芳华

上海市中医医院名医学术传薪系列

名中医

李雁

学术传承集

总主编 执行总主编 主编

陆嘉惠 李 勇 吴建春

钟力炜 田建辉

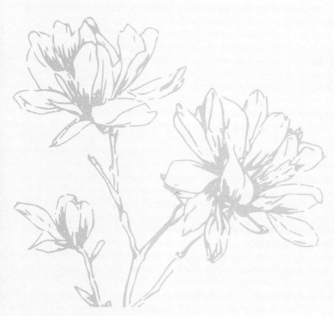

上海科学技术出版社

图书在版编目（CIP）数据

名中医李雁学术传承集 / 吴建春，田建辉主编. --
上海：上海科学技术出版社，2024.6
（七秩弦歌　杏林芳华：上海市中医医院名医学术
传薪系列）
ISBN 978-7-5478-6597-2

Ⅰ. ①名… Ⅱ. ①吴… ②田… Ⅲ. ①中医临床－经
验－中国－现代 Ⅳ. ①R249.7

中国国家版本馆CIP数据核字(2024)第070237号

名中医李雁学术传承集
主编　吴建春　田建辉

上海世纪出版(集团)有限公司
上 海 科 学 技 术 出 版 社　出版、发行
（上海市闵行区号景路 159 弄 A 座 9F - 10F）
邮政编码 201101　　www.sstp.cn
上海雅昌艺术印刷有限公司印刷
开本 787×1092　1/16　印张 15.5　插页 2
字数 240 千字
2024 年 6 月第 1 版　2024 年 6 月第 1 次印刷
ISBN 978 - 7 - 5478 - 6597 - 2/R・2997
定价：108.00 元

本书如有缺页、错装或坏损等严重质量问题,请向印刷厂联系调换

本书编委会

主 审

李 雁

主 编

吴建春 田建辉

副主编

骆莹滨 王宇立 许荣忠

编 委（以姓氏笔画为序）

王 茜 方 媛 李明花 张 婧 张 博 陈皖晴
徐 璞 徐力立 崔亚静 翟 争 滕文静

总　序

杏林芳华，七秩峥嵘；守正创新，再谱华章

　　杏林芳华，跨越七十载风霜；守正创新，开启新世纪辉煌。上海市中医医院自1954年建院以来，始终秉承传承创新的精神砥砺前行。党的二十大报告明确指出，"促进中医药传承创新发展"。作为一家中医特色鲜明、人文底蕴深厚、名医大家辈出的三级甲等中医综合医院，上海市中医医院集医、教、研于一体，矢志不渝，不断进取，设有上海市名老中医诊疗所，以及上海市中医、中西医结合专家诊疗所等服务平台，聚集了大批沪上及长三角地区高水平的中医药名家，同时致力于海派中医流派传承与研究。全院目前拥有5名全国老中医药专家学术经验继承工作指导老师，4个全国名老中医药专家传承工作室，11名上海市名中医，11个上海市名老中医学术经验研究工作室，1个上海市中药专家传承工作室，4个海派中医流派传承研究总（分）基地，5个上海中医药大学名中医工作室。近年来，医院更是加大人才培养力度，不断涌现如国家中医药管理局青年岐黄学者、上海市领军人才、浦江人才、上海市优秀学科带头人等高层次人才。

　　中医药源远流长，作为植根于中华文明、汇聚先贤智慧的医学宝库，在历史长河中生生不息、薪火相传。医院立足上海市，辐射长三角，肩负"承前启后，继往开来"的中医药事业发展重任。值此建院七十周

年之际,我们特别呈现"上海市中医医院名医学术传薪"系列丛书,汇集我院历年来获"上海市名中医"殊荣的 11 位中医名家的生平事迹、学术成就与医学贡献,深入剖析这些名中医的成长经历和职业轨迹,展示他们的医德医风和人文情怀,他们在临床实践中勤勉求精,在学术研究中开拓创新,在教育传承中桃李天下。习近平总书记指出,中医药学是"祖先留给我们的宝贵财富",是"中华民族的瑰宝",是"打开中华文明宝库的钥匙","凝聚着深邃的哲学智慧和中华民族几千年的健康养生理念及其实践经验";中医药的发展要"遵循中医药发展规律,传承精华,守正创新"。本丛书的编纂出版,正是我们贯彻总书记对中医药重要论述的一次生动实践。

本丛书通过从医掠影、学术探析、方药心得、验案撷英、匠心传承等多个维度,展现名中医们在各自专业领域的精湛医术、从医心得、卓越成就及对中医药传承发展的积极贡献;展现他们坚守传承,继承"青松传承"之志;自强不息,恪守"厚德、博学、传承、创新"的初心。他们的人生阅历、学术成就及文化自信不仅展现了个人的精彩,更折射出中医学这门古老学科的蓬勃生命力和新时代价值。

本丛书不仅是我院历届上海市名中医的成果集锦,也是医院精神财富的重要组成,更是新时代中医文化的时代印记。把中医药这一祖先留给我们的宝贵财富继承好、发展好、利用好,增强民族自信、文化自信、历史自信,相信本丛书的出版将为新一代中医人提供学习的范式、文化的支撑和前进的方向。

承前启后,绘就新篇。我们诚挚地将本丛书献给所有热爱和支持中医药发展事业的朋友们。以匠心传承,向文化致敬,既是对中医药博大精深的文化敬仰,也是对其创新发展前景的坚定信念。希望它的智慧之光能照亮求知之路,激发大家对传统医学的深切热爱,让更多人了解中医药的丰富内涵和独特魅力,让中医文化自信坚实中华优秀传统文化的自信。

凡是过往，皆成序曲；所有未来，力铸华章。愿书中诸位医者"海纳百川，有容乃大"的胸怀，激励更多有志英才，投身于中医药的创新实践之中，共创未来。

丛书编委会

甲辰年正月廿二

序 言

中医人才的培养模式历来遵循"读经典，做临床，跟名师"的成长规律，研读经典是基础，临证实践是关键，经典临床互相反哺，紧密结合，才能有效提升临床技艺和诊疗水平。此外，传统师承传授的重要性亦不容忽视，早在《礼记·曲礼》中就有"医不三世，不服其药"的说法，师承教育所特有"传道"和"解惑"优势不仅是快速成长、精进医术的不二法门，也是继承和发展中医药事业的重要途径。拜谒名师在充分体悟临证思路和用药技巧的同时，也可身临其境地感受师长的大医风范和人文关怀。遍观古往今来贤哲名医，皆是师承教育的受益者，如医圣张仲景曾拜同郡张伯祖为师学医，尽得其传，著《伤寒杂病论》一书垂范后世；清代叶天士先后拜师达 17 人之多，博采众长，兼收并蓄，方成一代温病大师。

对于目前由院校模式培养出来的中医医生而言，由于缺乏师承传授的经历，常常会有"纸上千般妙，临证却不灵"的理论与实际相脱节的困惑。针对这种情况，通过博览群书，特别是广泛吸收名老中医的思想精华和经验智慧，是快速提高临床功力，并将理论实际相结合的有效路径。名老中医经验中不乏基于长期临床凝练而成的真知灼见，尤其是独具特色的理论见解，自成体系的治疗规律都为中医理论体系的发展和完善提供了重要的素材。作为中医药知识精华和宝贵财富，名老中医经验是将传统中医药理论和自身临床实践相结合以解决当下临床疑难疾病的典型范例。通过系统总结整理名中医的学术经验并挖掘其中蕴含的原理、规律、法则等，将零散的"经验"体系化地整理归纳成为"知识",不仅有利于提升临床疑难疾病的整体诊疗水平,也为后续进一步传承名中医学术体系、挖掘验方机制、制定诊疗规范奠定坚实的基础。围绕名中医诊疗经验的探索和挖掘也充分体现了守正创新、继承不泥古、创新不离宗之中医药传承的核心思想。

我们很高兴看到,李雁教授作为上海市名中医,肩负起传承发展中医肿瘤学科的时代使命,带领他的团队系统总结整理其学术思想和临床经验,撰写了一部面向广大中医肿瘤临床同道的针对性和实用性均较强的学术经验集。李雁教授师从国医大师刘嘉湘先生,深耕中医药防治恶性肿瘤临床一线近40余年,临证擅长治疗肺癌、乳腺癌、大肠癌、肝癌、食管癌、脑瘤、恶性淋巴瘤等多种恶性肿瘤,尤其是在中医药防治肺癌领域颇有心得。他在传承导师"扶正抗癌"学术思想的基础上强调扶正祛邪并重,并确立"多维相参辨证,因病因势统筹,扶正祛邪并用"的临证思路,构建肺癌病证结合,多维思辨的临床决策模式。此外,针对肺癌术后转移所提出的"正虚伏毒"学说以及肺癌代谢异常所提出的"脂毒"学说,亦颇具创新性,实发前人所未发。本书不仅将李雁教授的学术见解、治学理念以及对于常见肿瘤治疗的经验毫无保留进行分享,还通过经典的医案医话加以详细解释说明,以供互参印证,充分展现了李雁教授辨治肿瘤的思路、方法和特色,值得进一步深入研究、学习并借鉴。

《黄帝内经》指出:"善言天者,必应于人;善言古者,必验于今。"古今事理相通,借古可以鉴今,前人的经验心得,亦可成为后学的智慧源泉。相信这本精要而实用的学术经验集定能使广大中医肿瘤同道收获智慧、汲取力量,向更高的高峰攀登、更远的方向前进,为中医肿瘤学事业的发展而不懈努力奋斗。值此付梓之际,欣然为之序!

上海市名中医

2023 年 12 月

前　言

　　尽管西医学在恶性肿瘤的治疗上取得了显著的进步,但恶性肿瘤仍然是威胁人类生命的主要疾病之一,且发病率和病死率在我国呈上升趋势。中医学作为中华文化的瑰宝,拥有悠久的历史和深厚的理论基础,为恶性肿瘤的防治提供了独特的视角和方法。名老中医学术经验作为中医学的珍贵财富,对于提高临床疗效和推动中医学术发展具有重要意义。因此,如何有效、完整地传承和发扬名老中医学术经验,是当前亟须解决的重要研究课题。这需要我们深入挖掘、整理、传承和推广名老中医的经验和智慧,为提高我国肿瘤防治水平和推动中医学术发展做出积极贡献。

　　本书以中医药理论为指导,以辨证论治体系为基础,结合李雁40余年的医教研一线工作,重点介绍李雁中西医结合治疗肿瘤过程中的临床经验和心得体会,阐述李雁多维辨治肿瘤的学术思想,对常见恶性肿瘤的认识和治疗经验,以及与西医学各种疗法配合的中西医结合疗法。本书力求简扼、深度和科学性的平衡,为同道提供有价值的参考。

　　本书内容共分为五个部分,第一部分首先展现了李雁卓越的医学成就和深厚的学术底蕴。详细介绍了李雁的学习经历和取得的学术成果,凸显了他的医学造诣。第二部分深入探讨了李雁的学术思想。对李雁的学术见解、治学理念进行了剖析,并就中医药开展科学研究的方法提出了一些独到的思路,为读者提供了新的思考维度。第三部分则系统总结了李雁在治疗常见肿瘤方面的丰富经验。全面介绍了常见恶性肿瘤的病因病机、中医药综合疗法以及与西医学各种疗法的配合使用,为读者提供了中西医结合治疗的新视角。第四部分通过生动的医案医话,展现了李雁临床辨证施治的精湛技艺,选取了李雁行之有效的临床诊治医案,以及师承人员对老师临证验方的思考分析,让读者更加深入地了解李雁的诊疗思路和方法。最后一部分则是对李雁传承团队的介绍。通过这一部分的介绍,读者可以更全面地了解李雁的学术传承和团队建设情况。

本书致力于提供精简实用的内容,重点阐述李雁在多维辨治肿瘤的学术思想和独到经验,辅以具体的案例,帮助读者更好地理解和掌握。此外,我们还精心整理了李雁在临床实践中屡试不爽的经验方,以便读者能够更全面地学习其学术思想。尽管编者已竭尽全力,但由于学术造诣有限,书中难免存在疏漏之处。在此,我们诚挚地邀请各位同仁和读者不吝赐教,共同提高。

编者

2023 年 10 月

目　录

第一章

从医掠影篇

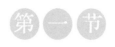

人物简介

李雁,男,1961 年 7 月出生,浙江温州人。

医学博士,主任医师,二级教授,博士研究生导师,博士后流动站合作导师。

上海市名中医,享受国务院政府特殊津贴专家。

上海市中医医院肿瘤临床中心学科带头人,上海市中医医院肿瘤研究所名誉所长。上海市卫生系统先进个人,荣获第二届"仁心医者"上海市杰出专科医师奖提名奖。

国家中医肿瘤重点专科、上海市中医医院中医肿瘤重点学科、上海市中医肿瘤优势专科、上海市申康医疗发展中心中医肿瘤特色专科、上海中医药大学"杏林团队"学科带头人。

国家自然科学基金评审专家,上海市医疗事故鉴定专家库成员,上海市科技进步奖评审专家库成员,上海市传统医学工程协会肿瘤分会主任委员,上海中医药学会肿瘤分会副主任委员,中国中医药信息学会膏方分会副会长,上海市传统医学工程协会副会长,中华中医药学会肿瘤分会常务理事,中国中西医结合学会肿瘤分会常委,中国中医药研究促进会肿瘤分会常委,中国民族医药学会肿瘤分会常务理事。

李雁有着 40 余年的中医学医、教、研一线工作经历,长于中医肿瘤理论和临床的研究与实践,研究方向为"中医药抗肺癌的临床与基础研究"。学术上李雁提出"正气内虚,痰毒互结"为肿瘤主要病机之理论,紧密结合临床需要,针对肿瘤临床工作中的关键问题开展研究,不断完善中医药防治恶性肿瘤的方案和方法,创制和完善病证结合诊疗模式,确立"决策—方案—配方"肿瘤临床多维决策模式与诊疗方案。同时,李雁也重视多学科综合治疗癌症,多种疗法并用,将中药、针灸、耳穴贴膏疗法、中医外治法、心理暗示、免疫治疗、热物理疗法、化疗、靶向治疗等法融为一体治疗癌症,临床疗效显著。擅长治疗肺癌等呼吸道肿瘤,胃癌、肠癌、食管癌、肝癌、胰腺癌等消化道肿瘤及乳腺癌、脑瘤、肾癌、淋巴瘤等多种癌症。年诊治恶性肿瘤患者 3 万余人次。

研究成果曾荣获省部级及厅级科技进步奖 11 项,其中所主持的"基于扶正祛邪法多维肺癌中医防治模式的建立与推广应用"研究成果于 2020 年 4 月获上海市科学技术进步奖二等奖。承担国家自然科学基金面上项目、国家科技部"十一五"支撑项目、国家卫生部、国家中医药管理局、上海市自然科学基金项目、上海市教委基金项目、上海市卫生局基金项目等 30 余项。在国内外学术期刊发表学术论文 210 余篇；主编《中医肿瘤临证精编》等学术著作 20 部；获发明专利 3 项。

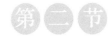

缘起、传承与发展

一、师从河南名老中医石冠卿

李雁 1984 年从浙江中医学院(现浙江中医药大学)毕业后,同年考入河南中医学院(现河南中医药大学)攻读《内经》专业硕士学位,师从河南名老中医、全国首批《内经》导师石冠卿教授。传承石老重视脾胃与调气的思想以及医者仁心仁术的品德,跟师研修经典、抄方实践,学习老师结合中医理论与临床经验诊治大量内科杂病的思路和方法,包括对恶性肿瘤患者的诊治。同时,通过研究《黄帝内经》的调神理论,深刻体会中医治病神形兼顾的思想。这些均为他以后从事中医肿瘤内科的工作,成为一名有温度的医生打下了良好的基础。

二、大学任教与临床工作 13 年

1987 年李雁自河南中医学院毕业后,即留校任教,主讲《黄帝内经》《中医基础理论》《中医诊断学》等课程,并在河南中医学院门诊部(现为河南中医药大学第三附属医院)定期门诊。因大学门诊部与河南省肿瘤医院仅一墙之隔,来求诊中医的肿瘤患者众多,故李雁所治内科杂病中以肿瘤为主。为提高自己诊治恶性肿瘤的临床水平,1995 年李雁到河南省肿瘤医院肿瘤内科进修近 1 年,系统学习了西医防治肿瘤的相关诊疗技术。至 1997 年调至河南中医学院第一附属医院工作,他已积累了中医药防治恶性肿瘤的较多临床经验,且能够熟练综合运用中西医结合疗法诊治肿瘤患者。

1997 年 2 月李雁调入河南中医学院第一附属医院工作。首先他在该院的急诊科从事急诊工作 3 年,系统掌握了中西医学对急危重症患者的规范诊疗与急救处置,为他后来从事中医肿瘤内科这个具有"全科"病种特点的工作以及进行肿瘤急症的救治锻炼出了过硬的本领。于 2000 年 1 月进入河南中医学院第一附属医院血液肿瘤科工作,诊治病种以消化道肿瘤和肺癌为主,通过门诊和病房管床工作,提高了综合运用中西医手段独当一面的能力。于 1998 年 9 月主编了由中国中医药出版社出版的《胃癌临床治疗新对策》专著,主持了河南省科委科研项目"益中蠲毒丸"等科研项目 3 项,获得二等奖 3 项,并发表"痰瘀相关论肿瘤"等学术论文 30 余篇。

三、师从国医大师刘嘉湘

李雁为使自己的中医肿瘤临床能力进一步提升,于 2000 年 9 月考入上海中医药大学攻读中医内科学肿瘤专业博士学位,师从国医大师刘嘉湘教授。在读期间,他系统学习了刘老丰富的肿瘤诊疗经验、科研思路,感受其大医风范。3 年间,跟师门诊临证抄方并管理病床,读书—跟师—实践—思考,深化对中医经典的理解,体会老师正虚邪实的肿瘤病机思想在临床中的圆机活法运用,利用数据分析挖掘老师的临床用药规律,领悟扶正需调脏、调脏重脾肾的经验,通过临床实践加深理解,同时努力提出问题、付诸科研。在《中医杂志》《上海中医药杂志》等学术期刊发表跟师心得 4 篇。在老师鼓励下,在博士期间到上海市肺科医院进修学习半年,深化对肺癌的认识,提高肺癌诊治水平。基于刘老的学术思想和临床经验,李雁经过艰苦而严谨的临床研究,完成了博士学位论文《中医辨证与非辨证治疗对肺癌患者免疫指标影响的临床研究》,该论文受到答辩委员会专家的一致好评,获得了上海中医药大学优秀博士论文。

四、担任肿瘤科主任,带领学科发展

从 1984 年到 2003 年,从硕士到博士、从经典到临床、从教师到医生、从内科杂病到肿瘤内科,19 年的努力与积淀,使李雁更加热爱中医肿瘤学科,也打下坚实的学术基础。毕业时,他立志不忘老师教诲,传承学术,勤奋仁爱,努力创新。2003 年博士毕业后他即被上海市中医医院以人才引进方式入职医院,聘为肿瘤科主任,踏上了作为一名中医肿瘤医生和学术骨干的新征程。

在新的岗位,他希望自己能够成为像导师一样的大医,同时也能带领科室建成具有核心竞争力的中医肿瘤学科。

1. **为践行心中的志向,努力首先成为一名有"心"的好医生**　他以"以德为先,医者仁心"为座右铭,不断精进医术,始终怀抱热心,以术救人、以心暖人。不久,他即受到了患者的肯定和好评。后来随着知名度的不断扩大,来自全国各地的患者络绎不绝。他的年门诊量高达约 3 万人次,所带领的肿瘤科团队年门诊量达 20 万人次,住院患者近 5 000 人次。这些数据的背后是持续的艰辛奋斗和艰苦努力。没有上下班区别、没有周末或节假日,有的是永远的耐心、永远的微笑、永远的安慰,听到患者说"在李医生这里看病,我们安心、放心、踏实",是对他最大的鼓励。他于 2018 年 8 月获第二届"仁心医者·上海市杰出专科医师奖"提名奖、获得 2015—2017 年度上海市卫生系统先进个人。

2. **努力成为一名守正的创新者和学生的引路人,揭示更多中医防治肿瘤的规律,为中医肿瘤学科发展贡献力量**　在临床实践和带教中,他意识到书本上的辨证施治远远不足以揭示肿瘤临床实践中复杂的思维决策模式,特别是在患者普遍接受中西医结合治疗的情况下,于是运用理论思维归纳、扎根理论、数据分析等方法,提出了"肺癌临床多维决策模式与诊疗方案",外化专家默会性的临床经验与临床思维,指导规范化临床工作,进而指导科研及人才培养工作。形成的相关诊疗方案已在全国 9 家单位推广,并在上海市肺癌专科联盟中使用,院内协定处方"扶正祛邪方(抗癌 1 号方)"已使用 12 年。主编出版了《中医肿瘤临床精编》《中医肿瘤专科实训手册》,副主编《中医内科学·肿瘤分册》等全国规划教材。还获得上海中医药大学优秀博士生导师奖、上海中医药大学优秀教学团队等荣誉,他的多名学生获得上海中医药大学研究生优秀毕业论文、研究生优秀毕业生等荣誉。

中医肿瘤临床研究是一项非常复杂和极具挑战性的工作,在严格的科学标准和医学伦理要求下,许多研究历经艰辛却最终无功而返,而基于循证的临床研究为机制研究的必要前提。依托各级科研经费的支持,他和团队一起开展了严格的、系列的临床研究,揭示了临床多维决策模式与诊疗方案指导下扶正祛邪法与相关方药的临床有效性。在此基础上,开展了相关的实验研究揭示其中作用机制。相关研究获国家自然科学基金等各级课题资助 23 项,发表论文 208 篇,培养学生 52 名。

肿瘤复发转移是严重威胁肿瘤患者生命、影响生存期的世界难题。临床中发现,在正邪斗争中,邪气在某些时期、某些情况下决定了肿瘤的转归,因此他在传承老师扶正思想的同时,潜心研究更有效的祛邪途径和具体的理法方药,重视经络气血畅通的重要性,探索以毒攻毒和通络散结法,善于挖掘虫类药的祛邪与引经功能。在此基础上,提出"正虚伏毒"为癌症转移亚临床阶段的核心病机观,推动肿瘤防治的关口前移,并向康复领域延伸,将形气神并调作为预防肿瘤和防复发的关键,已发表相关论文6篇。

3. 努力成为带领团队走向卓越的学科带头人 受聘科主任,他深知培养人才和建设学科的重要性。为此,从抓医疗质量、服务质量入手,提高团队临床水平;通过持续送出去、引进来以及合作培养、传承研究、高水平科研锻炼等方式提高团队临床学术能力;他通过鼓励攻读学位提升团队学历层次;通过参与学会工作、加强专科联盟、举办全国继续教育培训班等开展学术辐射、扩大影响力。经过近20年努力,上海市中医医院肿瘤科已发展成为医院的肿瘤临床医学中心,四个科室,形成肺癌、消化道肿瘤和甲乳肿瘤三个亚专科,且在若干学科方向上已形成相对优势,使学科成为具有特色和优势并具有可持续发展能力的国家中医肿瘤重点专科、上海市中医肿瘤优势专科。目前科室门诊量、出院患者数在全院位列首位,病房由最初的38张床位发展到目前的4个病区125张床位,年出院患者由最初的约800人次,增加到目前的5 000人次,年门诊量由最初的2万人次增加到目前的25万人次。团队80%以上医师具有硕士以上学历和半年以上进修经历,90%以上承担有科研项目,有上海市浦江人才项目1名,全国中医药创新骨干人才培养项目1名,上海市卫生健康委员会优秀学术带头人1名,上海市科技人才扬帆计划项目1名,上海市卫生系统优秀青年人才1名,上海青年医师培养计划2名,上海中医药大学后备业务专家2名,有多名成员在中华中医药学会肿瘤分会、中国中西医结合学会肿瘤分会、上海中医药学会肿瘤分会、上海市传统医学工程学会肿瘤分会等学术团体任副会长、副主任委员、常务委员等职。学科团队近年来发表学术论文200余篇,承担国家级、省部级及厅局级各类科研项目40余项,其中国家基金项目15项、省部级项目19项。李雁本人于2020年获得国务院政府特殊津贴,2013年获上海市闸北区首届领军人才提名奖。

40余年不懈努力,大医之道仍在路上。

第二章

学术探析篇

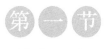

第一节

学术见解

一、癌病之发病观

强调正气亏虚为本,痰瘀互结为标的肿瘤发病观。

(一)正虚为本,首辨气血津精,阴阳虚损

中医学历来强调以正气主导的发病观,李雁秉承导师国医大师刘嘉湘"扶正治癌"的学术思想,临证始终强调正气亏虚是各种肿瘤发生和进展的先决条件。回顾历代医家文献,早在《素问·评热病论》就已有"邪之所凑,其气必虚"的观点,并提出肿瘤性疾病攻邪当遵守"衰其大半而止,过者死"的原则,初步建立正虚与肿瘤的关系,并认识到治疗肿瘤过程中须时时固护正气,中病即止。后世张元素创立"养正积自除"的学术思想,指出扶正可令"真气实,胃气强,积自消"。张景岳《景岳全书·杂证谟·积聚》中认为"脾肾不足及虚弱失调之人,多有积聚之病",对于积聚的治疗提出"当以渐消磨……慎毋孟浪欲速,妄行攻击,徒致胃气受伤,而积仍未及,反以速其危也"。李中梓在《医宗必读·积聚》中也指出"积之成者,正气不足,而后邪气踞之"。

不难发现,正虚致瘤的观点从古至今一脉相承。正气充实,则脏腑功能旺盛,气血营卫运行不失其常,虽有邪毒侵犯,正气尚能抗邪外出,维持机体阴平阳秘之稳态;若正气虚损,气血失调,阴阳失衡,脏腑功能失调,加之外邪乘虚而入,蕴结脏腑经络,致使气滞、血瘀、痰结等病理产物不断生成、堆积、胶结,化生癌毒,日久形成肿瘤。因此,辨正虚为治疗癌症之首务,但由于正气亏虚的侧重点有所不同,且与患者的体质密切相关,故临证时李雁强调须具体辨清虚之在气、在血及其阴阳属性。

一般地,肿瘤早中期患者多以气虚或阴虚见证为主,气主卫外温煦之职,故气虚证多表现为精神萎顿、倦怠乏力、少气懒言、自汗、易于反复感冒、舌淡苔白脉弱等临床症状;机体阴液不足,则阴不制阳,阴虚生内热,可见五心烦热、盗汗咽干、舌红少苔、脉细数,甚则骨蒸潮热。阴虚患者多合并津液亏虚之证,可见皮

毛孔窍干涩,失于津液滋养之象。随着疾病的发生发展,气虚日久,可致血液化生障碍而日渐衰少,而出现血虚之证,因"血主濡之",临床多表现出形体官窍失于濡养,如面色淡白或萎黄、肌肤干燥、肢体麻木、甚则感觉障碍、肢体萎弱不用等;若气之温煦功能进一步减退,则可出现虚寒内生的病机变化,表现为畏寒肢冷、小便清长、大便溏薄、舌胖苔白、脉沉迟等阳虚见证,以上血虚、阳虚证候多见于中晚期或化疗所致骨髓抑制的肿瘤患者。此外,精虚可见于肿瘤晚期出现恶液质的患者,常因癌毒久羁,饮食不入,导致肾精亏耗及水谷之精化生乏源,而症见精神萎顿、耳鸣健忘、腰膝酸软,甚则可见大骨枯槁、大肉陷下之精脱之象,预后不良。

需要指出的是,临床患者证型复杂多变、每多兼夹,如癌毒热邪盘踞,耗气伤阴,则为气阴两虚之证;若气虚生血乏源,抑或气虚不足以统摄血液,则为气血两虚之证;病程后期可出现阴阳互损,而呈现阴阳两虚之证,临证当详察明辨。此外,在辨气、血、阴、阳、津、精亏虚的同时,又需要结合病变脏腑之生理特性,如病程初期肺癌多见气阴两虚之证,胃癌、胰腺癌、肠癌等消化系统恶性肿瘤多见脾胃气虚之证,肾癌、膀胱癌、前列腺癌等泌尿生殖系统恶性肿瘤多为脾肾亏虚。对此,李雁指出如遇早期术后患者症状较轻,甚则无证可辨的情况下,可根据上述病变脏腑之特性施以相应的扶正之法,对改善机体免疫功能,预防复发转移均大有裨益。至于病程后期则因五脏之伤,穷必及肾,故多可见肾气(阳)或肾阴的损伤,从而呈现脾肾阳虚或肝肾阴虚之格局。

(二) 邪实为标,次辨痰瘀互结,邪气兼夹

李雁指出,癌邪产生之后,局部肿块的占位效应必然导致机体经络痞塞,气血津液运行不畅,留滞为患,继而出现气滞、血瘀、痰凝、毒聚的病理状态。其中,尤以血瘀水停、痰瘀互结为促进肿瘤发生发展的关键病机。痰湿和瘀血分别作为机体津液代谢和血液运行失常的病理产物,二者又可作为病理因素作用于病体而成致病病因。津血本为同类,作用相近而互关,其运行均以气为动力,无论血瘀或津停均可导致气之升降出入异常,而气机失常又可加重血瘀或津停,故在病理上痰瘀每多相关。正如唐容川《血证论》所载:"病血者,未尝不病水;病水者,未尝不病血也。"

早在《内经》中就已明确提出积病乃血瘀津聚而成,如《灵枢·百病始生》所载"卒然外中于寒,若内伤于忧怒,则气上逆,气上逆则六输不通,温气不行,凝血蕴里而不散,津液涩渗,着而不去而积皆成矣",明确指出形成积证的病理因素之

一痰湿，乃因血瘀导致津液运行失常而成，一旦形成则痰瘀互结，日久成积，从而奠定了血瘀津停、痰瘀搏结的肿瘤病机的基础。后世承《内经》之说，亦有阐发。如金元四大家之一朱丹溪在《丹溪治法心要》中指出："用苍术治痰饮成窠囊，行痰极有效，痰挟瘀血，遂成窠囊"，首次提出痰瘀同病的"窠囊"理论，并主张"导痰破瘀"的治疗大法。明代李梴在《医学入门》中亦将痰湿与瘀血相搏作为肿瘤的主要病机："块乃痰与食积死血有形之物相搏，而成积聚癥瘕一也。"清代唐容川《血证论》对痰血关系的论述更加明确："血积既久，亦能化为痰水""痰水之壅，由瘀血使然"，说明血瘀日久，津液代谢必然会产生病理变化。由于水液在病理过程中，常可衍变为饮、痰、湿等病理产物。因此，血瘀既久往往导致痰湿产生，痰瘀搏结久成积证。

综合《内经》以降众医籍的论述，不难看出历代医家不仅认为瘀血、痰湿是肿瘤形成的病理基础，而且对痰湿与瘀血之间在肿瘤形成过程中相伴生关系亦做了较为中肯的阐述。现代肿瘤临床研究表明，各种晚期肿瘤患者常在舌苔、舌质的变化中反映出体内痰凝、血瘀的病理改变，例如青紫舌、舌面斑点、舌下静脉迂曲、怒张、舌苔厚腻等。在血液循环方面，恶性肿瘤患者时常伴有高黏滞血症，即血液处于浓、黏、聚状态，以及血液凝固性增高，而这些血液循环的变化不仅是血瘀证的特点，也是痰湿证的特点。

二、癌病之病机观

谨守肿瘤本虚标实之关键病机，阐发伏邪和脂毒在促进肿瘤转移中的重要作用。

（一）整体属虚，局部为实，权衡主次

《类经·疾病类》中指出"机者，要也，变也，病变所由出也"，肿瘤的病机旨在阐释肿瘤发生、发展和变化的规律和机制。李雁秉持国医大师刘嘉湘"扶正治癌"的学术思想，强调肿瘤总体病机乃属本虚标实之证，正虚为本，邪实为标。各种致病因素作用于正虚之机体，致使气血运行失调，脏腑功能紊乱，机体阴阳失于平秘，继而出现局部如气滞、瘀血、痰浊、湿邪、癌毒等病理产物的生成和堆积，日久相互胶结，难解难分，癌瘤乃成。因此，局部瘤体积聚属实，全身气血阴阳不足属虚，尽管临床肿瘤的种类繁多，不同的肿瘤具有相对独特的病位和病机，但总体而言，肿瘤产生的病机可归结为正气亏虚、脏腑功能失调，气滞血瘀、痰湿结

聚、癌毒内蕴四个方面。

1. **正气亏虚，脏腑功能失调** 正气亏虚既是肿瘤发病的根本病因，又是贯穿肿瘤疾病全程的重要病机。张元素指出"壮人无积，虚人则有之"（摘自楼英《医学纲目·积块瘕》），正气不足，气血亏虚，阴阳失和，抗邪无力，邪气深入，脏腑功能失调，气血运行紊乱，致使瘀血、痰浊、湿邪、毒邪等病理产物丛生，成为肿瘤发病之基础。

中医治疗肿瘤的优势和特色在于扶正固本，通过辨别气血阴阳不足所在而调之，以平为期，李雁课题组前期开展的一系列实验和临床研究也证实了益气养阴类中药可有效改善肺癌患者低下的免疫功能，并有效提高患者的生存质量，延长生存时间，甚至有减轻瘤体负荷的作用，使不少中晚期肿瘤患者得以长期带瘤生存。

2. **气滞血瘀** 《素问·举痛论》载"百病生于气也"，指出包括了外邪、劳倦和情志失调所引起气机失调的九种病机模式，意在说明许多疾病发病之肇端在于气机失调，并强调了精神因素在发病过程中的重要地位，肿瘤类疾病的发生亦是如此。气滞与情志因素密切相关，首先责之于肝，肝主全身气机之疏泄条畅，肝气失于条达，则气滞不畅，血瘀不行，气附血而凝，血合气而聚，而后凝为坚积，癌瘤乃成。清代医家沈金鳌在《杂病源流犀烛·诸气源流》中谈到"凡人清纯元气，与血流行，循环无端，若冲击横行于脏腑间，而为痛、为痞满、为积聚等病者，气失其平也"，即肿瘤的产生多有"气机失平"在先。皇甫中在《明医指掌·瘿瘤证》中指出"若人之元气循环周流，脉络清顺流通，焉有瘿瘤之患也"，也说明了癌瘤在形成可察觉的病理产物之前，多有气滞这一先决条件。

气为血之帅，气旺则血充，气行则血行，所谓"气为血之帅"，若血气不和，百病乃变化而生。气虚或气滞均可导致血行不畅，血行不畅又可进一步加重气虚或气滞，遂成气滞血瘀，日久则易成癥瘕积聚，继而导致肿瘤的发生。因此，气血失调既是肿瘤发病之因，又可作为继发病理产物进一步促进肿瘤的发展，这也为肿瘤治疗过程中调理气血的治法提供了理论基础。

3. **痰湿结聚** 痰湿是指机体水液代谢障碍所形成的病理产物，不仅包括能够咯吐出来的有形之痰，也包括停留于脏腑经络的无形之痰。痰湿的形成主要责之于脾，与肺、肾、三焦的气化功能失常、肝气之疏泄不及亦密切相关。饮食不节（洁）以及不良的饮食习惯当首其冲，均可损伤脾胃，脾胃运化失司，水湿不化，聚而成痰，随气流行，外至经络筋骨，内而五脏六腑，结于体表经络则为瘿瘤痰核，结于内脏则为癥瘕积聚，故痰湿为病，无处不至，病状多端。朱丹溪在《丹溪心法·痰》中首先明确了有形肿物与痰湿之邪的关系，指出"凡人身上中下有块者,多是痰"。

此外,痰湿之邪还可与瘀血、癌毒、食积等有形病理产物结合,病机渐趋复杂多变。尤其是对痰瘀互结这一病机,李雁认为是肿瘤病形成的关键病机。古代医家多有论述,如朱丹溪在《丹溪心法·积聚痞块》中指出"气不能作块成聚,块乃有形之物也,痰与食积死血而成也……食积即痰也"。又如唐宗海《血证论·瘀血》中的"血积既久,亦能化为痰水"。验之临床,痰瘀互结证可广泛见于脑瘤、肺癌、胃癌、食管癌等多种恶性肿瘤,活血化瘀与化痰利湿两法并举也确为肿瘤病的主要治法。

4. 癌毒内蕴 毒邪是对人体有害物质的总称。毒邪与肿瘤的关系最早见于华佗《中藏经·论痈疽疮肿》:"夫痈疽疮肿之所作也,皆五脏六腑蓄毒不流则生矣,非独因荣卫壅塞而发也",提出了"脏腑蓄毒"的观点,实发前人所未发。但这与导致恶性肿瘤之"毒"之内涵并不相同。随着近代对肿瘤研究的不断深入,"癌毒"概念作为肿瘤特有的病机被明确提出。癌毒内生是恶性肿瘤的始动之因,是由外感六淫、内伤七情、饮食劳倦等多种病因长期作用于机体,致使经脉阻滞,气血失和,脏腑功能失调,浊邪积聚,从而产生的一种强烈的致病物质,具有易耗损正气、酿生痰瘀、广泛侵袭、胶着难清等特性。

癌毒理论的形成基于临床实践的观察和总结,为临床应用清热解毒类和攻毒散结类药物治疗恶性肿瘤提供了理论依据。具有抗癌作用的中草药中,数量最多的就是清热解毒药。但需要清醒地认识,癌毒产生的本质仍与机体正气不足有密切联系。若机体正气充足,能拒邪于外,或在浊邪积聚之初及时将其清除,恢复机体阴平阳秘的状态,可有效遏制癌毒的产生。因此,正气亏虚是癌毒产生的先决因素。

以上为肿瘤形成的基本病机,需要指出的是,肿瘤是一种全身性的疾病,正虚邪实每多兼夹为患,李雁指出临证辨清以下两个主次关系尤为重要:第一,需分清正虚和邪实的主次关系,结合患者具体情况灵活施以扶正祛邪之法;第二,需分清邪气兼夹的主次关系,前文已述,癌邪产生之后,局部肿块必然导致经络阻滞,进而出现气滞、血瘀、痰阻、毒聚的病理状态。因此,只要肿瘤不除,则上述总的病理格局不会改变,故理气、活血、化痰、解毒散结均为祛邪之常法,但仍需辨清邪气之主要矛盾,方能针对性用药。

(二) 正气虚衰,伏毒渐盛,促进转移

转移是制约癌症总体疗效提高的关键瓶颈问题,李雁课题组聚焦于肿瘤"从

无到有"的关键临床问题,开展了一系列针对肿瘤发生与转移的机制与防治策略的临床和基础研究,并创新性提出"正虚伏毒"是癌症转移亚临床阶段的核心病机。

伏邪致病的理论最早可追溯至《内经》时代,《灵枢·贼风》提出"因加而发"的发病学观点,指出故邪(湿或瘀血)内伏,加之新的诱因(情志、饮食、寒温等失宜)影响,导致气血运行失常而发病。病邪之所以能在体内潜藏蛰伏,是因此时病邪未强盛至可以发病,且正气亦未强大到可以祛邪外出,正邪双方处于某种水平上的暂时平衡状态。当代《中医大辞典》将"伏邪"定义为"藏伏于体内而不立即发病的病邪"。李雁团队发皇古义,融汇肿瘤免疫学最新进展,指出对于肿瘤复发转移事件而言,"正虚"是以机体的免疫衰老、免疫逃逸为基础的免疫功能紊乱为主,而"伏毒"是指潜伏在外周循环系统或转移靶器官的癌细胞(如循环肿瘤细胞、肿瘤干细胞、播散肿瘤细胞、休眠肿瘤细胞、衰老肿瘤细胞等)。"伏毒"具有"伏于血道脏腑,流窜全身,伺机为病,正盛则伏而不作,正虚则出而为病"的特征。当机体正气亏虚时,免疫监视和免疫清除效率下降,正虚不能遏制伏毒,则潜伏的癌细胞失去制约,从休眠期进入增殖期,最终形成影像学可以检出的病灶而确诊为临床转移。因此,伏毒潜藏机体引而不发是介导转移的始动因素,而正气亏虚抗邪无力是决定转移最终是否发生的关键。

以早期肺癌术后为例,术后肺脾之气阴大伤,虽有形之实邪已除,然仍有无形之邪毒内伏,暗耗正气,若不能及时干预,加之不良生活习惯、情志因素等影响,正气日衰,伏毒渐盛,终不为正气所约束,肆虐弥漫,即可导致肿瘤复发转移事件的发生。因此,早期肺癌术后的患者存在正虚和伏邪两大主要矛盾,李雁据此提出了"扶正祛邪并重"的治疗大法,针对肺癌术后患者气阴耗伤、痰毒伏藏的病机特点,创立了扶正祛邪方,《难经·十四难》曰:"损其肺者,益其气。"故方中黄芪、白术、白茯苓取黄芪四君子汤之义,一则保胃气而滋化源,一则健脾以杜生痰之源,寓"培土生金"之意。北沙参、天冬、麦冬养阴润肺,肺得滋润,则治节有权。上述诸药功在扶正培本,以御外侮。术后肺脾气虚,肺气伤则通调水道失司,水津不布;脾气虚则运化水液无权,痰湿内生,上著于肺,留而为痰,日久可与肺中伏毒相合,而呈现痰毒交结之局面。故治以海藻、昆布、夏枯草化痰软坚散结,石见穿、石上柏、白花蛇舌草清热解毒。全方扶正祛邪并用,安正以抗邪,祛邪以防患于未然。诸药合用,共奏益气养阴、化痰解毒散结之功。

李雁课题组前期从"扶正(益气养阴法)""祛邪(清热解毒法)"和"扶正祛邪(益气养阴解毒法)"不同治法角度通过拆方分析开展预防早期肺癌术后复发的临床研究。结果表明,经益气养阴法治疗后患者的 NK 细胞水平升高,经清热解毒法干预后的患者抑制性免疫细胞(髓源性抑制细胞、调节性 T 细胞)的水平显著下降,而扶正祛邪两法并用既可升高 CD3$^+$ T、CD8$^+$ T、NK 细胞亚群的比例,也可下调髓源性抑制细胞的比例,且可显著提高早期肺癌术后患者的无进展生存期。以上研究结果表明,扶正类药物可能对正向调节免疫细胞的表达起促进作用,祛邪类药物对负向调节免疫细胞的表达具有更显著抑制作用,扶正祛邪两法并重则可发挥双向调节作用,平衡机体免疫稳态,改善炎性状态及远期预后。上述研究也从治法角度反证了早期肺癌术后"正气虚衰,伏毒渐盛"病机在促进转移事件发生中的重要性和科学性。

(三) 脾气虚损,运化失常,内生脂毒

目前,肥胖已被证实与多达 10 余种肿瘤的发病存在密切关系,异常脂代谢模式与肿瘤发生发展的交互作用(cross-talk)也日益受到全世界肿瘤研究者的关注。研究表明,大多数实体瘤的肿瘤微环境都表现出富含脂质的特性,过度脂质的合成和氧化代谢不仅为肿瘤细胞本身提供了能量来源,增强了其恶性侵袭的能力,也会增强肿瘤微环境中负性免疫细胞(如肿瘤相关巨噬细胞 TAM、髓源性抑制细胞 MDSCs 等)的免疫抑制效应,从而共同促进肿瘤的发生发展。

李雁结合多年临床积淀,指出异常脂代谢模式在肿瘤发生发展过程中兼具病理产物和致病因素双重特点,且表现出"毒邪"的特性,进一步提出"脂毒"理论,丰富了"正虚伏毒"理论的内涵。"毒邪"理论是中医学认识疾病病因的基本模型之一,其本义是指气味壮烈且兼具强烈害人之性的药物,随着毒邪含义外延的不断泛化,逐步引申到疾病证候、病因、病机等范畴。所谓广义之毒是指在病因的作用下,机体功能破坏、形质受损,进而导致疾病发生发展的病理变化,包含病因和病机双重属性。脂类本身与中医理论中"膏脂"的概念类似,《灵枢·卫气失常》记载"人有肥、有膏、有肉",是经脾胃腐熟水谷化生而来的精微物质,属津液之稠浊者。脂类物质能有序生成并充养四肢百骸的前提在于脾气的运化和转输功能的正常。正如张志聪《黄帝内经灵枢集注》中提到的:"中焦之气,蒸津液化,其精微溢于外则皮肉膏肥,余于内则膏脂丰满。"若脾气亏虚,运化转输水液失司,津液不归正化,水湿痰饮内生,则为脂邪,蕴积日久不化,进而戕伐人体正气,导致机体形质受损,免疫功能低下,抗邪无力,则变生"脂毒"之邪。针对"脂毒"之邪,治疗上一方面需要健脾扶正,杜其化源;一方面则应化痰解毒,塞其源流。前述扶正祛邪方治法兼顾健脾益气养阴、化痰解毒散结,与"脂毒"理论的核心病机颇为契合。对于临床合并高脂血症的肿瘤患者,李雁常在方中加入绞股

蓝、决明子、生山楂、泽泻、荷叶、玉米须等加强利湿化浊降脂的效果。

针对肺癌患者的异常脂代谢特点,李雁团队前期开展了一系列相关研究,首先,基于大样本回顾性临床研究发现,血清脂代谢指标(总胆固醇、甘油三酯)水平与非小细胞肺癌患者的预后密切相关,且正常范围内较高水平的总胆固醇和甘油三酯水平是非小细胞肺癌患者预后的保护性因素。此外,针对早期肺腺癌术后的患者,通过代谢组学手段检测发现,脂质代谢产物在肺癌术后和健康人群之间存在着显著的差异,经扶正祛邪方长时程(>6个月)积极干预后,结果显示肺腺癌患者不仅远期预后相比单纯随访的患者得到了显著的改善,其总胆固醇和甘油三酯水平在正常范围内显著升高,血清代谢组学模式亦与健康人群趋同;另一方面,扶正祛邪方加减联合化疗可有效降低中晚期肺癌合并高脂血症患者的总胆固醇、甘油三酯和低密度脂蛋白-C的水平。以上研究结果表明,扶正祛邪方可有效改善肺癌患者"脂毒"之机体内环境紊乱,对肺癌患者的异常脂代谢模式具有潜在的双向调控作用,相关分子机制正在进行深入的探索和研究。

三、癌病之诊疗观

构建病证结合,多维思辨的肿瘤临床决策模式。

(一) 辨证为先,辨病为辅,参以辨症

证、病、症都是中医最基本的概念,李雁提出诊治肿瘤需以辨证为先,辨病为辅,参以辨症,三者有机融合,圆机活法,方能使临床疗效达到最大化。

辨证论治作为中医学认识和治疗疾病的基本原则和特色,是指通过辨证把握疾病阶段性的本质,辨明疾病之病因、病位、病性及可能的变化趋势,为遣方用药确立了总体方向,即所谓的"法随证立,方从法出"。辨病则是对疾病特定的致病因素、发病规律、病理演变和预后转归全过程的总体把握。对于肿瘤治疗而言,李雁指出病证结合可有效避免单纯辨证"只见草木,不见森林"之不足,并且可以在辨证用药的基础上,或者在不违背辨证结果的前提下,选择一些疾病针对性较强的药物,从而取得更佳的治疗效果。清代医家徐灵胎在《兰台轨范·序》中谈及"欲治病者,必先识病之名,能识病名,而后求其病之所由生……一病必有主方,一方必有主药",不同的肿瘤有各自的专方专药,尤其是祛邪药物的运用,对肿瘤的治疗有很强的针对性。

因此,辨证为纲,如辨证属肝气郁结,则选择的主要药物需入肝经,药性以辛

散为主,有理气疏肝之功效,从而确立一个总体用药属性偏向、治法概括或代表性方剂;辨病为目,基于对具体疾病的把握,选择疾病相关性药物,如肝气郁结之肝癌,可能还需要在方中配伍柔肝和血、理气止痛、软肝散结之品,而慎用活血破血类药物;而对于肝气郁结之胃癌,则可能需要配合理气和胃降逆、化痰散结、活血化瘀之品,二者主方虽皆可为柴胡疏肝散加减,但最终形成的处方可因疾病的病位和病机不同而产生不同的用药倾向。通过上述病证结合的方式,既体现了中医治疗特定肿瘤的普遍规律,又照顾到了肿瘤病因多元性、病机复杂性和个体差异性的特点。因此,唯有辨病与辨证相结合,方能加强治疗的针对性,减少盲目性,有效提高中医治疗肿瘤的临床疗效。

需要指出的是,要妥善处理辨病与辨证的关系,始终坚持辨证为主、辨病为辅的指导思想。中医治疗肿瘤的特色在于辨证,通过调理人体气血阴阳,激发机体自身的抗病能力以祛邪抗瘤。因此,临证时切忌堆砌辨病攻伐之品,违背治疗初衷,且辨病用药的选择需兼顾辨证的结果,如素体阳虚的患者就不可过用清热解毒类药物,气虚血亏之人不可过用活血化瘀类药物等,确需使用时则要注意配伍佐制,否则徒伤正气,反生他变。

此外,肿瘤的论治除上述的辨病与辨证用药以外,李雁还强调辨症用药也是临证组方中不可或缺的一环。事实上,包括医圣张仲景《伤寒杂病论》在内的众多中医经典著作中也非常重视对症用药的重要性。如半夏、生姜配伍治疗各类呕吐,芍药、甘草配伍治疗痉挛性症候,茵陈蒿治疗各类黄疸性疾病,葛根治疗项背强直不舒等。肿瘤患者除主证之外,尚有诸多非特异性的症状难以归入主证辨证结果的范畴,但这些症状确实引起患者明显的不适而亟待解决,如寐差、恶心呕吐、胃纳差、疼痛、出血、自汗盗汗、便秘等,有些则表现为化验指标的异常,如贫血、肝酶升高、黄疸、骨转移等。因此,对症用药的价值亦不容忽视。以肺癌为例,合并癌性发热可用银柴胡、地骨皮、牡丹皮、青蒿、知母、水牛角等;合并胸痛可用延胡索、徐长卿、威灵仙、炒白芍等;合并咯血可用仙鹤草、茜草、白茅根、白及、藕节炭等;合并胸腔积液可用葶苈子、猫人参、茯苓、猪苓、车前子、川椒目等;合并骨转移可用骨碎补、补骨脂、透骨草、盐杜仲等;合并恶心作呕可用竹茹、旋覆花、枇杷叶、代赭石、刀豆子等。上述均为举例,对症用药实为临床经验体会,需要加以重视并在临床实践中不断感悟和积累。

(二) 扶正为经,贯穿始终,慎护脾胃

扶正祛邪治则的确立基于肿瘤全身属虚、局部属实的病机特点,扶正针对正

气的不足,可助正以祛邪,张元素比喻"犹之满座皆君子,纵有一小人,自无容地而出",故可"养正积自除",达到"正胜邪自去"的目的。恶性肿瘤属慢性消耗性疾病,多数患者会出现不同程度气、血、阴、阳的亏损,通过补气、补血、滋阴、温阳的治法能有效改善患者的症状,激发脏腑经络的生理功能,提高自身的免疫功能和抗病能力,从而达到缓解病情,延长生存期,控制甚或治愈肿瘤的作用。因此,扶正之法为经,需贯穿肿瘤治疗始终。

1. 补气法　补气法主要针对各类气虚证,即应用补气类方药治疗气虚证的方法。气虚证的主要临床表现为神疲乏力、语言低微、短气自汗、纳呆便溏、舌质淡胖、舌苔薄白、脉虚弱等。根据脏腑定位不同又可分为脾气虚、肺气虚、心气虚等证,可根据脏腑生理特性之不同采用相应的补气方药。李雁临证补气首推黄芪四君子汤,常用药物如生黄芪、党参、人参、太子参、生白术、白茯苓、怀山药、薏苡仁等,根据患者具体情况可酌情配伍化湿、和胃、利湿、升阳诸法。

2. 补血法　补血法针对各类血虚证,即应用补血类方药治疗血虚证的方法。血虚证的主要临床表现为头晕心悸、夜寐不安,面色萎黄,爪甲不荣,神疲气短,舌淡白,脉细无力等。根据脏腑定位不同又可分为肝血虚、心血虚等。李雁临证补血常仿八珍汤之意,常用药物如熟地黄、阿胶、炒白芍、龙眼肉、大枣等。血虚常合并气虚,又易导致血滞,故临证常配伍补气、和血之品,如生黄芪、人参等益气,意在气旺以生血;当归、鸡血藤等和血,旨在瘀血去而新血生。

3. 滋阴法　滋阴法用于各类阴虚证,即应用滋阴生津类方药治疗阴津亏虚证的方法。阴虚证的主要临床表现为午后潮热,手足心热,盗汗骨蒸,口干咽燥,心烦失眠,大便干结,舌红少津,苔少或舌光无苔,脉细数。多见于放疗、热疗等治疗后,也可由于癌毒亢盛或高热伤阴所致。根据脏腑定位不同又可分为肺阴虚、胃阴虚、肾阴虚等。李雁临证滋养肺胃之阴常用沙参麦冬汤、益胃汤等为主方,常用药物如北沙参、生地黄、麦冬、玄参、石斛、芦根;滋补肾阴常用六味地黄丸,常用药物如熟地黄、山茱萸、制黄精、天冬等,阴虚火旺者常用知母、黄柏、鳖甲等;病久阴损及阳时,可同时少佐温阳之品,即阳生阴长之理。

4. 补阳法　补阳法多针对肾阳虚或脾肾阳虚证,即应用温阳类方药治疗虚寒证的方法。阳虚证的主要临床表现为畏寒肢冷,腰膝酸冷,神疲气衰,小便清长,大便溏薄,舌淡苔白,脉沉迟无力,多见于极度消耗的晚期肿瘤患者。李雁临证使用温阳法多仿赞育丹之意,常用药物如淫羊藿、巴戟天、肉苁蓉、菟丝子、补骨脂等,而少用附子、肉桂等温燥之品。阳虚常合并气虚,故常可配伍益气之品;病久阳损及阴时,可同时配伍养阴填精之品,资其化源以助阳之生化,即"阴中求阳"之意,如山茱萸、制黄精、熟地黄、枸杞子等。

李雁指出肿瘤患者虚证病机多有兼夹,以上补益诸法常数法并用,常见如气血双补、益气养阴、益气温阳等,需灵活施治。此外,肿瘤患者脾胃多有亏虚,运化功能不及,故应用上述扶正药物,尤其是滋补肾阴类药物多有滋腻碍胃之弊端,需要注意顾护脾胃,故常配合健脾助运、消食导滞之法,使补而不滞,如砂仁、陈皮、佛手、炒谷麦芽、焦楂曲、鸡内金等。

(三) 祛邪为纬,选配布阵,适事为故

祛邪治法与扶正相对,着眼于局部邪气之有余,从临床疗效来看,祛邪治法可阻止、清除邪气对机体的损害,达到克敌制胜,邪去而正自安的目的。临床对于正虚不甚、尚耐攻伐的患者;或表现为邪气亢盛,补虚有助邪之弊的情况下,祛邪治法尤为适宜。根据肿瘤常见的气滞、血瘀、痰凝、毒聚的病机特点,相应的有理气、活血化瘀、化痰软坚、清热解毒、攻毒散结之法。需要指出的是,多数情况下肿瘤患者多表现为正虚邪恋的复杂病机,祛邪往往非一日之功,故攻邪之法不可久用、过用,需掌握"中病即止"的治疗原则。此外,应用攻邪治法也应把顾护胃气的指导思想贯穿治疗全程,组方中可酌情配伍护胃安中之品。

1. **理气法** 理气法适用于气机失于调畅所致的气滞或气逆之证,故理气法通常包括行气和降气。气滞证的主要临床表现为胸胁、乳房、脘腹等处胀满疼痛,或窜痛、攻痛,疼痛时轻时重,随情绪波动而变化,痛无定处,按之无形,常伴有太息、矢气等,脉象多弦,舌象可无明显变化。气逆证主要包含肺气上逆和胃气上逆,前者可表现为咳嗽、喘息气急;后者可表现为呃逆、嗳气、恶心、呕吐。李雁临证应用行气法常用柴胡疏肝散、逍遥散等为主方,具体需参考气滞脏腑及部位的不同而灵活选药,如肝郁气滞常用柴胡、郁金、香附、佛手、青皮、延胡索、玫瑰花等;脾胃气滞常用八月札、木香、砂仁、陈皮、枳壳、婆罗子、豆蔻等;少腹气滞常用小茴香、乌药、枳实、槟榔、沉香曲等;肺气上逆作咳常用枇杷叶、紫苏子、苦杏仁、厚朴等;胃气上逆作呕常用旋覆花、代赭石、半夏、生姜、紫苏梗、枇杷叶等。气滞合并血瘀者,可配合活血化瘀药物;兼夹痰湿者,可配合化痰散结药物。需要指出的是,理气药物多辛香温燥,故如需长期运用理气类药物,可酌情选用理气而不伤阴的药物,如佛手、香橼、玫瑰花、绿萼梅等,或配伍少量滋阴生津药物,从而避免过用、久用理气药物而产生耗气伤阴之弊。

2. **活血化瘀法** 活血化瘀法适用于肿瘤疾病证属瘀血阻滞者。瘀血阻滞证的主要临床表现为肿块伴痛有定处,如针刺、刀割感,入夜尤甚,肌肤甲错,皮

肤黧黑,舌质青紫或紫暗,或有瘀斑、瘀点,舌下络脉迂曲,脉弦或涩。李雁临证应用活血化瘀法常仿桃红四物汤、血府逐瘀汤之意,常用药物如桃仁、红花、赤芍、川芎、丹参、当归、三棱、莪术、王不留行、地鳖虫等。李雁指出上述药物虽都为活血化瘀药,但药物性味、功效强弱、脏腑归经均有所区别。

如活血药物中功效最强的为破血逐瘀药,如三棱、莪术、地鳖虫、水蛭、虻虫等;活血又兼具理气止痛功效的药物如延胡索、川芎、姜黄、广郁金、乳香、没药等;活血又兼具调经功效的药物如当归、丹参、红花、桃仁、益母草、泽兰叶、川牛膝等;兼具活血和补血功效即为和血,典型药物如鸡血藤、当归;兼具止血功效的药物即为化瘀止血药,有止血而不留瘀之功,典型药物如蒲黄、茜草、三七、花蕊石等。除了功效强弱差异以外,活血药物的寒温属性在临床应用中也不容忽视,其中温性活血药物较多,如川芎、红花、乳香、莪术、姜黄、骨碎补、鸡血藤、降香、刘寄奴等;寒性活血药物相对较少,如益母草、广郁金、丹参、地鳖虫、穿山甲等;而寒温属性偏向不显的活血药物有桃仁、牛膝、三棱、苏木、自然铜等。此外,李雁也强调需根据肿瘤部位不同选用合适的活血药物,如腹腔肿瘤,多选用三棱、莪术、益母草等;食管肿瘤,多选用天龙、威灵仙、血见愁等;乳腺肿瘤,多选用王不留行、蜂房、穿山甲等。

从目前的研究结果来看,活血化瘀法对恶性肿瘤的治疗尚存在一定的争议,部分研究结果显示活血化瘀治疗可能促进肿瘤血管生成,加速其增殖转移或引起出血。因此,活血药物的应用需遵循中医辨证施治的原则,活血药多有耗气之弊,故当患者出现明显的脏腑亏虚见症,不可一味活血,需辅以补益之法,使行而不伤,研究显示活血化瘀与扶正、清热等治法合理配伍时可有效规避活血药物对肿瘤治疗的不利影响。若患者有明显的出血倾向时,则应谨慎使用活血化瘀药,或采用化瘀止血药,如三七、花蕊石、蒲黄、茜草、血见愁等,以防止出血风险。此外,活血药也常与理气药物相配伍以增强活血化瘀之效,即气行则血行之理。

3. 化痰软坚法 化痰软坚法适用于肿瘤疾病证属痰湿结聚者。痰邪有有形和无形之分,有形之痰肉眼可见,包括咳吐而出的痰液,体表可见痰核、瘰疬等;无形之痰隐于脏腑经隧,日久与瘀血、癌毒诸邪互结,变生百病。痰之为病,表现多端,所谓"怪病多痰",主要临床表现为有形包块(臀核肿大、躯体肿块等)、咳嗽痰多、胸脘痞闷、恶心纳呆、呕吐痰涎、眩晕、形体肥胖、肢体麻木、舌体胖大、苔腻、脉滑。李雁临证应用化痰软坚法常仿二陈汤、消瘰丸等之意,常用药物如半夏、天南星、蛇六谷、浙贝母、瓜蒌皮、生牡蛎、海藻、夏枯草、猫爪草、白僵蚕、山慈菇等。李雁指出针对不同的肿瘤可选用相应的经验性化痰药物,如甲状腺肿瘤,多选用夏枯草、海藻、昆布、海蛤壳等;恶性淋巴瘤,多选用猫爪草、山慈菇、蛇六谷、牡蛎、半夏、白芥子等;脑瘤,多选用蛇六谷、天南星、半夏、白僵蚕等;乳腺癌,多选用夏枯草、皂角刺、山慈菇等。此外,根据痰湿形成的病机和特点,临证常可配伍理气行滞的药物,使气顺痰消;也常配伍益气健脾,以杜其化源。痰郁化热,可与清热药同用;痰湿与瘀血互结者,则化痰软坚与活血化瘀法并举。

4. **清热解毒法** 清热解毒法适用于肿瘤疾病证属热毒炽盛者。热毒炽盛的主要临床表现为发热或高热,肿块短期内迅速增大,局部焮红肿痛,口渴,小便短赤,大便干结,舌红绛,苔黄,脉数。代表方如五味消毒饮、黄连解毒汤等,常用药物如半枝莲、白花蛇舌草、半边莲、蜀羊泉、七叶一枝花、藤梨根、金银花、连翘、蒲公英、紫花地丁、野菊花、黄芩、苦参、山豆根、龙葵、石上柏、石见穿、石打穿、蛇莓、肿节风、冬凌草、青黛等。抗肿瘤药物中清热解毒类药物所占的比例最高,针对不同的癌种常根据药物性味归经选择相应合适的清热解毒药,如喉癌,多选用重楼(又称七叶一枝花、蚤休)、山豆根、马勃、射干;肺癌,多选用石上柏、石见穿、鱼腥草、龙葵等;乳腺癌,常用蒲公英、紫花地丁、漏芦、夏枯草等;消化道肿瘤,多选用藤梨根、野葡萄藤、菝葜、肿节风等;白血病,多选用紫草、青黛、板蓝根、大青叶等。清热解毒药中如白花蛇舌草、半枝莲、蜀羊泉、拳参、重楼等药物抗癌作用较为广谱,可在辨证属热毒的前提下应用于各种恶性肿瘤的治疗中。

此外,李雁指出针对晚期肿瘤患者合并诸多兼证者,在选用清热解毒药物时,也应尽可能照顾到兼证,根据药物兼有功效精当选药,常可取一药多用之妙。如合并胸腹水或肢体水肿的患者,可选用兼有利水消肿功效的药物,如半边莲、半枝莲、石打穿、马鞭草、白花蛇舌草、猪殃殃等;合并血瘀见证者,可选用兼有活血化瘀功效的药物,如蛇莓、肿节风等;合并疼痛者,可选用重楼、菝葜等;合并出血见证者,可选用凤尾草、墓头回等。

需要指出的是,热毒易耗伤阴液,故常配伍清热生津之品,若热邪迫血妄行,则可佐以凉血止血的药物。若辨证属郁火者,应遵循《内经》"火郁发之"的原则,避免一味苦寒直折,适当配伍辛散之品,如金银花、石膏、升麻之类,或者寒温并用,配以柴胡、苏叶等,使郁火得以宣泄发散,邪有出路。

5. **攻毒散结法** 攻毒散结法又称以毒攻毒法。肿瘤的形成虽与气滞、痰湿、瘀血、热毒等病理因素密切相关,但究其产生之根源,癌毒是肿瘤产生的始动因子和关键病机。癌毒缠绵难清,易损正气,又可酿生痰瘀,化生火热。对此顽固之邪,非攻不克,故治以攻毒散结之法。攻毒者,就是利用毒性剧烈、药性峻猛的药物治疗因毒而起之苛疾,即所谓"以毒攻毒";散结者,为攻毒之结果,毒邪得清,则疾病的根源问题得以解决,其余诸如瘀血、痰浊等邪气不与毒邪相持,其势必孤,易趋消散,如此"结毒"得清,故曰散结。现代研究证实了此类药物普遍具有细胞毒作用,可有效杀伤抑制肿瘤细胞。部分药物尚具有诱导肿瘤细胞凋亡、分化的作用。此类代表性药物有:以生半夏、生南星、生附子、雷公藤、鸦胆子为代表的植物类药;以干蟾皮、全蝎、蜈蚣、守宫、蜂房、地鳖虫、斑蝥为代表的动物类药;以砒霜、轻粉、硇砂为代表的矿物类药。其中,部分抗癌药物如干蟾皮(华蟾素)、斑蝥(斑蝥素)、砒霜(亚砷酸)、鸦胆子(鸦胆子油)等已通过提取其中的有效成分制成中成药或静脉制剂,目前已广泛应用于临床。

传统中医理论认为,"有故无殒",即毒药攻邪,有病则病受之,故可使用峻烈之品攻散毒邪,以达到治病救人的目的。但现代研究发现,许多攻毒散结中药的有效剂量与中毒剂量十分接近。因此,李雁指出使用上述药物需要注意以下三个方面:第一,在合理炮制的前提下小剂量起用,不可为求速效而妄投重剂;第二,遵循"中病即止"的原则,衰其大半而止,同时注意顾护患者的正气,通过适当的配伍减少其副作用;第三,在临床应用过程中注意体会药性、常见不良反应、应对策略等,逐步积累应用上述药物的临床经验,并可通过实验和临床研究论证其有效性和安全性,形成用药规范。

以上为常见的祛邪治法,《素问·至真要大论》指出"上之下之,摩之浴之,薄之劫之,开之发之,适事为故",所谓适事为故,即指用药贵在恰到好处,正如李中梓《内经知要》中注释:"犹云中病为度,适可而止,毋太过以伤正,毋不及以留邪也。"李雁指出治疗肿瘤过程中应用攻邪治法也要对用药时间、用量大小、疗程长短等因素灵活把握,圆机活法,既不可太过也不可不及。部分副作用较大的药物常可从小剂量起用,如患者耐受,可逐步增大用药剂量;同时也应结合患者目前正在接受的治疗,如患者正在接受放、化疗时,则中药攻邪药物应少用或者不用。此外,需注意避免过用、久用寒凉,尤其是清热解毒类药物,否则有败胃伤阳之弊,临证可酌情配伍和胃安中之品如陈皮、佛手、炒谷麦芽、大枣等减轻潜在的不良反应。

(四) 整体局部,标本相移,灵活思辨

整体观念是中医学理论体系的主要特点之一,中医整体观强调人体是一个有机的整体,脏腑经络、四肢百骸之间均有密切的联系。肿瘤虽然通常发生在局部,但本质上是机体整体功能失调在局部病变的表现。中医治疗肿瘤不应仅着眼于局部的瘤体,更要在整体层次上对全身状态进行不同侧重的调节。针对局

部瘤体的治疗、缩小肿瘤瘤体大小有助于遏制邪气,缓解局部症状;同时,也要关注到肿瘤局部属实、全身为虚的病机特点,气血阴阳的亏虚是导致肿瘤发生发展的根本,通过益气、养血、滋阴、温阳诸法从整体调节脏腑功能、匡扶正气,从而使患者的整体状况好转,生活质量得以提高,亦有助于病情恢复。因此,李雁临证强调"整体调节、扶助正气"和"消除癌瘤、祛除邪气"二者是辩证统一的,治疗过程中既要看到"瘤",即局部肿瘤的种类、病理分期、组织分级等,也要重视生癌瘤的"人",即患者的体质特点,气血阴阳的盛衰、脏腑经络之虚实等。整体与局部并重,这也是中医治疗肿瘤的特色和优势所在。

肿瘤病情变化多端,并发症较多,临床症情纷繁复杂。因此,如何正确把握疾病的一个重要方面就是厘定疾病的标本缓急,明确治标与治本的先后次序。正如《素问·标本病传论》指出"知标本者,万举万当,不知标本,是谓妄行"。中医学中标本是一个相对的概念,在不同的角度和语境下,标本的含义不尽相同。例如,针对肿瘤,若着眼于邪正关系,则癌毒、痰凝、血瘀、热毒等邪气均为标,而免疫力低下、骨髓抑制等正虚表现皆为本。以病因与症状关系而言,则癌瘤为本,瘤体占位继发的水肿、咳嗽、咯血、疼痛、高热等都属于标。以疾病新旧而言,则原发肿瘤为本,转移性肿瘤为标。

具体落实到治则范畴,通常认为先病为本,后病为标,在肿瘤病情稳定的情况下,一般根据疾病证候发生的顺序治疗,先治其本,后治其标,针对始因及首发症而治;但在某些紧急情况下,如肺癌继发的大咯血、呼吸窘迫,肝癌引起的腹水胀满、吐血等,即使为标也必须先行解决,以力求通达,保有生机为治疗宗旨。需要指出的是,多数肿瘤患者属慢性病阶段,病情常常错综复杂、标本并存,故治疗时需标本兼顾。具体临证可分为先治其标、先治其本和标本同治三种情况,分述如下:

1. **先治其标** 常应用于邪气亢盛或肿瘤继发急危病症的情况,此时若不积极去除标邪,可能危及患者生命,如《素问·标本病传论》中提及的"小大不利""腹满",皆为标急之证,需速治其标。其他如肝癌患者大量的腹腔积液,严重时压迫胸腔而导致呼吸困难,危及生命;又如肺癌继发引起的大出血;再如肿瘤骨转移引起的剧烈疼痛,都应治标为先,及时缓解患者不适,维持生命体征,待病情稳定后,再根据病因行针对性的治疗。

2. **先治其本** 常应用于病情稳定,暂无急危病症的情况。此时应着眼于疾病本身的病机特点,损有余而补不足,若本病得治,标病亦可自除。如肝癌患者术后仍见肝区隐隐作痛,疼痛虽缠绵反复但无危及生命之虞,此时就不必使用大量止痛药物对症,而应通过辨证的思维探求疾病本质,或从养阴和络止痛入手,或以清利湿热为主,随证治之。又如鼻咽癌患者局部放疗后出现明显的乏力体倦、口舌干燥等症状,此时邪气已除大半,病情渐趋平稳,而放疗耗气伤阴之弊端凸显,此时就应该考虑益气养阴生津为主的治疗,一则改善症状,一则助正以祛邪,防止肿瘤远期的复发和转移,有事半功倍之效。

3. **标本同治**　适用于标本并重或标本和缓的情况下。标本二者均和缓,多见于肿瘤正邪相持的阶段,此时正气不足,但未太过亏损;邪气缠绵,但不至于亢而为害,二者相持,若单纯扶正则留邪,单纯祛邪则伤正,两方面均不容忽视,则应祛邪抗癌与扶正补虚并举。此外,肺癌继发引起的上腔静脉阻塞综合征,属标本并重,若标(静脉回流障碍)不除,继发导致的水肿、缺氧、颅内高压等随时危及患者生命,但本病(肺癌引起的上腔静脉梗阻)若不能妥善解决,标也难治。因此,这种情况需尽可能标本同治,在脱水降颅压、抗炎治标的同时,寻求可行方案尽快解除上腔静脉梗阻状态以求治本。

(五) 现代疗法,有机融合,多维决策

李雁指出中医药是肿瘤综合治疗中的重要组成部分,作为现代中医也需要与时俱进,掌握西医学最新进展,而后可以取长补短,中西医协同相得益彰。在临床实践中,可将中医药灵活地与多种常见肿瘤的治疗手段有机融合,从而达到协同增效,降低毒副反应的目的,具体内容分述如下。

1. **中医与化疗结合**　化疗是西医学治疗肿瘤最常用的手段之一,包括姑息性化疗、术后辅助化疗、新辅助化疗等,可有效杀伤肿瘤细胞,降低瘤体负荷,并延长患者生存期。但化疗不可避免带来诸多不良反应,如胃肠道反应、骨髓抑制、心肝肾损害、周围神经炎等,给患者带来了较大的心理负担,也严重影响了患者治疗的依从性。

中医与化疗合理联用,可以一定程度上缓解化疗的毒副反应,增强患者对化疗的耐受性,从而提高患者的依从性。例如,化疗过程中药物不慎漏于皮下组织,导致局部组织的充血、肿胀、疼痛,严重时可致组织坏死,通过外用金黄膏、玉露膏等,配合内服清热解毒凉血类药物,可有效缓解局部反应。

多种化疗药物都可引起不同程度的骨髓抑制,临床表现为三系的减少,中医认为此症为化疗后药毒内侵,致使脾肾受损,髓亏血枯,故治疗大法以健脾补肾填精、益气养血为主,常用方剂如人参养荣汤、归脾汤等,具体遣方用药的同时可参考患者血常规结果,如红细胞减少者可选用黄芪、党参、当归、鸡血藤、枸杞子、紫河车、阿胶、龙眼肉等;白细胞减少者可选用黄芪、黄精、女贞子、菟丝子、补骨脂、淫羊藿等;血小板减少者可选用花生衣、仙鹤草、石韦、鸡血藤、熟地黄、龟甲胶、鳖甲胶等,以上用药可在结合辨证论治的基础上酌情选用。李雁化疗经验方补血升白方中应用生黄芪、党参、白术、当归、鸡血藤、阿胶、大枣健脾补气养血,熟地黄、山茱萸、枸杞子、女贞子、制首乌、黄精补肾填精,药专而力宏,可资临床应用参考。此外,李雁指出化疗药物多为峻猛性烈之品,故配合中药治疗时组方应尽量少用或者不用攻邪类药物,避免加重化疗不良反应,衰败胃气。

消化道反应也是化疗常见的副作用,可表现为恶心呕吐、呃逆、不思饮食、口干口苦、痞满腹胀等证。最常见的消化道不良反应称为化疗相关性恶心呕吐,总体发生率为70%~80%。中医认为此症为化疗后药毒内侵,脾胃亏虚,胃失和降,胃气上逆,故治疗大法多采用健脾运脾,和胃降逆为主,常用方剂如旋覆代赭汤、橘皮竹茹汤、香砂六君子汤等,常用药物如旋覆花、代赭石、半夏、生姜、竹茹、枇杷叶、苍白术、丁香、柿蒂、刀豆、砂仁等。李雁化疗经验方补血升白方中在健脾补肾填精的基础上配合竹茹、枇杷叶、旋覆花和胃降逆,炒谷麦芽、焦楂曲、鸡内金消食和胃,可资参考。

2. 中医与手术结合　手术根治术是绝大多数可切除实体瘤最为有效的治疗措施,对于尚未转移的早、中期肿瘤,通过根治术往往可以得到较为理想的治疗效果。然而,根据Paget的种子与土壤学说,术后作为"种子"的癌细胞虽然大部分得到清除,但机体致瘤内环境的产生并非一朝一夕,适宜肿瘤生长的"土壤"并不会因为手术而得到明显的改善。因此,李雁指出即便是早期肿瘤术后,患者并无明显的不适症状,仍需要中医药积极的干预防治肿瘤复发转移。以肺癌为例,曾有研究对美国国立癌症数据库中25 267例病理分期为Ⅰ期的非小细胞肺癌(NSCLC)患者进行回顾性分析,结果发现,Ⅰ期NSCLC患者,1年生存率为90%,5年生存率仅为73%左右,且肿瘤直径<4 cm的Ⅰb期患者是不获益的。基于这一亟待解决的临床问题,李雁课题组开展的一项双中心、前瞻性队列研究结果证实,以益气养阴、化痰解毒散结为治则的中药(扶正祛邪方)干预相比单纯随访,可显著延长早期肺腺癌术后无病生存期,并提高生活质量,其机制与调控机体免疫失衡密切相关。因此,中医与手术合理联合,不仅可以改善患者术前的一般情况,为手术的开展创造有利条件,而且对于术后患者的康复、防复发转移均有裨益。

术前的中医药治疗,当以调整患者气血阴阳、脏腑功能失衡为首要,一般以扶正培本为主,通过补益气血、运脾开胃、滋补肝肾等方式改善患者的营养状况,增加机体储备,有利于手术的顺利进行和术后恢复。

术后的中医药治疗应以补气养血、健脾和胃治法为主。术后患者多呈现气血两虚之证,临床表现为头晕乏力、少气懒言、面白无华、纳少便溏等,常用方剂如六君子汤、当归补血汤、归脾汤等,李雁针对术后气血亏虚证常用生黄芪、人参、党参、当归、茯苓、白术、黄精、熟地黄、枸杞子等。气血亏虚还常常合并腹胀、便秘等术后胃肠功能紊乱的症状,补益时需注意补中寓通,使补而不滞、行而不伤,切忌呆补,临床常可配伍枇杷叶、紫苏梗、广木香、砂仁、青陈皮、佛手、谷麦芽、鸡内金等。

此外,亦有部分患者表现为气阴两虚之证,临床表现为乏力气短、口干舌燥、饥不欲食、大便欠畅、舌光红无苔等,治疗应以益气养阴清热为主,代表方剂如生脉散、沙参麦冬汤等,李雁针对术后气阴两虚证常用生黄芪、太子参、党参、北沙参、麦冬、玄参、芦根、生地黄、石斛、玉竹等。合并自汗者多为术后营卫不和、表卫不固所致,治疗以调和营卫、益气固表止汗为主,代表方剂如桂枝加龙骨牡蛎汤、玉屏风散、牡蛎散等,李雁临证止汗常用药物生黄芪、煅龙骨、煅牡蛎、瘪桃干、麻黄根、糯稻根等。

总之,李雁强调肿瘤术后随访期的中医药巩固和维持治疗不容忽视,应根据术后正虚邪恋的病机特点确立祛邪和扶正相结合的治疗方案。扶正方面视机体气、血、阴、阳之不足补益纠偏,使气血充盈调和,阴阳平秘;祛邪方面则应结合具体病邪特点之不同灵活予以化痰软坚、攻毒散结、清热解毒、活血化瘀诸法。

3. **中医与放疗结合**　放疗是重要的局部治疗手段,目前被广泛运用于肿瘤的根治性、辅助性和姑息性治疗中,尤其对于放射敏感性肿瘤和区域性肿瘤有较好的疗效。然而,放疗的毒副反应,如对周围组织的放射损伤作用、全身各区域急性及亚急性反应等仍然是其运用过程中的主要障碍。李雁指出中医联合放疗,不仅可以减轻放疗的毒副反应,部分中药尚具有放疗增敏的功效,可有效提高肿瘤治疗的近期和远期疗效。

中医认为,放疗射线是一种"火热邪毒",具有伤津耗气的致病特点,多数患者在放射治疗后会出现口舌干燥、低热、五心烦热等阴伤的表现,严重者可影响放疗的正常进行。中医治疗多采用清热解毒凉血、养阴生津、退热除蒸等治法,常用方剂如五味消毒饮、沙参麦冬汤、当归六黄汤、清骨散等。李雁临证常用北沙参、麦冬、玉竹、芦根、鲜石斛等滋阴增液,蒲公英、板蓝根、金银花、连翘等清解热毒,银柴胡、地骨皮、青蒿、胡黄连清退虚热。此外,根据不同放疗部位出现的症状差异,遣方用药也有一定的差异。如头颈部放疗者多表现为咽喉肿痛、口干、吞咽困难等症,治以养阴清热、生津解毒,常用药物如北沙参、玄参、生地黄、鲜石斛、蒲公英、金银花等,如遇吞咽困难严重难以进食者,李雁常配合应用消炎解痉液(生理盐水+庆大霉素+利多卡因+地塞米松),急则治其标,以使患者能正常进食为第一要务。胸部放疗所致的放射性肺炎多表现为发热、咳嗽、少痰或无痰、喘息气急等肺燥阴亏之证,治以养阴清肺,常用药物如北沙参、玄参、麦冬、生地黄、生石膏、桑叶、桑白皮、地骨皮等,必要时需配合抗生素和激素的使用;腹盆腔部位放疗常导致放射性直肠炎、膀胱炎,前者多表现为腹泻、腹痛、便血、肛门灼热感等湿热下注之证,可治以清热燥湿、凉血解毒之法,常用药物如白头翁、黄芩、黄连、秦皮、生地榆、生槐米、侧柏炭等,同时可配合中药灌肠;后者可表现为排尿困难、尿频、血尿等下焦湿热、迫血妄行之证,治以凉血止血、清热利湿之法,常用药物如生地黄、白茅根、大蓟、小蓟、萹蓄、瞿麦、车前草、凤尾草、藕节炭、仙鹤草等。

此外,放疗在杀灭肿瘤细胞的同时,也会造成对骨髓造血细胞的损伤而产生放射性骨髓抑制。中医认为放射性骨髓抑制为脾肾受外来放射毒邪侵犯而受损,脾胃运化失司,气血生化无源,肾气虚损,主骨生髓无力,属"虚劳"范畴。因此,治疗大法当以温补脾肾、益气养血为主,常用方剂如八珍汤、右归丸等,李雁临证常用生黄芪、生白术、白茯苓、山药、薏苡仁、鹿角片、淫羊藿、制黄精、制首乌、熟地黄、山茱萸、鸡血藤等。考虑到放射线的热毒之性,可佐以清热解毒药物温清并用,以期标本兼顾。

除缓解放疗的毒副作用以外,对于某些肿瘤,中药可以提高肿瘤细胞对放射治疗的敏感性,有研究表明鼻咽癌放疗过程中配合活血化瘀类中药,可降低血液黏稠度,改善微循环,不仅可达到放疗增敏的目的,还可以提高鼻咽癌的远期疗效。肝癌放疗过程中配合健脾理气类药物,也可显著延长患者的生存时间。

4. 中医与分子靶向结合 分子靶向治疗是指通过干扰肿瘤生长和进展相关的特异性靶点,从而阻断肿瘤生长和扩散的治疗手段。与传统的化疗药物相比,靶向治疗的选择性更强,毒副作用较轻,在特定基因表达肿瘤的治疗中可取得较好的疗效。但是,随着对靶向药物的广泛应用,其耐药性、毒副作用也逐渐凸显,成为亟待解决的临床难点。研究表明,中医与分子靶向治疗结合,可有效缓解毒副作用,改善患者的生活质量,提高生存率。

分子靶向药物最常见的不良反应包括皮疹、腹泻、口腔溃疡等。皮疹中尤以表皮生长因子受体拮抗剂(EGFR-TKIs)引起的痤疮样皮疹最为常见,发病机制尚不明确,目前多以抗生素联合激素治疗为主,临床疗效欠佳。中医认为痤疮样皮疹与风、湿、热邪外侵客于肌肤所致,临证可采取内服和外治结合的方式,内服汤药多采用祛风、清热、凉血、燥湿等治法,常用方剂如消风散、麻黄连翘赤小豆汤等,李雁临证常用薏苡仁、地肤子、白鲜皮、漏芦、蒺藜、荆芥、防风等,同时可配合苦参、白鲜皮、黄芩等药物外洗或湿敷。

腹泻也是常见的靶向药物不良反应,中医认为其病机为药毒之邪侵犯中焦,脾胃功能受损,运化失司,水反为湿,谷反为滞,清气下陷,水谷糟粕混杂而下,遂成泄泻,治疗大法当以运脾渗湿止泻为主,常用方剂如参苓白术散、四神丸等,李雁临证常用党参、白术、山药、薏苡仁、莲子、芡实、白扁豆、炮姜、石榴皮等。

分子靶向治疗所致的口腔溃疡属于中医"口疮"的范畴,其病机较为复杂,通常与患者素体气阴亏虚,加之药物火毒之邪循经上乘心脾冲于口舌,发为口疮,故为本虚标实之证;亦有脾虚湿蕴,加之药毒之邪助热,湿热蕴结,郁热不得发散而上犯口舌成疮;或久病阴损及阳,脾肾阳虚,清阳不升,阴火上冲灼之为病。故具体用药仍需结合辨证论治,避免一味苦寒直折,如证属热毒蕴结者,常用方剂如银翘散、五味消毒饮等,李雁临证常用金银花、连翘、野菊花、白菊花等;如证属湿热蕴结者,常用方剂如三仁汤、甘露消毒丹等;如证属脾肾阳虚、阴火上冲者,则因温补脾肾,甘温除热,代表方剂如附子理中丸、补中益气汤等。此外,中医部分上火症状诸如口疮、眼眵、目赤等与B族维生素缺乏有关,故李雁治疗口疮常配合复合维生素B片补充维生素,中西医结合临床疗效满意。

四、癌病之防治观

重视心理疏导,提倡《内经》调神摄生的肿瘤预防观念。

(一)调神修德,形神兼养,摄生防病

李雁指出在《内经》的养生理论中,十分重视对神的摄养,强调神对躯体的主宰作用和精神因素对健康的影响,并将摄神居于养生之首,如《素问·宝命全形论》载"一曰治神,二曰知养身",《素问·刺法论》又说"道贵常存,补神固根,神气不散,神守不分……人神不守,非达至真"等,皆以调神为第一要义。

"神"字的本义,是指北斗的斗柄,而斗柄是划分阴阳界限的标志,气化活动的指挥棒,正如《说文解字》中所说"神,天神引出万物也"。故神是指天地变化的主宰者,是一切生命活动的最高统帅,其舍在心。人类的精神活动及人体与自然的协调变化也是由神主宰。神不"失守",可以不病,神不"皆去",可以不死。只要有神的正常活动,人们就可以耳聪目明地进行各种活动,就可以发挥其高度的能力

而得"贵"于天覆地载之中,只有"积神于心",才可以"以知往今",吸取前人的历史教训和经验积累来指导和改进今后活动。因此,神能调动人体的主客观能动性,而具有健身防病的作用,《内经》认为保持人体健康不病的关键在于养神,并且提出必须根据个体的特点而采取不同的摄养措施,其理论和方法主要有下述几个原则。

首先是对于精神的调养,例如凡事绪理而行,怡神和情、勿使情志过激、避免精神创伤,起居有时、御神有时有节,保精节欲等,正如《素问·上古天真论》所说"恬惔虚无,真气从之,精神内守,病安从来……处天地之和,从八风之理,适嗜欲于世俗之间,无恚嗔之心,行不欲离于世,被服章,举不欲观于俗,外不劳形于事,内无思想之患,以恬愉为务,以自得为功"。如此方能"僻邪不止,长生久视"。

其次,也强调修德的重要性,此类全德以养生的观点受到儒家学派的影响,孔孟提出仁、义、理、智颐养心神,孔子《论语》提出了"仁者寿"的命题,"仁者"主要指有道德修养的人,他指出"大德必得其寿""存仁致中和",《孟子》亦说"仁,人心也;义,人路也。舍其路而弗由,放其心而不知求,哀哉""存其心,养其性"。上述观点与《素问·上古天真论》所说的"嗜欲不能劳其目,淫邪不能惑其心,愚智贤不肖,不惧于物,故合于道,所以能年皆度百岁而动作不衰者,以其德全不危也"的观点是一致的,"德全不危"正是"仁者寿""大德必得其寿"之意,意即良好的道德修养是御神养生的重要前提。

此外,李雁也十分强调形神兼养的重要性,正如张介宾《类经·针刺类》指出:"形者神之体,神者形之用;无神则形不可活,无形则神无以生。故形之肥瘦,营卫血气之盛衰,皆人神之所赖也。故欲养神者,不可不谨养其形。"因肿瘤是"天""人""地"三者之间平衡失调,环境、精神心理、生活方式异常所致的疾病,在提倡养神摄生的同时,形质调理的重要性也不容忽视,视其机体阴阳气血不足之所在而调之,通过调理脏腑功能,复其正常气化之职,以平为期。唯有形神并调,使形与神俱,才能达到防病养生的最高境界。

(二) 移精变气,心理疏导,助正祛邪

众所周知,情志失调与肿瘤的发生有密切联系。《丹溪心法·六郁》中指出:"气血冲和,百病不生,一有怫郁,诸病生焉。故人身诸病多生于郁。"情志内伤,则脏腑气机紊乱,尤以心、肝、脾为著,肝气疏泄不及,心气推动无力,脾气运化失司,进而可导致精气血津液代谢的失常,痰浊、瘀血等病理产物互结,终成有形癥积。古代文献中对情志失调致瘤亦有丰富的论述。如《冯氏锦囊秘录·带下门诸论·乳症》中论述乳岩(乳腺癌)的病机"忧怒抑郁,朝夕积累,脾气消阻,肝气横逆,气血亏损,筋失荣养,郁滞与痰结成隐核";又如噎膈,《素问·通评虚实论》指出"隔塞闭绝,上下不通,则暴忧之病也"。验之临床,情志失调与噎膈(食管癌)、乳岩(乳腺癌)等发病确有密切联系。

另一方面,情志失调也是促进肿瘤病情发展的一个重要因素。研究表明,肿瘤患者抑郁状态的发病率比一般人群高出3~5倍,临床可出现意志消沉、精神不振、气短乏力懒言、过度思虑等焦虑抑郁的表现。思则气结,悲则气消,正气愈加亏耗,抗邪愈加无力,病理产物加速生成,从而导致疾病进一步的进展,正如徐春甫《古今医统大全·郁证门》中所说"既郁之久,变病多端"。现代研究也显示,抑郁状态可降低肿瘤患者的细胞免疫功能,缩短生存时间。抑郁程度越重,存活时间越短。许多久病的肿瘤患者不堪病痛折磨,或是沉重的经济负担,进而产生对治疗的抵触情绪,甚至会出现厌世、自杀等倾向。因此,李雁指出对患者进行必要的心理疏导是影响临床疗效的关键环节,不容忽视。

早在《素问·移精变气论》中就提及古代治病中的一种重要手段——移精变气。所谓移精变气,王冰注解"移谓移易,变谓变改,皆使邪不伤正,精神复强而内守也",即一种通过转移患者精神,改变脏腑气机紊乱的状态,从而治疗疾病的方法,类似于现代的精神疗法。李雁师其法,每每遇到焦虑抑郁或是抗拒治疗的病患,总是循循善诱,引导他们摒弃杂念,而去联想生活中美好的事物,从而让消极情绪逐渐消失,身心得到平静,并告诉患者需坚持长达5年甚至更长时间的中药治疗,从而暗示病患坦然面对疾病,并树立与病魔斗争的信念,正如《灵枢·师传》所说"人之情,莫不恶死而乐生,告之以其败,语之以其善,导之以其所便,开之以其所苦,虽有无道之人,恶有不听者乎"。此外,李雁也常在药方中配伍柴胡、广郁金、合欢皮、玫瑰花、香附、佛手等疏肝理气开郁之品,通过内服药物配合心理疏导,以臻至效。

治学理念

一、立足经典理论,重视中医素养

李雁认为,学习中医经典理论和培养中医素养是成为一名合格的中医师所必须具备的两个重要方面。

首先要通过系统地学习中医经典著作,在学习中医经典前,需要先掌握中医的基本理论,这包括阴阳五行、气血津液、经络脏腑等基本概念。只有掌握了这些基础理论,才能更好地理解中医经典内容,包括《黄帝内经》《伤寒杂病论》《金匮要略》等传统中医著作,这些经典对于中医学的发展和传承起到了重要的作用。通过学习这些中医经典,可以更深入掌握中医学理论。中医治疗方法的核心在于辨证论治,掌握中医的望、闻、问、切四诊法,学会正确地运用诊断方法,可以更好地了解病情,并制定个体化的治疗方案,提高自己的思维能力和判断能力,通过临床实践,不断总结经验,更好地应对各种疾病,提高临床疗效,最终提升自己的中医素养。

中医经典是中华文化的重要组成部分。不仅蕴含着丰富的中医学理论知识,还包含了许多历史、哲学、文学等方面的内容,这些内容反映了中国古代社会的思想观念、文化传统和道德规范等,具有重要的历史、文化和人文价值。

中医经典是中医学发展的重要依据。是中医学传承与创新的基础,它们记录了中医学发展的历程和经验,为后人提供了宝贵的借鉴和启示。在西医学快速发展的背景下,中医经典的研究仍然具有重要的现实意义。中西医学的融合已成为当前医学发展的趋势,因此在临床实践中需要学习西医学知识,并将其与中医结合起来,更好地为病患提供服务。

李雁作为《黄帝内经》专业硕士,多年研学《黄帝内经》和诸多古籍经典,深刻感悟了《黄帝内经》所表达的中医思想的源远流长、博大精深,为中医理论提供了坚实的理论支撑和丰富的实践指导。同时,《黄帝内经》强调的人与自然环境之间的相互联系与依存关系,这一思想对于李雁的从医之路和立德树人亦有重要启示。因此,他注重学生对中医经典理论的学习和中医素养的培养,这需要长期的坚持和努力,通过不断的学习和实践,才能逐渐掌握,成为一名优秀的中医人才。

二、言传身教,立德树人

李雁秉承"大医精诚"的古训,在言传身教中立德树人,重视学生德才的全面发展。他认为一名合格的中医医生不仅要有丰富的医学知识和临床技能,还应该具有良好的文化修养、道德人格。要求学生品行端正,首先要衡量他的德性,只有先做好一个人,才能做好应做的事情。为此,李雁不仅努力帮助学生获得知识与专业技能,还非常重视将中医药文化中所包含的以仁存心、济世活人、大医精诚、淡泊名利等道德理念进行传承。尤其珍贵的是,李雁通过人格的感召、精神的感化和行为的示范,将自己的人生观、价值观、职业精神、思维习惯等传递给学生,对学生的成长和成才产生直接而长远的影响,实现了道德人格的传承。

李雁的诸多学生,在回顾自己受业于李雁的成才经历时,对老师的共同评价是他的言传身教、诲人不倦、立德树人,令人如沐春风。每一位学生对老师的初印象就是患者对他的夸奖,"你是李教授的新学生吗?好幸运,碰到那么好的老师,一定要珍惜这样的学习机会""李主任是我们这些病人的恩人,对我们尽心尽力,你是他的学生,以后肯定也是个好医生""在李教授这里看病,我们非常安心"。李雁的学生们在患者们的肯定和鼓励下更加坚定了自己德才并进、精诚为医的初心和使命。

医学作为一门治病救人、帮助人解决痛苦的学科,最终要实现为人民服务、为人类做贡献的目标。对医学生而言,临床教学是医学教育的重要阶段,也是从医学生向临床医师转化的第一步。因此,李雁认为,提高医学生人文关怀能力和医患沟通水平已然成为医学教育中至关重要的一部分。从医者在学习掌握医学专业水平的同时,必须具备关爱人的品格和人文关怀能力,因为人文关怀是医学本身蕴含着的丰富的人文精神,医学与人文融为一体才能更有效地为人类服务。在学医的道路中以人为本,以患者为中心,为对人的生存意义、价值、权利、需求、人格和尊严的关心和关注,达到防病治病、尊重关爱患者的目的,也是构建和谐社会良好医患关系的润滑剂,是提高医患沟通水平时首先必须具备的能力,能更好更精准地解决患者的痛苦。

李雁常引用特鲁多医生"有时治愈,常常帮助,总是安慰"的名言教导学生们。尽管现在医学日新月异,但人体的奥秘仍未穷尽,对疾病的诊治仍有很大的局限性,医生们有很多无奈,对于疾病来说,只有一部分能够完全治愈,很多情况下只能使病情有所缓解,有时候治疗可以完全治愈某些疾病;有时候治疗可以缓解症状,但不能完全控制疾病的发展。但无论如何,医生要始终在治疗过程中安慰和支持患者,帮助他们。

通过这句话的学习和领悟,李雁让我们明白对学生人文关怀能力培养的重要性,尽管医学技术不断进步,身体健康和心理健康同样重要。作为一个医生,尽管我们没有能力使患者痊愈,有时甚至连使病情缓解也很难做到,但是我们能够去帮助和安慰患者,尽可能使患者从身体上、心理上舒适一些。

三、古今贯通,思维创新

中医教育具有悠久的师徒授受的文化传统。早在春秋战国时期即出现了各种不同医学流派,各医学流派对学术传承往往采用门派授受的方式,这种师徒授受式传承方式一直延续至今,仍然在中医药教育中运用,由此形成了独特的中医学的师承文化。

李雁认为,中医教学贯通古今,说明了中医学的深厚底蕴和不断发展的特点,可以让我们更好地理解和学习中医学的各个方面。同时,思维创新也是中医教学的重要内容之一。中医学强调整体观念和辨证思维,在教学中李雁常常引导学生注重思维方式的转变,将传统的经验式学习和科学化、系统化学习结合,这样才能够更好地挖掘中医学的实践本质,并将其应用到临床实践中去,重视综合能力的培养,为病患带来更好的治疗效果。

李雁在临床上采用理论思维归纳、扎根理论、数据分析等教学方法培养学生的临床能力。即以诊治患者的典型医案为素材,将学生带入特定事件的情景中进行问题分析,通过学生独立思考或集体协作,进一步提高其识别、分析和解决某一具体问题的能力,同时培养正确的理念、作风、沟通能力和协作精神。例如,李雁会选择一些常见病例,通过讨论如何根据病情辨证施治,来深化学生对于疾病的掌握,对中药性质、功效、配伍等方面的理解。通过这种教学方法激发学生的学习兴趣和积极性,培养其分析和解决问题的能力,同时也有助于将中医学理论与实践相结合,提高学生的应用水平。

另外,李雁注重对学生科研创新思维的培养。首先,帮助学生建立科学思维。中医学作为一个理论性很强的学科,需要有科学思维的支持。加强学生对中医学科的整体认识,深入学习中医学基本概念和理论框架,为学生形成科学思维提供基础。其次,引导学生掌握科研方法。中医学重视实践和经验,但同时也需要科学的研究方法。李雁要求学生掌握中医学领域常用的科研方法,包括文献调研、实验设计与数据分析等方面的技能,让学生深入了解中医学,并具备独立开展科研工作的能力。再次,帮助学生加强交流合作。中医学涉及多领域知识,需要学生具备广泛的跨学科合作能力。李雁带领学生参加学术会议,与其他领域的专家交流,促进学生学科间协作,开阔学生视野,丰富学生科研思维。同时,鼓励学生创新突破。中医学是一个历史悠久的学科,但同时也需要不断更新和发展。李雁鼓励学生进行创新研究,提出新的理论或方法,促进中医学领域的发展。最后,培养学生严谨的科研态度。中医学需要经验总结与逻辑思维相结合,因此需要有严谨的科研态度。李雁对学生的科研过程进行指导和监督,在科研过程中注重数据的真实性、准确性和可靠性,培养学生科研严谨的态度。

四、因材施教,知行合一

李雁注重因材施教,作为上海中医药大学优秀博士生导师、上海中医药大学优秀教学团队负责人,多年来培养了50余名硕博毕业生,其中多名学生获评上海市/校优秀毕业生、学生论文获评优秀毕业论文等。培养的学生们个性分明,性格迥异,有主动学习型、被动学习型、分析思考型学习型、实践型学习型、竞争型学习者、协作型学习者、独立型学习者。李雁理解和尊重不同学生的个性差异,不同的研究生有不同的兴趣、优点和缺点,不提倡模块化教育,鼓励他们发挥自己的优点,并在思维、创新和表达方面进行引导和帮助。提供灵活的学习方式,根据不同类型的研究生采用适合的学习方式,例如自主学习、小组学习、探究式学习等,为他们提供多样化的学习资源和平台。同时鼓励学生们自我反思和探索,例如独立思考、实践探索、文献阅读等,从而激发他们的创造力和创新能力。并且针对个性鲜明的研究生,采用专属定制专属计划,帮助他们充分发挥自己的潜力,并规划未来的研究方向。

例如,有一位硕士研究生,入学时拖延推诿,无心学习,迟到早退,处于心不在焉的游离状态。李雁在深入细致了解他性格及当前生活、学习、家庭状况后,制定了专属的培养计划,在对他专业素养、人文素养、科研思维培养的同时,要求该生每日参与科室七点半的交班,交班后向李雁汇报前一日的学习内容,3个月后成功地培养出了该生良好的学习习惯和科研思维,不迟到不早退,主动学习,积极探究新知识,更喜欢合作分享,提升了自身的沟通能力,最后毕业的时候还获得了优秀毕业论文奖。该生每每忆及老师当年对他付出的时间和精力,都非常感激。

一位工作多年的医生,在博士研究生入学后,发现自己很难跟上课程和科研的步伐,觉得他的年龄可能会成为一个阻碍因素,同时无法跟上其他同学相对更加年轻且更加敏捷的思维方式。李雁在定期进行的组会中,发现了这个问题,经过沟通后,李雁告诉他,年龄并不代表能力,他拥有丰富的人生经验和知识储备,可以用来帮助自己在科研中更好地理解和应用所学知识。他听从李雁的建议后,更注重与老师和其他同学之间的交流和互动,积极参加学习小组,分享自己的见解和经验,同时也认真听取别人的想法和意见,逐渐获得了更多的信心和动力,并且在李雁长期的鼓励和支持以及自己不断的努力下,取得了科研上的进步。此外,他也不断充实自己的中医理论知识,锤炼自己的临床技能,查找相关文献,扩大自己的知识面,加强科研思维能力。最终,这位年龄稍大的研究生做出了重要贡献,在科研中取得了进步。他成功地完成了自己的博士学业,毕业后谨记李雁教诲,成为一位同样深受患者爱戴的好医生。

李雁常说,无论你现在身处何种情况,只要勇于追求和努力,就一定有可能获得成功。重要的是要相信自己,保持积极的态度,知行合一,不仅要注重中医理论知识的学习,还要着重培养自身的临床能力,具备关爱人的品格和人文关怀能力,因为人文关怀是医学本身蕴含着的丰富的人文精神,中医学与人文融为一体才能更有效地为患者服务。在中学医的道路中以人为本,以患者为中心,为对人的生存意义、价值、权利、需求、人格和尊严关心和关注,达到防病治病、尊重关爱患者的目的,也为未来的中医事业培养更多的优秀人才。

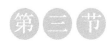

中医研究方法之管窥

一、构建老中医经验传承研究的中层理论

(一) 倡导中层理论

近年来,中医药事业发展较快,以名中医传承研究工程带动的经验挖掘和学术研究取得了可喜的成果,如何将大量的经验资料提炼、上升为抽象理论,如何在抽象理论与具体经验之间架起建构理论的桥梁是面临的挑战之一。对于分析名老中医经验传承研究的主要成果和问题,李雁提出基于老中医经验开展中医中层理论建构的策略,包括提高自觉意识、资料收集阶段引入质的研究方法、在分析和建构阶段运用质性研究中扎根理论方法,探索系统化、程序化理论建构方法等。

中层理论是被誉为"科学社会学之父"的美国科学社会学家罗伯特·金·默顿于 20 世纪中叶首倡的一种研究思路。传统的理论建构方式常常走的是自上而下的路线,即从现有的、被认可的概念、命题或理论体系出发,通过分析原始资料、对其进行逻辑论证,然后在证实或证伪的基础上进行部分创新。当今对理论建构则提倡一种自下而上的方式(尤其在质性研究中),即从原始资料出发,通过归纳分析逐步产生理论。这种自下而上的理论建构往往需要以中层理论建构为桥梁,特别是针对复杂、多样、模糊世界所开展的研究。由于中层理论具有对社会现实问题的独特解释力,一经提出即风靡整个社会科学研究领域,如今又逐渐被历史学、教育学、管理学等越来越多的学科所借鉴。而这一理论对李雁有很大的启示。

李雁认为中医名家的临证经验与学术思想无疑是一个具有丰富内涵的复杂、多样、模糊的现实世界,从对老中医经验的资料收集、分析到中医系统理论的创新,中层理论建构应是必要的中介,这种扎根于老中医经验资料、自下而上的理论建构或许能为中医系统理论的发展找到新的途径。

(二)在老中医经验研究中运用中层理论

李雁认为我国非常重视老中医学术思想与临床经验的传承研究工作,研究方法日趋丰富,取得了许多宝贵的研究成果。然而从研究方法和中层理论的角度加以审视,目前对老中医经验的研究现状似有喜有憾。喜于已有个别研究不再满足于大样本、量化的测量、计算与分析,而是进行了以研究者作为研究工具、与老中医充分互动、开放性探究其经验的质性研究的尝试。遗憾于对老中医经验的质性研究要求的资料收集、分析、理论建构、成果表达等还缺少更多的理解和更专业的实践;对如何实现从经验到理论的跃升研究不足,对中层理论建构还缺少充分的"自觉"。中层理论以日常微观的经验资料为基础,通过经验概括形成待研究的问题,并解释问题形成的内在机制,因此,它仅需对某一研究领域的专门内容进行概括和抽象,而不急于为所有事物和现象提供解释从而建立一套严密而完整的"统一理论"。而与具体的微观经验相比,中层理论又有高出零散事实内容的抽象性和严密逻辑性,因为它有比经验更高抽象层次的一系列概括解释,且这些概括可以被纳入更普遍性的关系表述中,并可能成为形式理论修订的切入点。因此,中层理论具有架通抽象理论研究与具体经验分析之间的桥梁、填补理论与现实之间的巨大鸿沟、促进理论研究与经验研究相互渗透的积极意义。

(三)提出扎根于老中医经验的中医中层理论建构的策略

1. **提高自觉意识,重视中层理论建构** 李雁认为在经验研究中要重视理论的功能,因为理论本身具有超越性,正是理论具有对现实的超越性才有其存在的价值。在对老中医的学术思想及实践经验进行研究时,既要重视在中医系统理论指导下对老中医经验的整理、分析与验证,也要重视从临床经验到中医理论的概括与假设。后者在中医理论体系研究还难以走出困境的今天也许更应强调。

由于中层理论建构是从经验到理论必要的阶段,因此在老中医经验传承研究中要有自下而上建构中层理论的意识,还要善于借鉴在其他学科理论研究中行之有效的成功经验与有效方法。

2. **强调在资料收集阶段引入质性研究方法** 为分析与建构提供更扎实、全面的资料质性研究是"以研究者本人作为研究工具,在自然情境下采用多种资料收集方法,对社会现象进行整体性探究,主要使用归纳法分析资料和形成理论,通过与研究对象互动对其行为和意义建构获得解释性理解的一种活动"。由于质性研究的旨趣就是在经验的基础上去解释行为,从而构建符合具体情境的分析框架,因此李雁强调对于深入理解中医经验、自下而上地建构理论很有必要。

在对老中医经验的传承研究中,李雁认为要灵活运用"量""质"研究结合的方法。在质性研究中,一定要注意聚焦研究范围,针对现实中的某个主题进行探索,才可能有效开展研究。另一方面,要注意在资料收集阶段即遵循质性研究方法,以有效开展访谈、观察及实物收集等,这样就可减少量化研究中研究者不当的"滤过"影响,使资料更扎实、更全面,还可由于思辨分析的前移而不断聚焦研究范围,使研究更为深入。近年来开展的名老中医经验整理和数据挖掘成果已积累了一定的大样本数据资料,可以在此基础上选择一些主题开展质性研究所需的访谈、观察及实物等的资料收集。

3. **在分析和建构阶段倡导运用质性研究的扎根理论方法,探索系统化、程序化理论建构模式** 扎根理论由社会学家格拉斯和施特劳斯于 1967 年提出,是一个从经验资料中自下而上建构实质理论(中层理论)十分著名的方法。其主要特点在于它能从经验事实中抽象出新的概念和思想,即从资料中产生思想。这意味着研究者在研究开始之前一般没有理论假设,要直接从原始资料中归纳出概念和命题,然后上升到理论。它有既定的操作程序,包括对资料进行开放式编码(开放式登录)、主轴编码(关联式登录)、选择性编码(核心式登录)等逐层递进的编码登录过程。整个编码登录的过程也是分析的过程,是逐渐析出实质理论的过程。同时,在编码过程中须保持研究的动态开放性,持续将条件、过程以及研究者的行动一起结合运作,直至发展出新的实质理论结果。

李雁认为中医在经验研究方面具有较好的文化传统和独特的记载方式,如医案、医话、按语,包括今天电子病例中的辨证记录等,为中层理论建构提供了访谈、观察资料之外的丰富资料,为研究者进行编码登录提供了持续互动的条件和资源。李雁强调借鉴扎根理论的方法开展扎根于老中医经验的理论建构,有利于实现适合中医中层理论建构的系统化、程序化。

如根据"扎根理论",运用质性研究方法,经过开放式编码、主轴编码、选择性编码等程序化、系统化研究过程,重点围绕影响虫类药选择的思维要素和临床应用的构成因素,对老中医治疗肿瘤临床经验中虫类药的应用进行中层理论构建。发现善用虫类药的老中医对虫类药与肿瘤的特殊对应关系有较好的把握,善用虫类药的祛邪与引经功能,运用中强调一药多效及其用药安全性;归纳出传统辨证论治之外的肿瘤虫类药选用的多维定向理论(包含针对性思维、差异性思维、变病思维)和肿瘤虫类药应用的审慎防害理论。

二、探索中医经验研究的方法——叙事探究

(一)重视"叙事探究"的中医研究方法

鉴于人文遮蔽、唯科学主义主导的时代大背景下,中医理论与医生经验之间产生了较大的间隙,系统化的"理论"与行动中的"实践"之间出现了一定隔离,中医的理论研究更多地偏向了"精确化""简约化"和"线性化"。针对如何贴近中医实践经验开展理论研究,尝试新的理论方式,李雁提出了"叙事探究"的质性研究的视角和方法。

叙事探究属于"质的研究",是指研究者通过收集和讲述个体的生活故事,描述个体的日常生活,进而对个体的行为和经验建构获得解释性理解的一种活动。它作为理解经验的一种方法,紧紧抓住人类经验的情境性、时间性、主观性等故事性特征进行研究,是通过置身故事、撰写现场文本和研究文本使经验呈现意义的探究过程,由研究者与参与者共同从特定的角度去理解、诠释特定的社会现象和人类经验。它一方面使研究者通过叙事展现生活和感受的真实,从而使学科研究与真实的实践经验形成内在关联;另一方面又使叙事提升为学科经验的意义探索。因此,叙事探究所涉及的不再是经验的表述,而是经验的本质,以便通过叙事研究提供一种经验的理论方式。同时,叙事探究也是实践者(包括读者)以经验方式对理论进行"自下而上"参与式理解和解释的过程。

(二)强调叙事探究在中医理论研究中的意义
1. 更好地诠释中医实践经验的意义,探索一种开放式的理论方式 "理论"

本质上是人们对事物的一种解释性分析。李雁认为叙事探究作为一种研究方法,其重点在于"探究",即通过多义性的叙事和解释去表达研究者、参与者在特定事件中思想的过程与感受,通过探究对经验进行诠释并赋予意义。因此,李雁提出中医叙事探究的目的不是用现有的理论去解决现实问题,也不仅仅限于重现中医经验,其重点更在于运用质的手段去理解、探究特定的中医经验的意义,并对其加以诠释。叙事探究更加契合中医实践过程的个性和复杂性特点,且具有较强的开放性、互动性、生成性,有时甚至比系统的理论更具解释力度,不失为一种值得尝试的新的理论方式。

《黄帝内经》通过对黄帝和岐伯等人的谈话交流进行描述,进而呈现医家对特定中医经验所蕴含意义的理解和解释,使后学能够从中体会中医的理论和实践,建构自己的概念理解,不失为早期中医叙事探究的范本。

历代医家的医案医话也因带有一定的叙事风格,而成为中医理论和思维传承、医家相互学习借鉴的重要形式。但不可否认,随着现代中医研究的兴起,对知识进行分类、对内容加以简约、对实践进行检验的研究范式对中医理论研究产生较大影响,理论逐渐变得机械而拘泥,如对中药的分类、内科的辨证分型、针与药的分离等。经由对富含意义的特定中医经验的"主观先见"式剖析或"去芜存真"式归纳,中医理论和中医经典条文遂成为线性的和一一对应的模式体系,中医理论研究因而面临无法汲取实践经验中的营养而有所创新的局面。

李雁强调在中医理论研究中运用叙事探究方法,既能发扬中医叙事传统优势并使之纳入现代叙事探究的研究轨道,又能够探究当代特定中医经验的内在意义、呈现医生的内在思维,并能不断向理论中注入翻新的内容,因此对于丰富中医理论的探究方式、发展中医理论具有积极意义。

2. **更好地发掘中医经验的人文内涵,呈现中医"人学"的现实意义** 患者作为"人"的存在拥有不可忽视的精神世界,医生在实践中也具有实实在在的精神体验,且复杂的社会因素无时无处不在影响着医生和患者的心理和行为,而医学在沿着科学化道路前行的过程中忽略了许多。"中国医生大多是技术主义者,他们不屑于关注疾病符号、指标之外的信息与存在,交换角色去体验患者的感受……他们(医生)大多不相信医生的职业生涯中会有色彩斑斓的精神历程"。

有鉴于此,全球医学本科教育标准、中医本科教育标准均已将人文关怀、伦理医德、社会沟通等作为职业素养与思想道德的基本内容加以要求。然而,中医学的现代人文内涵是什么? 人文内涵是如何呈现在特定的医生经验和患者的体验中的? 由于人文现象具有一次性、不可原本复制、彼此不一致或冲突、不排除主观性等特点，所以，量化、实证式的研究方法常常顾此失彼。因此，李雁强调中医叙事探究则对于理解医患行为、医生经验，尝试去研究、表达和解释特定的医生与患者的主体感受、行为的内在意义，进而理解和探究中医的人文内涵，使理论研究更具有"人学"意义将会有所裨益。

3. **更丰富地留存中医经验的探究史料，为传承和研究提供依据**　仅有的一部分中医学知识能够融入科学路径，而更多具有实践性和有效性的知识则汇入了浩渺的历史经验之中。这些内容或有效有"理"或有效无"理"，却常常包含更详细、更丰富的对医学经验的思考和解释。

李雁认为古人勤勉奉学，在贡献了大量理论性著作的同时，也留下了众多具有叙事探究内容的著作，如医案医话、医家传记等，这些均成为今天研究中医的重要史料。如果当初古籍中没有叙事式地记载"巫医"的现象，也许今天研究中医起源时，我们将会较难理解早期人类个体或群体的生活体验或取类比象推衍的思维源起。而现代中医文献和书籍，时常较为缺乏真正属于叙事探究的研究文献。即便是具有叙事内容的医案医话、名医传记，或由于受理论对应式思维的影响，常带有对既定理论的应用示范痕迹，其多义性、开放性有限；或受"人""病"割裂化思维的影响，缺少对特定医事事件的深度描述，缺乏对医生和患者心理体验、直接感受的探究，也缺乏对医生个体化内在思维和赋予意义方式的探究，因而遗憾地缺少人文意义。叙事探究的开展，将以其真实的情境性、互动的开放性、参与者"人"的在场性，为后人留下更为丰满的中医史料和理论养分。

七秩弦歌 杏林芳华
上海市中医医院名医学术传薪系列
名中医李雁学术传承集

第三章

心得集锦篇

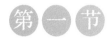

肺癌临证经验

一、对病因病机的认识

中医古籍中虽无肺癌的病名,但根据症状及临床表现,可归属于"肺积""息贲""咳嗽""咯血""胸痛""喘咳""肺胀"等范畴。肺为娇脏,易受外邪侵袭。若因先天禀赋不足,或素体虚弱,或各种肺疾日久迁延,病久肺气耗损,卫外不固,则六淫之邪,或四时不正之气,或烟毒秽浊之气犯肺,使肺失宣降,导致气滞、血瘀、毒聚,日久而成肺癌。长期饮食不节损伤脾胃,或情志不畅,木郁克土,而致脾失健运,津聚为痰,痰贮于肺,复因素嗜烟毒,痰毒内聚,日久成块而成肺癌。肺积日久,痰瘀毒邪互结,积块难消,正气日耗,又遇年高精亏,正气内伤,肺、脾、肾俱损,而致机体阴阳两伤。因此,李雁认为"正气虚损"是肺癌发病的内在因素和病机转变的关键。肺癌的病理机制,实则主要责之于气滞、血瘀、痰凝、毒聚,虚则责之于肺、脾、肾之气血阴阳亏虚。病理过程是一个因虚致病、因病更虚、虚实夹杂的恶性循环过程。肺癌病位在肺,常累及脾、肾,是全身疾病的一个局部表现。肺癌初期多以痰、气、瘀、毒等标实为主,中后期多以本虚为主、兼夹标实为其主要特征,若肺癌失治或病情进一步发展,癌毒可淫脑、蚀骨、流窜于其他脏腑,直至不治。

二、治疗方法

应当从整体观念出发,遵循辨证论治的原则,采取辨证与辨病、扶正与祛邪相结合的方法。肺癌总的治则为扶正祛邪,祛邪以理气化瘀、解毒散结为治则治法,扶正以益气、温阳、养血、滋阴为治则治法,而扶正与祛邪孰多孰少,当临证灵活用之。由于正气虚损是肺癌发生、发展的根本原因,因此在治疗中应始终注意扶助正气,顾护胃气,服用扶正中药时不要过用滋腻苦寒之品,以免碍胃伤胃。

1. **肺脾气虚证**

症见:咳嗽声低,气短而喘,吐痰清稀,食少,腹胀,便溏,舌质淡苔薄、边有齿痕,脉沉细。

治法:健脾补肺,益气化痰。

方药:六君子汤加减。

组成:生黄芪30 g,党参15 g,白术10 g,茯苓10 g,清半夏9 g,陈皮9 g,桔梗6 g,生薏苡仁30 g,川贝母3 g,杏仁9 g。

加减:若痰多加紫苏子9 g、白芥子9 g、天浆壳15 g;纳差明显,苔腻加木香9 g、砂仁6 g、白扁豆15 g;便溏,加炒薏苡仁30 g、怀山药30 g、芡实30 g。

2. 肺阴虚证

症见:干咳,咳血,痰少,咽干,口燥,手足心热,盗汗,便秘,舌质红少津,苔少,脉细数。

治法:滋阴润肺,止咳化痰。

方药:麦味地黄汤加减。

组成:麦冬15 g,生地黄9 g,牡丹皮9 g,山茱萸9 g,五味子9 g,知母9 g,浙贝母15 g,全瓜蒌30 g,夏枯草30 g。

加减:若痰血明显加仙鹤草30 g、地榆炭30 g、茜草炭15 g、白茅根30 g;盗汗加浮小麦30 g、糯稻根30 g、瘪桃干30 g;低热加地骨皮30 g、银柴胡15 g、制鳖甲30 g;便秘加瓜蒌仁30 g、郁李仁30 g、玄参30 g、生地黄30 g。

3. 痰热阻肺证

症见:发热,咳嗽,痰鸣,胸胀满闷,咳黄稠痰或痰中带血,甚则呼吸迫促,胸胁作痛,舌红苔黄腻,脉滑数。

治法:清热化痰,祛湿散结。

方药:二陈汤加减。

组成:陈皮9 g,半夏9 g,茯苓15 g,白术15 g,党参30 g,生薏苡仁30 g,杏仁9 g,瓜蒌30 g,黄芩9 g,葶苈9 g,金荞麦15 g,鱼腥草15 g,半枝莲15 g,白花蛇舌草15 g。

加减:若痰黄明显加桑白皮15 g、姜竹茹9 g、浙贝母15 g;咳嗽较甚,加桔梗6 g、枇杷叶9 g、前胡9 g、胡颓子9 g;发热甚者加生石膏30 g、知母15 g;胸胁痛甚加延胡索9 g、广郁金15 g、徐长卿15 g。

4. 气阴两虚证

症见:咳嗽,无痰或少痰或泡沫痰,或痰黄难咳,痰中带血,胸痛气短,心烦失眠,口干便秘,舌质红,苔薄或舌质胖有齿痕,脉细。

治法:益气养阴。

方药:沙参麦冬汤加减。

组成:生黄芪30g,北沙参9g,麦冬9g,百合9g,玄参9g,浙贝母15g,杏仁9g,半枝莲15g,白花蛇舌草15g。

加减:若气虚明显加生晒参9g、党参9g、太子参9g;偏阴虚加北沙参15g、麦冬15g、女贞子9g、玉竹9g;不寐加酸枣仁15g、合欢皮15g、夜交藤15g。

5. 并发症治疗

(1)胸腔积液:肺癌晚期,因癌毒郁结于肺,肺失宣肃,水道不调,导致水停为饮,临证应肺、脾、肾三脏同治,并酌情配伍葶苈子、茯苓、猪苓、猫人参、龙葵、车前草等泻肺逐水、利水消肿之品。

(2)骨转移:肺癌晚期,正气亏虚,癌毒流窜,淫筋蚀骨,气滞血瘀而致骨痛,临证应酌情配伍补肾化瘀、通络止痛之品,如补骨脂、骨碎补、续断、延胡索、透骨草、蜂房、威灵仙、土鳖虫、全蝎、蜈蚣等。

(3)脑转移:肺癌晚期,常因肾气亏虚,癌毒流窜浸淫于脑,蒙蔽清窍,导致头痛、呕吐、肢体不遂等症状,临证应在补肾基础上,酌情配伍化痰软坚散结之品,如蛇六谷、半夏、天葵子、夏枯草、浙贝母、全蝎、蜈蚣等。

(4)上腔静脉综合征:肺癌晚期,癌毒流窜,与瘀血、水饮相互搏结,阻滞脉管,导致颜面浮肿、声音嘶哑、头痛眩晕等症状,临证应从血瘀、水肿论治,酌情应用攻毒抗癌、活血祛瘀、利水消肿之品,如白花蛇舌草、赤芍、桃仁、川芎、益母草、葶苈子、桑白皮等。

(5)化疗引起骨髓抑制:白细胞减少,应从脾肾入手,采用健脾补肾、益气养血的治法,临证酌情配伍黄芪、党参、当归、熟地黄、制黄精、枸杞子、女贞子、菟丝子、淫羊藿、鹿角胶、阿胶等;血小板减少,加花生衣、仙鹤草、阿胶等。

(6)化疗引起胃肠功能紊乱:化疗后常常出现恶心欲吐、食欲不振、胃脘不适、呃逆、嗳气等症状,病机关键为脾胃运化失常,治疗常以健脾化湿、和胃降逆为主,临证酌情应用党参、白术、茯苓、陈皮、木香、砂仁、枳壳、佛手、厚朴、紫苏梗、枇杷叶、白扁豆、姜竹茹等。

三、中医药治疗肺癌的思路与方法

(1)肺癌之癌邪产生之后,局部肿块必定导致机体经络气血津液运行不畅或留滞,而出现气滞、血瘀、痰凝、毒聚之病理状态,因此,只要癌肿不除,上述病理则不会改变,故治疗上,只要正气不是太虚,理气、祛瘀、化痰散结、清热解毒之法为常法而无须辨证,此亦为治疗肺癌协定方或基本方组方最基本的原则之一。

(2)由于肺癌之发病,其根源在于人体正气不足,因此,扶正法必须贯穿肺癌防治始终,但由于正气亏虚因人而异,或为气虚,或为血虚,或为阴虚,或为阳虚,或为气血两虚,或为气阴两虚,或为阴阳两虚,不一而足,故扶正之法,必须先辨证而后施治。

(3)早期肺癌术后无须放化疗者,或者术后辅助化疗结束者,西医无干预之法,仅采用随访以密切观察之,而此阶段正是中医药发挥预防作用之时,中医认为"邪之所凑,其气必虚",尽管局部显性癌毒已除,但仍残留游离隐匿之伏毒,一旦正气亏虚,则伺机发病。肺癌术后的高复发及转移率可为佐证。因此通过扶正法改善机体免疫状态,为预防肺癌复发转移的关键所在。

(4)临床上早、中期肺癌,尤其是一部分早期肺癌患者,会处于无证可辨的状态,即通过中医四诊而无异常,此时常可参考"气阴两虚证"进行辨证论治。

(5)在治疗肺癌的长期临床实践中,已筛选出一批常用的抗肺癌中草药,可结合具体的辨证情况,酌情应用,如清热解毒类,常用石上柏、石见穿、白花蛇舌草、半枝莲、白屈菜、龙葵、七叶一枝花等;软坚化痰类,常用浙贝母、半夏、山慈菇、瓜蒌皮、夏枯草、牡蛎、海藻等;活血化瘀类,常用桃仁、莪术、三棱、丹参、三七等;理气散结类,常用郁金、延胡索、枸橘、八月札、佛手、旋覆花等。

(6)重视脾胃的调理。肺居上焦,脾位中焦,因"肺手太阴之脉,起于中焦",故经脉的联属构成了肺脾间生理、病理相互联系、相互作用的基础,使肺脾间的关系在人体之气及津液的产生、敷布中得以体现,故治肺癌当顾护脾胃之气,甚至可从调理脾胃入手以治肺癌。肺癌临证之际,须不拘一格,调理脾胃。

1)健脾和胃,辨证加减:肺癌,尤其晚期肺癌,脾虚证候较为常见或突出,治病必求其本,以益气健脾为法,常用六君子汤以养脾胃之气,益胃汤以和肺胃之阴,视证候不同或分别用之,或同时用之。常用药物如黄芪、人参或党参、白术、茯苓、怀山药、薏苡仁、半夏、陈皮、八月札、山楂、焦神曲、天冬、麦冬等。具体运用时:对肺虚内热证而宜用养阴清肺法者,若兼见纳食不馨、大便溏稀,宜远生地黄、玄参等滋腻碍胃诸药,而选沙参、麦冬、石斛类轻清生津之品,以调护肺胃;肺脾气虚,穷必及肾,常肺、脾、肾三脏同治,与一些温肾类药同用,如淫羊藿、补骨脂、肉苁蓉、菟丝子等以温煦脾阳,可加强健脾化痰之功;肺癌属肺肾阳虚,肾不纳气者,于温肾纳气法中,亦常用健脾益气、和胃消食之法,补后天以助先天,和枢机以助纳气;"劳者温之""损者温之",肺癌日久虽易耗气伤阴,但补气尤显重要,常可重用生黄芪,最多用至 60 g,使气足津生;对肺癌胸腔积液者,常用党参、白术健脾益气,胡芦巴、淫羊藿温振肾阳,佐以猪苓、茯苓、泽泻、车前子利水渗湿,猫人参、川椒目利水消肿。

2) 慎药之性,顾护脾胃:肺癌临证之际,须谨守病机,注意药性之偏颇,权衡利弊而用药,始终以顾护胃气为原则,投药避免过于滋腻、苦寒,精选轻清生津之品,如沙参、麦冬、天冬、石斛之类,以防滋腻碍胃;严格控制清热解毒药的药味及剂量,以免苦寒败胃及损伤阳气。肿瘤患者,邪毒内蕴,病程日久,或兼手术伤正,或兼放化疗伤正,脾胃功能常受到不同程度损伤,切不可心急而施滋腻峻补,应补益不忘醒脾开胃,使补而不腻,滋而不滞,常伍以陈皮、八月札等流通类药物。

3) 选药精当,一箭双雕:应善于将中医药的抗癌药理研究成果在临床中结合辨证加以运用。益气健脾之品多具有提高免疫功能之效,部分药物同时具有抑瘤作用。如研究证明,人参甾化合物对小鼠肉瘤 S180、腺癌 755 有抑制作用;黄芪对小鼠肉瘤 S180 有抑制作用;白术对艾氏腹水瘤 S180、吉田肉瘤、子宫瘤、子宫癌等有抑制作用,茯苓次聚糖对小鼠肉瘤 S180、EC 腹水癌有明显抑制作用;薏苡仁对动物性肿瘤 S180、YAS 有抑制作用,薏苡仁酯对 EC 腹水癌、小鼠宫颈癌 U14 有抑制作用等。故在选用益气健脾药物时,宜选用该类兼具直接抑制肿瘤细胞生长作用的药物,常用人参、黄芪、白术、茯苓、生薏苡仁等,以扶正祛邪并举,健脾抑瘤同用,用精当之药收提高疗效之功。

4) 辅助治疗,不忘脾胃:须重视在放化疗期间对患者脾胃的调理。在化疗期间宜以健脾益气、和胃降逆为治则,方用六君子汤加姜竹茹、代赭石以降逆止呕,加生薏苡仁以加强健脾利湿之功,加焦山楂、谷麦芽、鸡内金等健胃消食。多年实践证明,此不仅可改善消化道反应,而且可明显减轻化疗药物对骨髓的抑制作用。或加善入肺胃经之芦根清热宣肺、生津止呕,此取芦根饮之意,与姜竹茹配伍,可加强止呕作用,以防呕甚而伤及胃津。放疗期间,在常规辨证施治的基础上,常用上述药物以健脾和胃,并常与入肺胃经之麦冬、沙参、芦根养阴生津之品同用,以滋放疗所伤之阴津,或适量伍以月季花、穿山甲等以活血化瘀,消癥散结。临床实践证明,此配伍一则可提高癌细胞对放疗的敏感性,二则可提高机体免疫力,并可直接抑制肿瘤细胞。上述中西医疗法综合运用,取长补短,可提高疗效,顺利完成放化疗的疗程。

5) 重视温肾法的运用。在五脏系统中,肺与其他四脏功能相系,但与肾关系最为紧要。肺肾两脏,相济相协,对人体气机升降,以及精气、津液的生成、敷布等至关重要,且肺肾之中以肾为本。同时,肾为水火之脏,内寓真阴真阳,此阴阳之中,则真阳为宝,真阳充则肾脏健,精得以藏,气得以升,水得以化,五脏得以养。肺癌乃一病程较长、病情复杂之疾,每因正气虚损、六淫侵肺,使肺气失和,治节失司,致气滞、血瘀、津停,日久痰气瘀毒胶结,遂成肺中积块,若老年发病,或经手术损伤,或放疗、化疗伤正,则正气益虚,邪毒愈炽。因而"肺癌以正虚为本,邪实为标",又因"肾者主水,受五脏六腑之精而藏之",肾主藏五脏之精,肾虚则精不藏、气不生,故正虚之本在肾,补虚不及肾似非其治。

温肾法几乎可贯穿各证型。不仅见尺脉弱,舌质淡,或胖,或有齿印而肾阳虚者,为温肾法之适应证,对舌苔薄白,舌质偏红、有齿印,或尺脉弱,苔薄黄,质偏红而属气阴两虚证者,亦为其适应证。但对苔净,舌质红而热度较高者,为阴虚火旺之象,或苔黄腻,脉数者,为湿毒蕴热,则当慎用或缓用。具体运用时,可配合多种治则,视证而定,相得益彰。肉苁蓉、淫羊藿、胡芦巴、菟丝子、仙茅、锁阳、补骨脂、巴戟天、山茱萸为温肾常用药。需要指出的是,在选用温肾药时鲜用附子、肉桂等阳中之阳药,乃忌"壮火食气"也。

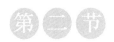

脑瘤临证经验

一、对病因病机的认识

中医古籍中对"脑瘤"病名无明确记载,本病属中医"头痛""真头痛""厥逆""头风""眩晕""痫证""痿证""内风""癫狂"等范畴。脑瘤的产生与多种因素相关,或因先天不足、后天失养,或因房帏劳倦而致脾肾损伤,正气虚馁,加之七情怫郁,饮食偏嗜,感受六淫邪毒等因素而致痰浊、瘀血、毒邪等病理产物丛生。脾气亏虚,则中焦斡旋失司,升降乖戾,清气不升,浊邪害清;肾气衰惫,则主骨生髓无力,脑失所养,久之髓海空虚,为邪所害,致使痰、瘀、毒邪互结于脑窍。土不制木,水不涵木,则肝气亢旺,内风旋起,发为痫病、痉厥等急危重症。故本病病位在脑,与肾、脾、肝密切相关,脾肾亏虚为其本,痰、瘀、毒为其标,病机总属本虚标实,治疗原则应以补益脾肾为主,兼顾涤痰、化瘀、解毒、息风诸法。

二、治疗方法

中医药治疗可以贯穿脑瘤的所有阶段。在西医无法进一步治疗的情况下，可以进行单独中医药治疗。对于行手术、化疗、放疗的脑瘤患者，当发挥中医药扶正固本、辨证论治的优势，开展中西医综合治疗，以起到减毒增效的目的。对于无法采用西医治疗或选择单独中医药治疗的患者，当从整体观念出发，遵循辨证论治原则，并根据脑瘤不同治疗阶段的实际情况，以涤痰祛湿、活血祛瘀、泻火解毒散结、滋补肝肾通窍为主要中医治则。

1. 痰湿蒙窍证

症见：头痛昏蒙，恶心呕吐痰涎，或伴有喉中痰鸣，身重肢倦，纳呆食少，舌淡胖，苔白腻，脉滑或弦滑。

治法：软坚散结，涤痰祛湿。

方药：夏枯草膏合涤痰汤加减。

组成：夏枯草 9 g、红花 9 g、昆布 15 g、天龙 3 g、海藻 15 g、浙贝母 15 g、制天南星 9 g、石菖蒲 15 g、半夏 9 g、竹茹 9 g、陈皮 9 g、茯苓 15 g、生薏苡仁 30 g。

加减：若纳呆食少加木香 6 g、砂仁 6 g、焦三仙各 9 g；恶心呕吐加旋覆花 9 g、代赭石 15 g、丁香 6 g。

2. 瘀血阻窍证

症见：头痛剧烈经久不愈，痛有定处，固定不移，面色晦暗，肢体偏瘫，大便干，舌质紫暗或有瘀点、瘀斑，舌下脉络色紫增粗或迂曲，苔薄白，脉细涩而沉。

治法：活血化瘀，通窍止痛。

方药：通窍活血汤合三棱煎丸加减。

组成：川芎 9 g、桃仁 9 g、大枣 6 g、红花 9 g、三棱 10 g、莪术 9 g、赤芍 9 g、茯苓 15 g、生薏苡仁 30 g、天龙 3 g、白花蛇舌草 30 g。

加减：若肢体偏瘫加黄芪 30 g、地龙 15 g；夜寐不安加合欢皮 15 g、夜交藤 15 g、丹参 15 g。

3. 火毒炽盛证

症见：头痛头胀，如锥如刺，烦躁易怒，呕吐频作，或呈喷射状，面红耳赤，口苦尿黄，大便干结，舌红，苔黄或白而干，脉弦数。

治法：泻火解毒，清肝散结。

方药：龙胆泻肝汤加减。

组成：龙胆草 6 g，黄芩 9 g，栀子 9 g，白花蛇舌草 30 g，半边莲 15 g，莪术 9 g，天葵子 9 g，大黄 6 g，车前子 15 g，泽泻 9 g，生地黄 15 g，薏苡仁 30 g，柴胡 9 g，甘草 6 g。

加减：若头痛明显加蔓荆子 9 g、白芷 9 g、藁本 9 g；肢体抽搐加全蝎 3 g、蜈蚣 3 g、僵蚕 9 g。

4. 肝肾阴虚证

症见：头痛隐隐，时作时止，耳鸣眩晕，视物不清，肢体麻木，大便偏干，小便短赤，舌质红，少苔，脉细数或虚细。

治法：滋补肝肾，祛风通窍。

方药：杞菊地黄丸加减。

组成：熟地黄 15 g，龟甲 15 g，枸杞子 12 g，菊花 9 g，山药 15 g，泽泻 9 g，山茱萸 15 g，牡丹皮 9 g，茯苓 15 g，川芎 9 g，僵蚕 9 g，牡蛎 15 g。

加减：若大便干结加火麻仁 30 g、郁李仁 30 g、瓜蒌仁 30 g；自汗盗汗加黄芪 30 g、麻黄根 30 g、糯稻根 30 g。

5. 并发症治疗

（1）痫病发作：急救时可予针刺人中、十宣、合谷等穴醒脑开窍；癫痫持续状态需配合静脉应用地西泮注射液抗癫痫治疗。

（2）颅内压增高：主要表现为逐渐加重的间歇性头痛、咳嗽、喷嚏、低头等增加颅内压的动作都可导致头痛加重，严重者可伴喷射性呕吐、癫痫发作等，眼底检查可见视神经乳头水肿。中医可从利水消肿、通腑泻下、逐瘀化痰等角度入手，辅助西药脱水降颅压。

（3）神昏：脑瘤神昏辨治需明闭脱。

三、中医药治疗脑瘤的思路与方法

1. **辨标本缓急** 脑瘤早期症状隐匿，后期可因颅内占位而出现高热、痉厥、抽搐等并发症，若不积极处理，短期内可危及患者生命。因此，分清标本缓急是正确辨证论治的前提。高热、痉厥、抽搐等皆为标急，是急危重症，宗"急则治其标"之原则，临床需中西医结合积极抢救；若患者无明显特殊不适，但疾病仍处于活动期，则应针对脑瘤病因，视其虚、痰、瘀、毒之多少，加强对因治疗；若标实与本虚二者水平相当，则应标本同治。

2. **辨标邪性质** 脑瘤的标邪主要包括痰、瘀、毒三种病理因素，急症可见肝风为患。若症见头痛昏蒙,伴视物不清,恶心呕吐痰涎,肢体麻木,语言謇涩,胸脘痞满,舌胖大,苔腻,脉弦、滑,则证属痰浊阻滞;若症见头痛有定处,固定不移,夜间尤甚,舌质紫暗或有瘀点、瘀斑,舌下络脉迂曲,脉细涩,则为瘀阻脑窍;若症见头痛剧烈,呕吐频作,或呈现喷射状,伴面红目赤,口苦咽干,便干溲黄,舌红苔黄,脉弦数,多为毒热犯脑;若症见抽搐震颤,半身不遂,口角歪斜,或呈发作性意识丧失,喉中痰鸣,移时苏醒,醒后如常,舌红,脉弦或细数,则为肝风内动。以上皆为单一邪气致病的典型表现,实际致病邪气多有兼夹,故临证需圆机活法,灵活辨证。

3. **辨本虚脏腑** 脑瘤病变的脏腑多涉及肾、脾、肝,临床多见脾肾气(阳)虚和肝肾阴虚。病程初期,多见脾虚,久则脾肾同病,脾肾气虚者可见到头晕头痛伴精神不振,神疲乏力,目眩耳鸣,腰膝酸软,大便溏薄,舌淡,苔白,脉沉细无力。当出现形寒肢冷等阳气温煦无力的表现时,则为脾肾阳虚。若症见头晕头昏,两目干涩,视物不清,烦躁易怒,舌红苔少,脉细数或虚细,乃肝肾阴虚之象。

4. **中医治疗脑瘤的特色用药** 息风化痰药:常用天麻、钩藤、代赭石、鳖甲、僵蚕等;软坚散结药:常用夏枯草、生牡蛎、浙贝母、半夏、蛇六谷等;开窍醒脑药:常用麝香、冰片、远志、石菖蒲等;活血化瘀药:常用莪术、三棱、川芎、当归、王不留行等;攻毒散结、通络止痛药:全蝎、蜈蚣、地龙、蜂房等。

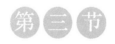

鼻咽癌临证经验

一、对病因病机的认识

中医古籍中并无鼻咽癌之病名,根据中晚期鼻咽癌的症状,可将其归属于"鼻衄""鼻渊""失荣""真头痛""上石疽""控脑砂"等病证范畴。本病的病机,多由六淫邪气,或情志不遂、气机阻滞,或饮食失调、痰食阻滞,以致脏腑功能失调、气血运行失常,而致痰气凝结,气郁血逆,郁火相凝,瘀毒久留而发病。本病初起多由外感六淫,肺失宣肃,邪热壅盛,或情志不遂、气机不畅、气郁痰凝所致,辨证以邪实为主。病情继续发展则出现气滞血瘀,肝火旺盛,此时辨证多为本虚标实,虚实夹杂。晚期则以脏腑功能衰弱,正气虚衰为主,多见热毒火盛,耗气伤阴而成气阴两虚之证,阴虚甚者以肝肾阴虚之证多见。

二、治疗方法

鼻咽癌的中医治疗当从整体观念出发,可根据疾病不同阶段的临床表现进行辨证论治。鼻咽癌的病位在鼻,与肺、脾、肝、肾相关,故在辨证论治时,应注重相关脏腑之虚实变化。病之初期以宣肺清热、清肝泻火为主,中期以软坚散结、活血化瘀为主,晚期则以养阴生津、滋补肝肾为主。

1. 肺热壅盛证

症见:鼻塞,涕中带血,时有鼻腔干燥,鼻出热气,头痛,咳嗽,颈部肿块。舌质红,苔薄黄,脉浮数或滑数。

治法:宣肺清热,消痰散结。

方药:银翘散加减。

组成:金银花 30 g,连翘 30 g,桔梗 6 g,野菊花 30 g,苍耳子 12 g,蚤休 15 g,象贝母 12 g,山豆根 12 g。

加减:头痛甚者,加川芎 9 g、白芷 9 g、蜈蚣 3 g、白僵蚕 9 g、藁本 9 g;鼻塞明显,加辛夷 9 g、细辛 3 g。

2. 气郁痰凝证

症见:颈部肿块显露,鼻塞,痰多黏稠,涕厚黏腻,精神抑郁,耳堵塞感或耳鸣,苔厚腻,脉滑。

治法:化痰解郁,软坚散结。

方药:海藻玉壶汤加减。

组成:海藻 15 g,夏枯草 12 g,生牡蛎 30 g,山慈菇 15 g,象贝母 9 g,半枝莲 30 g,苍耳子 9 g,山豆根 12 g。

加减:若颈部肿块坚硬不移,加王不留行 9 g、猫爪草 30 g;舌苔厚腻,加苍术 9 g、川厚朴 9 g、藿香 9 g、佩兰 9 g。

3. 肝郁火旺证

症见:头痛,耳鸣,鼻塞,鼻衄或血涕,口苦口渴,心烦易怒,大便干结,舌质红,苔黄或黄厚,脉数。

治法:清肝泻火,解毒散结。

方药:龙胆泻肝汤加减。

组成：龙胆草 9 g，黄芩 12 g，栀子 12 g，生地黄 15 g，山豆根 12 g，山慈菇 15 g，白花蛇舌草 30 g，郁金 9 g。

加减：鼻衄者，加血余炭 15 g、藕节炭 15 g、小蓟 15 g、白茅根 30 g、仙鹤草 15 g、血见愁 30 g；大便干结者，加生大黄 15 g；口干甚者，加天花粉 15 g、生地黄 15 g、玄参 15 g、芦根 30 g。

4. 气滞血瘀证

症见：鼻塞，涕中带血色暗，头刺痛，入夜尤甚，或耳鸣，舌质暗红、边有瘀斑，苔薄，脉涩。

治法：活血化瘀，理气通窍。

方药：通窍活血汤加减。

组成：桃仁 9 g，红花 9 g，当归 12 g，川芎 9 g，赤芍 15 g，八月札 15 g，苍耳子 15 g，茜草根 30 g，蜂房 9 g，天龙 3 条，地龙 30 g。

加减：耳鸣耳聋者，加灵磁石 30 g，路路通 15 g。

5. 气阴两虚证

症见：鼻衄色红，口鼻干燥，咽干喜饮，干咳少痰，神疲乏力，舌质红，无苔或少苔，脉细数或细。

治法：养阴清热，益气生津。

方药：沙参麦冬汤加减。

组成：北沙参 30 g，天冬 15 g，麦冬 15 g，玉竹 12 g，川石斛 30 g，玄参 30 g，生地黄 15 g，蛇莓 30 g，白花蛇舌草 30 g，太子参 12 g。

加减：乏力明显者，加生黄芪 30 g、党参 30 g；胃纳差者，加谷芽 15 g、麦芽 15 g、鸡内金 9 g。

6. 肝肾阴虚证

症见：鼻塞乏力，头晕目眩，耳鸣耳聋，眼花目糊，口干欲饮，或五心烦热，形体消瘦，舌红少苔，脉细或沉细。

治法：滋补肝肾，养阴清热。

方药：杞菊地黄丸加减。

组成：生地黄 12 g，熟地黄 12 g，山茱萸 9 g，枸杞子 12 g，白菊花 15 g，牡丹皮 9 g，墨旱莲 30 g，女贞子 12 g，菟丝子 12 g。

加减：腰酸甚者，加山茱萸 12 g、桑寄生 15 g、川续断 15 g、怀牛膝 12 g；汗出甚者，加黄柏 12 g、五味子 6 g、瘪桃干 15 g；视物模糊明显，加谷精草 9 g、枸杞子 15 g、白菊花 9 g。

7. 并发症治疗

(1) 鼻腔出血:鼻咽癌病程中或放疗后,常常并发鼻腔出血,甚至大出血,主要是由血热妄行、阳络受损,或气不摄血、血不循经所致。临证可选用犀角地黄汤加减(水牛角 30～60 g,生地黄 15 g,白芍 12 g,白茅根 30 g,茜草根 30 g,仙鹤草 30 g,侧柏叶 30 g,阿胶 9 g,可酌加生石膏 30 g)。

(2) 口咽部黏膜反应:在鼻咽癌的放疗过程中,常常并发口腔黏膜的急性毒副反应,如黏膜出血、水肿、糜烂、白膜形成,口干咽痛,吞咽困难,影响进食等,主要是因放射线性属热,易灼液伤津,造成机体热毒过盛,气阴耗伤,治疗以清热解毒、养阴生津为主,可用沙参麦冬汤加减(北沙参 15 g,麦冬 15 g,芦根 15 g,川石斛 9 g,玄参 30 g,石上柏 15 g,金银花 15 g,苍耳子 9 g,丹参 9 g)治疗,同时注意口腔卫生,可以用生理盐水漱口以改善症状。

(3) 放射性脑及脊髓损伤:放射性脑及脊髓损伤为放射性慢性并发症,一般潜伏期 2 年左右。主要表现为头痛、记忆力减退、多语、答非所问、失语、偏瘫等,严重者可突发昏迷。放射性脊髓损伤表现为低头触电感,一侧上下肢运动障碍,感觉障碍,完全瘫痪或截瘫等。中医辨证属肝肾两虚,经脉失养,瘀血阻络,治以滋补肝肾,佐以活血通络,可选用左归丸加减(生地黄 9 g,熟地黄 9 g,山茱萸 9 g,枸杞子 15 g,女贞子 15 g,肉苁蓉 9 g,补骨脂 15 g,菟丝子 15 g,龟甲胶 9 g,怀牛膝 9 g,地龙 9 g,丹参 9 g,鸡血藤 30 g,川芎 9 g),症状严重者酌加蜈蚣 3 g、全蝎 3 g、白僵蚕 6 g。同时可配合激素及脑神经营养药。

(4) 继发感染:鼻咽癌患者由于病灶浸润,黏膜损伤,免疫功能低下,或放疗、化疗导致骨髓抑制,易继发感染,表现为咽痛、涕痰稠黄,咽部红肿,表面有黄白色脓点,或口腔黏膜溃烂,头胀痛,发热等症。中医辨证大多属胆、脾二经湿热熏蒸,治疗以清热解毒为主,宜选用黄连解毒汤加减(黄连 6 g,黄芩 12 g,栀子 12 g,金银花 30 g,连翘 30 g,山豆根 12 g,生地黄 12 g,牡丹皮 9 g)。

三、中医药治疗鼻咽癌的思路与方法

1. **中医药治疗可以贯穿西医治疗的所有阶段** 中医治疗可贯穿在鼻咽癌的整个治疗过程,对于完成了放化疗而病情稳定的患者,或者经西医治疗后肿瘤控制欠佳有残留者,或者仅有 EB 病毒高水平者,均可在辨证施治的基础上,使用扶正固本、清热解毒、化痰散结之抗肿瘤中药(如黄芪、生天南星、重楼、夏枯草、皂角刺、石上柏、蜈蚣等),以杀灭残留的癌细胞;根据鼻咽癌复发病例在 2 年内占 70％以上,且骨、肝、肺等远处转移多发生在治疗后 3 年内,在放疗后 2～3 年内应坚持服用中药,辨证施治维持巩固治疗,并周期性、节拍式使用扶正及抗肿瘤中药,以防止肿瘤的复发转移,延长患者生存期。

2. 中医药辨证分型论治鼻咽癌 鼻咽癌治疗上初期多以宣肺清热、清肝泻火为主,中期以软坚散结、活血化瘀为主,晚期则以养阴生津、滋补肝肾为主。有研究显示,肺热型的 T 分期、N 分期及 TNM 分期均较低,EBV‑DNA 浓度在 4 型中也最低;血瘀痰凝型均为 Ⅲ、Ⅳ 期,N2＋N3 期占 55％,T3＋T4 期占 91％,该型 EBV‑DNA 浓度在 4 型中最高,痰凝型有较高的 N 分期,血瘀型则为高 T 分期;随着病情的发展和分期的提高,鼻咽癌的证型也逐渐呈现肺热型→血瘀型或痰凝型→血瘀痰凝型的变化趋势。证型的逐渐变化也提示了预后逐渐变差。因此,治疗上也有所侧重:肺热型患者多采用桑菊饮以清热宣肺化痰;血瘀型则采用通窍活血汤加减以活血化瘀通络;痰凝型则使用生天南星、生半夏、石上柏、重楼、蜈蚣等化痰散结;血瘀痰凝型则活血化瘀与化痰散结并重。

3. 中医药防治放疗毒副反应 放射治疗在鼻咽癌的治疗起到重要作用。中医认为放射线属于热毒之邪,极易伤阴耗气,鼻咽癌放疗后“阴虚”最为明显,以“肺胃阴伤”为最常见,治疗以养阴生津、清热解毒为治则,可使用增液汤或麦门冬汤加减;对防治放疗后的口腔黏膜反应(口干鼻燥、咽痛、口腔黏膜见充血、白膜或溃烂等)具有较好的疗效;对消除痰涕分泌物也效果显著;放疗后出现口干舌质瘀斑者,视为瘀血内停,在养阴生津的基础上,可加强活血化瘀(丹参、赤芍、三七粉、桃仁、红花、蜈蚣等);如放疗后出现耳鸣耳聋、低头触电感等放射性神经损伤症状,多为肝肾阴虚型,治疗上以滋补肝肾为治则,可使用一贯煎或杞菊地黄丸(玉竹、枸杞子、黄精、熟地黄、女贞子、墨旱莲、山茱萸、菟丝子等);放疗后出现咽痛可用射干、牛蒡子、蝉蜕、桔梗等;涕血可酌用侧柏叶、仙鹤草、白茅根、白及等;鼻塞多涕者可用白花蛇舌草、苍耳子、辛夷等;恶心呕吐可用竹茹、佩兰、砂仁等;头痛可用天麻、白芷、钩藤、菊花、三七粉等。

4. 鼻咽癌治疗过程中的用药注意事项 鼻咽癌病机复杂,临床表现各异,所见证型常难以把握。若辨证有误则药不对证,长期服用使机体阴阳偏盛或偏衰,可能会出现“减效增毒”的反效果。鼻咽癌患者经历放化疗后,阴津受损、气血耗伤、脾胃功能虚弱,不宜采用以攻伐为主的猛药,而是应以扶正为主,攻伐为辅。另外,注重准确辨明病症,当某一病症突出时,对症治疗能够解决疾病的主要矛盾,缓解紧急之势,因此要随症加减,不拘泥于一方一药,个体化治疗,方能提高疗效减轻毒性。

另外,部分中草药具有肝肾或者心肌毒性,如蜈蚣、重楼等,临证需掌握用药的安全剂量,并定期监测实验室相关指标。中药的煎煮方法对于降低毒性非常重要,如生天南星经久煎后毒性大大减低。鼻咽癌常用药物苍耳子,其含有的毒性成分苍耳子苷对胃肠黏膜有强烈的刺激和腐蚀作用,但经炒制后变性凝固,毒性大大减弱,所以中药的规范炮制也很重要。

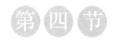

食管癌临证经验

一、对病因病机的认识

中医古籍中无食管癌之病名记载,但由于临床多表现为吞咽困难、进食时胸骨后或心窝部不适、甚或食入即吐等症状,因此可归属于"噎膈""反胃"等病症范畴。隋代巢元方在《诸病源候论》指出噎膈同忧思、饮食、气机、寒凝相关;明代李中梓在《医宗必读·反胃噎塞》中认为食管癌与气郁痰凝相关;明代张介宾认为其病机在气结和阴亏。李雁认为,噎膈乃因饮食不当、情志失调、过度劳累或年老体虚,使脏腑失调、气血津液运行不利而形成。初起以邪实为主,气结、痰阻、血瘀兼杂,久而阴液亏损、阳气衰微,而成噎膈重证。噎膈的病位在食管,属胃气所主,但与肝、脾、肾密切相关,主要病理因素为"气""痰""瘀""毒"。

二、治疗方法

食管癌的治疗主要在于辨别虚实,早期食管癌以邪实为主,偏气结、痰阻、血瘀;中期痰瘀交阻,气虚阴伤,表现为虚实夹杂;晚期患者阴津亏损,气虚阳微,以虚为主。在辨证论治基础上,在治疗过程中体现"通"的理念,保持患者消化道通畅,酌情选用抗肿瘤中药,并根据患者情况随症加减。

1. 痰气互结证

症见:吞咽不顺,食入不畅,时有嗳气不舒,胸膈痞闷,伴有隐痛,舌质淡红,舌苔薄白,脉细弦。多见于食管癌早期。

治法:开郁降气,化痰散结。

方药:半夏厚朴汤加减。

组成:半夏9g,厚朴9g,茯苓9g,紫苏9g,党参9g,生姜6g,大枣9g,柴胡9g,赤芍9g,白芍9g,枳实9g,白术9g,甘草6g,藤梨根15g,夏枯草9g,蜂房9g,天龙3g。

加减:若嗳气明显,加旋覆花9g、代赭石15g、竹茹6g。

2. 气滞血瘀证

症见:吞咽困难,胸背疼痛,甚则饮水难下,食后即吐,吐物如豆汁,大便燥结,小便黄赤,形体消瘦,肌肤甲错,舌质暗红少津或有瘀斑、瘀点,舌苔黄腻,脉细涩。

治法:活血化瘀,理气散结。

方药:血府逐瘀汤加减。

组成:桃仁12g,红花9g,当归9g,生地黄9g,牛膝9g,川芎6g,桔梗6g,赤芍9g,枳壳9g,甘草6g,柴胡9g,半夏9g,制天南星9g,夏枯草9g,天龙3g。

加减:吞咽困难甚者,加威灵仙9g、开金锁9g;疼痛甚者,加延胡索15g、川楝子9g。

3. 阴津亏损证

症见:进食哽噎不顺,咽喉干痛,潮热盗汗,五心烦热,大便秘结,舌干红少苔,或舌有裂纹,脉细而数。

治法:滋阴润燥,清热生津。

方药:一贯煎加减。

组成:北沙参15g,麦冬9g,当归9g,生地黄15g,枸杞子15g,川楝子6g,白术9g,茯苓9g,夏枯草9g,蛇六谷15g,石斛9g。

加减:若口干明显者,加玄参9g、石斛9g、天花粉9g;大便干结者,加郁李仁15g、火麻仁15g、路路通15g;潮热盗汗甚者,加地骨皮9g、知母9g、鳖甲15g。

4. 气虚阳微证

症见:饮食不下,泛吐清水或泡沫,形体消瘦,小便清长,乏力气短,面色苍白,形寒肢冷,面足浮肿,舌质淡,脉虚细无力。

治法:温阳开结,补气养血。

方药:当归补血汤合桂枝人参汤加减。

组成:当归9g,黄芪30g,白术9g,白芍9g,干姜6g,桂枝9g,甘草6g,人参 6 g,半夏 9 g,肉苁蓉 9 g,天龙 3 g,蛇六谷 9 g。

加减：若呕吐清水,加吴茱萸 3 g、黄连 3 g;畏寒肢冷甚者,加附子 6 g、人参 6 g;出血甚者,加白及 9 g、血余炭 9 g、仙鹤草 15 g。

5. 并发症治疗

(1) 上消化道不完全梗阻:食管癌未手术患者常出现进食不畅、呕吐等症状,不完全梗阻者宜采用少量频服方式服用中药,可以益气散结为治法。益气散结汤方:黄芪 9 g,党参 9 g,冬凌草 9 g,半枝莲 15 g,夏枯草 18 g,木香 9 g,水蛭 3 g,天龙 3 g,浓煎频服。

(2) 放射性食管炎:食管癌放疗易出现口干、口苦、灼热等黏膜损伤表现,主要病机为"热毒浸淫、气阴亏虚",采用清热解毒、益气养阴法可缓解其毒副作用。具体用药:黄芪 6 g,枸杞子 9 g,菊花 3 g,北沙参 15 g,南沙参 15 g,石斛 9 g,玄参 6 g,薄荷 3 g,煎汤煮水,代茶饮。

三、中医药治疗食管癌的思路与方法

1. **扶正为主,注重培补中焦脾胃** 食管癌病位在食管,归于胃经,脾胃为后天之本,百病由之而生。李雁临床治食管癌尤其重视培本脾胃,多以四君子汤、六君子汤为基础方。

2. **擅用行气化痰、益气养阴药** 中晚期食管癌患者以痰气交阻与气阴两亏型多见,针对食管干涩,梗阻而出现吞咽困难、食少,临床常用半夏、茯苓、沙参、麦冬、砂仁、旋覆花、陈皮、石斛等顾护气阴,化痰行气散结。

3. **注重辨病与辨证相结合** 李雁认为食管癌的基本病机是在脏腑亏损的前提下,痰、气、瘀、毒胶结,治疗原则仍为扶正祛邪。根据食管癌的病理特点,选择性使用抗肿瘤中药,如黄芪、白术、白茯苓、半夏、预知子、白花蛇舌草等,经现代药理学证实,通过不同的作用机制,如诱导肿瘤细胞凋亡或直接杀死肿瘤细胞,而达到抗癌作用。在辨病的基础上,不忘辨证加减,如治疗痰气交阻初期食管癌,除基本的行气化痰外,亦常加以郁金行气解郁活血、黄连清热燥湿等。

4. **注重辨邪盛正衰与标本虚实** 疾病发展过程中,邪正盛衰变化致使疾病的虚实病性发生改变。疾病初期,正气未衰、尚能与邪气斗争、病性多为实证,随着病情进展,肿瘤体积增大、症状逐渐加重、则正气已衰、多为虚实夹杂证。同时,李雁认为,食管癌属本虚标实之证,标实病机为气血津液运行受阻,气滞、痰浊、瘀血阻滞于食管,使食管狭窄,故标实当辨气结、痰阻、血瘀三者不同;正虚多责之于患者高龄,或行手术及放、化疗后,或病程较长,津亏血耗,食管失于濡养,继续发展则可见正气虚衰,或阴损及阳,或气虚阳微。

5. **重视局部治疗与全身治疗的有机结合**　本病病灶和症状均在食管,但属全身疾病。解决局部症状有利于进食功能的改善,有利于身体的整体恢复。全身辨证施治可以及时补益气血或气阴。因本病属于本虚标实之证,临床常见虚实夹杂、标本互见,当以辨证论治为主,确定扶正和祛邪的主次,不可一味使用祛邪药,也不可面面俱到十全大补。

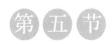

胃癌的临证经验

一、对病因病机的认识

中医古籍中虽无胃癌之病名,但根据其临床症状多表现为胃脘痛、食欲减退、恶心呕吐、消瘦、出血和黑便等,可将其归属于中医学"噎膈""反胃""胃脘痛""积聚""伏梁"等范畴。中医认为,胃癌的发生系长期忧思过度、情志不遂或饮食不节,损伤脾胃,中焦失和,气机不利,运化失司,使痰湿内生,气结痰凝日久,则经络失畅而瘀血内结;气、痰、瘀蕴久成毒,邪留不去,进而化火伤阴,或耗气伤阳。本病病位在胃,涉及脾、肝、肾等脏,其中脾虚贯穿于胃癌发生发展的全过程,病理因素主要为"痰""瘀""毒",以脾胃虚弱为本,痰凝、血瘀、毒聚为标的本虚标实之证。

二、治疗方法

中医药治疗可以贯穿西医治疗的所有阶段。对于行手术、化疗、放疗的胃癌患者,当发挥中医药扶正固本、辨证论治的优势,开展中西医综合治疗,从而发挥减毒增效的作用。对于无法采用西医治疗或选择单独中医药治疗的患者,当从整体观念出发,遵循辨证论治原则,并根据胃癌不同治疗阶段的实际情况以健脾法为主要治则,保持胃腑通降,配合化湿、化瘀、补肾的方法。治疗依于病机,谨遵病证结合。祛邪勿忘补虚,补虚须兼调气,补虚调脏重在理脾胃与调肝肾。

1. 肝胃不和证

症见：胃脘胀满，疼痛时作，牵及两胁，呃逆频频，嗳气陈腐，甚则呕吐，心烦胸闷，情绪抑郁，纳谷不馨，舌苔薄白，脉弦细。

治法：疏肝和胃，降逆止痛。

方药：柴胡疏肝散加减。

组成：柴胡9g，陈皮9g，枳壳9g，川芎9g，香附9g，白芍9g，郁金9g，藤梨根30g，鸡内金9g，白扁豆30g，茯苓9g，白术9g。

加减：若嗳气呕吐，加旋覆花9g、代赭石30g；胃脘胀痛者，加枳壳9g、延胡索15g。

2. 瘀毒内阻证

症见：胃脘刺痛拒按，痛有定处，触及肿物，质硬，脘胀不欲食或呕血便血，肌肤甲错，面色晦暗，舌质紫暗或有瘀点，苔黄腻，脉细弦或涩。

治法：活血化瘀，清热解毒。

方药：膈下逐瘀汤加减。

组成：五灵脂9g，当归9g，川芎9g，桃仁9g，牡丹皮6g，赤芍9g，郁金9g，香附9g，生蒲黄9g，仙鹤草30g，延胡索30g，藤梨根30g，白花蛇舌草30g，石见穿15g。

加减：若大便干结，加生大黄6g、火麻仁15g；便血者，加藕节炭30g、地黄炭30g、白及15g。

3. 痰湿中阻证

症见：脘腹胀痛，泛吐痰涎，口淡无味，面色苍黄，喜卧懒言，腹胀大便溏薄，舌淡红，舌苔白腻，脉弦滑或濡滑。

治法：健脾理气，化痰和胃。

方药：平胃散合苓桂术甘汤加减。

组成：苍术9g，厚朴9g，陈皮9g，茯苓9g，桂枝9g，白术9g，甘草6g，浙贝母9g，砂仁3g，怀山药15g，焦山楂9g，神曲9g，鸡内金9g，山慈菇9g，蜂房15g。

加减：若纳差明显，加焦三仙各15g、炒谷芽15g；口淡无味者，加白扁豆15g、佩兰9g、藿香9g。

4. 脾胃虚寒证

症见：胃脘隐痛，喜按喜温，畏寒肢冷，神疲乏力，便溏，下肢浮肿，舌质淡胖，苔白滑润，脉沉细或濡细。

治法：温中散寒，健脾和胃。

方药：理中汤合吴茱萸汤加减。

组成：党参9g，干姜3g，白术9g，茯苓15g，吴茱萸6g，高良姜6g，陈皮9g，姜半夏12g，荜茇9g，熟附块6g，甘草6g，白芍12g，薜荔果15g。

加减：若大便溏薄，加赤石脂30g、禹余粮30g、补骨脂12g；四肢不温者，加当归15g、桂枝9g、细辛6g。

5. 胃热伤阴证

症见：胃脘灼热，嘈杂疼痛，食欲减退，口干咽燥，大便干燥，形体消瘦，舌红少苔或苔剥少津，脉细数。

治法：养阴清热，解毒消积。

方药：益胃汤加减。

组成：北沙参15g，麦冬12g，生地黄15g，玉竹9g，川楝子9g，黄连3g，瓜蒌仁5g，延胡索9g，野葡萄藤30g，藤梨根30g，半枝莲30g。

加减：若口干明显，加生地黄15g、麦冬12g、石斛9g；泛酸甚者，加海螵蛸15g、煅瓦楞子15g。

6. 气血两虚证

症见：腹痛绵绵，面色无华，身体乏力，心悸气短，头晕目眩，虚烦不寐，自汗盗汗，纳少乏味，或有面浮肢肿，舌淡苔少，脉细弱。

治法：补气养血，健脾补肾。

方药：十全大补汤加减。

组成：生黄芪30g，党参12g，白术9g，茯苓15g，当归9g，熟地黄15g，白芍12g，枸杞子12g，黄精15g，淫羊藿12g，仙鹤草30g，人参6g，甘草3g，陈皮9g，仙鹤草30g。

加减：心悸气短甚者，重用黄芪45g、当归15g、阿胶9g；面目浮肿者，加泽泻9g、猪苓15g、玉米须15g。

7. 并发症治疗

（1）恶性贫血：胃癌术后由于营养物质吸收障碍，患者易出现乏力、头晕、爪甲色淡等贫血表现，主要病机为脾胃虚弱，生化乏源，治疗上宜健脾益气补血、养血为主，临证可以黄芪四君子汤、归脾丸、十全大补汤加减，并伍用阿胶、鹿角胶等血肉有情之品。

（2）化疗后手足综合征：化疗在胃癌的辅助及姑息治疗中占据重要位置，但是胃癌常用的化疗药物如奥沙利铂、紫杉醇及氟尿嘧啶，常导致手足综合征，表现为手足发麻、皮肤红肿、脱屑,严重者可致皮肤溃烂,主要病机为气血不足,经络痹阻,治以益气活血、养血通络为主。李雁根据多年临证经验,创立中医外治方药,在治疗手足综合征方面取得良好效果,药物组成:黄芩9 g,黄连3 g,黄柏9 g,蛇床子9 g,苦参9 g,五倍子9 g,地肤子9 g,白鲜皮15 g,土茯苓15 g,蝉蜕6 g,苍耳子6 g,野菊花9 g。功效:清热利湿。用法:水煎后,加入温水至40℃,温泡15分钟。

(3) 化疗期间胃肠功能紊乱:化疗期间患者常有恶心欲吐、食欲不振、胃脘不适、嗳气等症状,病机关键为脾胃运化失常,治疗常以健脾化湿、和胃降逆为主。李雁根据多年临证经验,自拟化疗期间胃肠功能调节方:制半夏9 g,吴茱萸3 g,丁香10 g,干姜9 g,旋覆花9 g,茯苓5 g,白豆蔻3 g,泽泻12 g。用法:研磨成粉末,加入适量蜂蜜、姜汁制成小丸,外敷于足三里、阴陵泉、丰隆、太溪、三阴交。

(4) 中医外治法治疗胃癌腹水:晚期胃癌患者多合并腹水,多为预后不良表现,严重影响患者的生活治疗及生存期。李雁根据多年临证经验创立腹水方:黄芪12 g,莪术12 g,薄荷2 g,猪苓6 g,防己6 g,桃仁9 g,薏苡仁12 g,桂枝6 g,牵牛子9 g,大黄12 g。功效:益气利水,通利二便。主治:癌性腹水。用法:研磨成粉末,加入醋(皮肤条件差的患者加入水),以脐部为中心,外敷于腹部。注意观察皮肤有无红肿、溃破。

三、中医药治疗胃癌的思路和方法

1. 扶正为主,以健脾法为主要治则 中医"有胃气则生,无胃气则死"和"脾胃为后天之本,气血生化之源"的理论,一方面急则对症治标,另一方面缓则饮食调配,中医药健脾和胃,益气止血,消癥散结,兼以抗癌治本。

李雁在继承并发展国医大师"扶正治癌"基础上,认为胃癌病机不外乎"正气不足"与"邪气聚集",其中"正气不足"为主要矛盾。长期临床观察发现胃癌患者长期处于脾虚状态,即为"正气不足",且"正气不足"贯穿于疾病发生、发展始终。正虚邪实两者在饮食、情志、痰阻、热毒等因素作用下不断变化而出现不同证型,故治疗当以"扶正祛邪"为原则。李雁扎根临床数十年,根据多年临证经验,在继承"扶正抗癌"思想前提下,以扶正祛邪为原则,创立抗癌二号方,组成:黄芪30 g,白术9 g,茯苓9 g,陈皮9 g,薏苡仁9 g,山药18 g,当归9 g,枸杞子24 g,夏枯草9 g,野葡萄藤15 g,半枝莲15 g,白花蛇舌草15 g,藤梨根15 g。其功效为益气养血,解毒散结。用于治疗消化道恶性肿瘤的基础方,使得无数患者获益。

2. **注重辨病与辨证相结合**　李雁认为"正虚"和"邪实"是胃癌病因病机的重要组成部分,因而在胃癌的治疗中以扶正法贯穿始终,但根据病情及证候需要,需配合清热解毒、软坚散结、活血化瘀等祛邪手段,李雁在胃癌的长期临床实践中,已筛选出一批常用的抗胃癌中草药,可结合具体的辨证情况,酌情应用,如:清热解毒药:常用夏枯草、白花蛇舌草、七叶一枝花、白屈菜、野葡萄藤;软坚化痰药:常用蛇六谷、山慈菇、天南星、半夏、皂荚、蛇莓;活血化瘀药:常用蜂房、莪术、水红花子、水蛭。

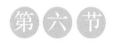

肝癌临证经验

一、对病因病机的认识

中医古籍中并没有肝癌之病名,根据其临床表现,可将其归属于"积聚""黄疸""肝积""胁痛""鼓胀""肥气"等病证范畴。肝癌的发生无外乎内因和外因两个因素。内因主要为先天禀赋不足或年老体弱,长期饮食不节、情志失调导致脏腑功能失调,使正气不足,邪毒内生,引起的气滞血瘀、痰湿积聚、脉络闭阻是其内因;外来邪毒入侵是其外在因素。本病发病之初多为肝郁脾虚、气血瘀滞,晚期则邪毒进一步耗伤阴精,损伤气血。癌毒进一步损伤脾气,导致化源告竭,则脏腑气血亏虚日益加重,久之亦可耗伤肝肾之阴。正气虚衰是肝癌发生的基础,邪毒内生是肝癌发生的关键因素。肝癌的发生是正虚邪实、内外交争的结果。

二、治疗方法

中医治疗肝癌注重整体观念和辨证论治,健脾益气、疏肝软坚、清热利湿、凉血解毒、利湿解毒、清热养阴等为治疗肝癌的常用大法。肝癌初起,以疏肝健脾为主,兼顾通络祛瘀;癌毒日久,湿热内生,则以清热解毒、化瘀祛湿为主,兼以理气健脾;病至晚期,变证丛生,则以滋阴补肾、养血柔肝为主,兼以活血化瘀、理气健脾。

1. **肝郁脾虚证**

症见：上腹肿块胀闷不适,消瘦乏力,倦怠短气,腹胀纳少,进食后胀甚,口干不喜饮,大便溏数,小便黄短,甚则出现腹水、黄疸、下肢浮肿,舌质胖、舌苔白,脉弦细。

治法：健脾益气,疏肝软坚。

方药：逍遥散合四君子汤加减。

组成：党参18 g,白术12 g,茯苓12 g,桃仁6 g,柴胡9 g,当归6 g,白芍12 g,预知子9 g,川朴9 g,生甘草6 g。

加减：纳呆加焦三仙各15 g、鸡内金12 g;大便溏薄加白扁豆12 g、怀山药12 g、补骨脂12 g、马鞭草15 g;泛恶或呕吐加陈皮9 g、半夏9 g、竹茹9 g。

2. **肝胆湿热证**

症见：头重身困,身目黄染,心烦易怒,发热口渴,口干而苦,胸脘痞闷,胁肋胀痛灼热,腹部胀满,胁下痞块,纳呆呕恶,小便短少黄赤,大便秘结或不爽,舌质红、舌苔黄腻,脉弦数或弦滑。

治法：清热利湿,凉血解毒。

方药：茵陈蒿汤加味。

组成：绵茵陈15 g,栀子10 g,大黄6 g,金钱草15 g,猪苓9 g,柴胡9 g,白芍12 g,郁金9 g,川楝子9 g,枳壳9 g,半枝莲15 g,七叶一枝花9 g。

加减：大便干结加厚朴15 g、枳实15 g;小便短赤加大蓟30 g、小蓟12 g、车前草15 g;黄疸重加车前草15 g、垂盆草30 g、田基黄30 g。

3. **肝热血瘀证**

症见：上腹肿块石硬,胀顶疼痛拒按,或胸胁疼痛拒按,或胸胁炽痛不适,烦热,口干唇燥,大便干结,小便黄或短赤,甚则肌肤甲错,舌质红或暗红,舌苔白厚,脉弦数或弦滑有力。

治法：清肝凉血,解毒祛瘀。

方药：龙胆泻肝汤合膈下瘀血汤加减。

组成：龙胆草6 g,半枝莲15 g,栀子9 g,泽泻9 g,车前子9 g,生地黄9 g,柴胡9 g,桃仁9 g,莪术9 g,大黄6 g,牡丹皮6 g,生甘草9 g。

加减：若胸闷腹胀加香附12 g、枳壳12 g;胁下有积块加夏枯草12 g、漏芦9 g、白花蛇舌草30 g、生牡蛎30 g(先煎);肝区痛甚加制大黄12 g、三棱12 g、莪术9 g、川楝子12 g、延胡索9 g。

4. 脾虚湿困证

症见:腹大胀满,神疲乏力,身重纳呆,肢重足肿,尿少,口黏不欲饮,时觉恶心,大便溏,舌淡、边有齿痕,苔厚腻,脉细弦或滑或濡。

治法:健脾益气,利湿解毒。

方药:四君子汤合五皮饮加减。

组成:黄芪20 g、党参15 g、白术15 g、茯苓皮15 g、香附6 g、枳壳6 g、陈皮9 g、大腹皮15 g、冬瓜皮15 g、泽泻9 g、薏苡仁12 g、龙葵9 g、桃仁9 g、莪术9 g、半枝莲15 g、甘草6 g。

加减:湿重加茯苓12 g、猪苓15 g、泽泻12 g、车前子(包)12 g;下肢浮肿加牛膝12 g、苍术12 g、黄柏12 g、泽泻30 g。

5. 肝肾阴虚证

症见:臌胀肢肿,蛙腹青筋,四肢柴瘦,短气喘促,唇红口干,纳呆畏食,烦躁不眠,溺短便数,甚或循衣摸床,上下血溢,舌质红绛、舌光无苔,脉细数无力,或脉如雀啄。

治法:清热养阴,软坚散结。

方药:一贯煎加味。

组成:生地黄30 g、沙参18 g、麦冬9 g、当归9 g、枸杞子18 g、桑椹子9 g、川楝子9 g、赤芍9 g、鳖甲(先煎)9 g、女贞子9 g、墨旱莲9 g、牡丹皮6 g。

加减:虚弱无力加西洋参5 g(另煎)、石斛30 g;大汗淋漓加生晒参8 g(另煎)或野山参粉3 g(吞)、煅龙骨30 g、煅牡蛎30 g;不寐加酸枣仁15 g、合欢皮15 g、夜交藤15 g。

6. 并发症治疗

(1)肝性腹水:肝癌晚期,肝失疏泄,气机不畅,水湿内停,治疗以化瘀逐水为主,兼以益气通阳,可酌情配伍甘遂、细辛、黄芪、薏苡仁、桂枝、桃仁、牵牛子等。李雁根据肝癌腹水特点,创立腹水方(黄芪、莪术、薄荷、猪苓、防己、桃仁、薏苡仁、桂枝、牵牛子、大黄),研磨成粉末,加入醋(皮肤条件差的患者加入水),以脐部为中心,外敷于腹部,每日4小时。

(2)顽固性呃逆:肝主疏泄,肝癌晚期痰、瘀、湿郁结于肝经,疏泄功能受阻,扰动膈肌则呃逆不断。可酌情配伍健脾化痰之品,佐以降逆止呕、活血化瘀,如茯苓、白术、旋覆花、代赭石、高良姜、吴茱萸、桃仁、柴胡、郁金等。

(3)肝癌术后胆道梗阻:常表现为腹胀腹痛、恶心呕吐、寒战高热等,辨证多为热毒瘀结,治疗以清热解毒、活血化瘀为主,可用柴胡、茵陈、半枝莲、王不留行、莪术以活血软坚,兼以护肝利胆。

(4)胃肠功能紊乱:肝癌发病及治疗过程中常常出现不同程度的胃肠功能紊乱,多表现为恶心、呕吐、脘腹胀闷、纳差无味、大便或溏或干、懒言少语、舌淡红、苔薄白或薄腻、脉沉细,治宜健脾和胃,芳香化浊,降逆止呕,可用香砂六君汤加减,佐以理气之品;若术后腹胀明显,大便数日不解,口干、口苦、苔黄腻,治以清热泻腑通浊,可予半夏、莱菔子、厚朴、枳实、青皮、黄芩、木香、生大黄等。

(5)肝癌栓塞术后综合征:经肝动脉化疗栓塞术是不能手术切除的肝癌患者及术后复发者公认的首选疗法,临床表现为不同程度的腹痛、发热、乏力及胃肠道反应等。以热证、实证为主,遵循急则治标的原则,施以清热利湿之法,宣解药毒。热毒炽盛者,可酌情加用黄芩、柴胡、甘草、厚朴、连翘、苍术、半边莲、白花蛇舌草等;肝郁脾虚者可加用柴胡、炒白术、炙黄芪、姜黄、党参、郁金、当归等药物;晚期肝癌介入治疗后药毒火热之性耗伤气阴,以肝肾为甚,可重用黄芪,加少量升麻、柴胡以甘温除热、补气升阳。

三、中医药治疗肝癌的思路与方法

(1)肝癌以气滞血瘀、肝郁脾虚证最为常见,脾主运化,脾虚则运化失调,阻滞肝经,使气血运行不畅而致气滞血瘀。气行则血行,肝主疏泄,调人体一身之气机,脾乃中土,为气机升降之枢纽,故治肝癌当以调理气机为先。

肝癌患者临床多见情志不畅,如烦躁、焦虑、抑郁、易感情用事等,疏肝有利于恢复肝脏疏泄功能,减轻痰浊、水饮、瘀血等病理产物的产生。运用疏肝理气之品,如柴胡疏肝散、四逆散等,能够改善患者情绪,减轻化疗不良反应,改善肝功能。

(2)湿、热是肝癌发生发展过程中的关键因素,瘀血内停,阻滞肝脉,使肝失疏泄,阴血亏虚,则木克脾土,脾运失调,而生湿浊,湿性缠绵,阻滞气机,日久化热,易耗伤精血,湿热互结,胶滞黏腻,使病程延长,病情反复。因此,热毒壅盛或湿浊内聚应用清热解毒或化湿利湿等法时,不可忽视扶正一面,且扶正应重在脾胃,强调辨虚扶正,促进脏腑功能恢复。

(3)肝癌的发病机制根源于人体正气的亏虚、脾肾的不足,在感受内外邪气因素后导致气滞、血瘀、痰湿聚集于肝脏,日久成肝癌。脾虚加重血瘀,肝血瘀滞则加剧脾虚,因此治疗上应将补脾和活血高度统一,通过补脾以助血行,通过活血以升脾气,两者互用。肝癌早期脾虚较轻,血瘀为重,后期脾虚较重,血易妄行,病理状态不相同,早期应以活血消积为先,辅以健脾生源,后期应以补脾为要,但肝癌中晚期出血倾向明显,应慎用活血药物。

(4)气滞血瘀是肝癌的病理基础之一,肝癌患者常有肝区肿块伴疼痛,活血类中药在治疗肝癌患者癌性疼痛方面有效,并且能够改善血液高凝状态,例如血府逐瘀汤、膈下逐瘀汤、身痛逐瘀汤等,活血药物大多入肝经,能入肝血,起到活血化瘀、通络止痛的作用。

(5)在治疗肝癌的长期临床实践中,已筛选出一批常用的抗肝癌中草药,可结合具体的辨证情况,酌情应用,如清热解毒类,常用半枝莲、半边莲、白花蛇舌草、重楼、栀子、石见穿、猫人参等;祛瘀消瘤类,常用土鳖虫、桃仁、莪术、三棱等;滋养肝肾类,常用女贞子、山茱萸、墨旱莲、生地黄、白芍等。

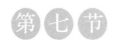

第七节

胰腺癌临证经验

一、对病因病机的认识

中医古典医籍中并没有胰腺癌的病名记载,根据胰腺癌常见临床表现中的腹中积块、黄疸及疼痛等,可将其近似的归属于"癥瘕积聚""黄疸""伏梁""腹痛""结胸""脾积""积证""心痛"等范畴。如《难经·五十六难》曰:"心之积名曰伏梁,起齐上,大如臂,上至心下。"《外台秘要》曰:"心腹积聚,日久癥癖,块大如杯碗,黄疸,宿食朝起呕变,支满上气,时时腹胀,心下坚结,上来抢心,傍攻两胁,彻背连胸。""腹中疝气癖硬,两胁脐下硬如石,按之痛,腹满不下食。"胰腺癌病因多为情志失调、饮食不节等因素长期为患,导致中焦脾胃功能失调,肝气疏泄不利。运化失司则生湿,疏泄不利则气滞,气滞湿阻则痰湿内蕴,血运不畅,湿痰瘀邪蕴结日久则化热成毒,久而不解发为胰腺癌。故本病病位在胰腺,与脾、胃、肝、胆相关。

二、治疗方法

当从整体观念出发,遵循辨证论治原则,在健脾益气法的基础上,参以理气化湿、化痰软坚、祛瘀攻毒、清热利湿诸法进行论治。胰腺癌的病位不同,病机、症状各有特点,治疗也各有侧重。胰头癌病情进展易并发黄疸,初期辨证多属湿热,治疗除利湿清热,佐以消导软坚外,或疏肝利胆,或通腑泻下。黄疸日久,则常呈寒湿之象,治宜温化寒湿、软坚消导。胰体癌、胰尾癌多表现为左上腹或腰部疼痛,临床可根据"不通则痛""不荣则痛"的病机,相应治以理气、行瘀、化痰、益气、温阳等法。

1. 气滞血瘀证

症见:上腹肿块石硬,胀顶疼痛拒按,或胸胁疼痛拒按,或胸胁炽痛不适,烦热,口干唇燥,大便干结,小便黄或短赤,甚则肌肤甲错,舌质红或暗红,舌苔白厚,脉弦数或弦滑有力。

治法:理气散结,活血化瘀。

方药:膈下逐瘀汤加减。

组成:五灵脂 6 g,当归 9 g,川芎 6 g,桃仁 9 g,牡丹皮 6 g,赤芍 6 g,乌药 6 g,延胡索 3 g,甘草 9 g,香附 6 g,红花 9 g,枳壳 3 g。

加减:腹痛加延胡索 9 g、木香 6 g、八月札 9 g、香附 9 g;癥块加天龙 6 g、干蟾皮 6 g、蜂房 9 g、山慈菇 9 g、浙贝母 6 g、藤梨根 15 g;大便干结者,加瓜蒌仁 30 g、虎杖 15 g、郁李仁 30 g。

2. 湿热蕴结证

症见:上腹部胀满不适或胀痛,纳差,同时可有发热,口苦口干,大便干燥或闭结,或黄疸,小便短赤,舌质红或淡,苔黄腻,脉细弦。

治法:清热化湿。

方药:茵陈蒿汤或加五苓散/温胆汤、黄连解毒汤。

组成:茵陈 15 g,栀子 9 g,大黄(去皮)6 g,半夏 9 g,竹茹 6 g,枳实 9 g,陈皮 9 g,甘草 3 g,茯苓 9 g。

加减:黄疸加茵陈 9 g、青蒿 9 g、栀子 9 g;癌肿坚硬可加莪术 9 g、瓦楞子 15 g、料姜石 9 g;疼痛明显者加五灵脂 15 g、延胡索 12 g、三七 6 g。

3. 脾虚湿困证

症见:恶心纳差,口淡乏味,大便溏薄,舌质淡,苔白腻,脉濡或细。

治法:燥湿健脾。

方药:香砂六君子汤加减。

组成:党参 9 g,白术 6 g,茯苓 6 g,甘草 3 g,陈皮 6 g,半夏 6 g,砂仁 6 g,木香 6 g。

加减：厌食加焦三仙各 15 g、鸡内金 9 g、莱菔子 15 g；腹水加车前子 15 g、大腹皮 15 g、泽泻 12 g、猪苓 12 g；便溏加炒薏苡仁 30 g、怀山药 30 g、芡实 30 g。

4. 阴虚内热证

症见：烦热口干，低热盗汗，形体消瘦，或鼻衄齿衄，舌红少苔或光剥有裂纹，脉细弦数或细涩。

治法：养阴清热。

方药：沙参麦冬汤。

组成：北沙参 9 g，玉竹 9 g，麦冬 9 g，天花粉 15 g，扁豆 9 g，桑叶 6 g，生甘草 3 g。

加减：若肿块胀痛，按之坚硬加鳖甲 12 g、龟甲 12 g、牡蛎 30 g、瓦楞子 15 g；烦热口渴甚者，加天花粉 9 g、生石膏 10 g、知母 10 g、石斛 15 g；疼痛加生白芍 30 g、甘草 15 g。

5. 气血亏虚证

症见：动则气促，纳少腹胀，面色萎黄或淡白无华，大便溏薄，小便清长，舌淡苔白，脉细弱。

治法：益气补血。

方药：八珍汤加减。

组成：党参 18 g，茯苓 9 g，白术 9 g，甘草 6 g，当归 6 g，白芍 9 g，生地黄 9 g，牛膝 9 g。

加减：若气虚明显加生晒参 9 g、党参 9 g、太子参 9 g；出血加黄芪 30 g、三七 6 g、茜草 9 g、蒲黄 9 g、白茅根 15 g；不寐加酸枣仁 15 g、合欢皮 15 g、夜交藤 15 g。

6. 并发症治疗

（1）梗阻性黄疸：湿邪是黄疸发病的重要因素，由于气化不利，湿阻中焦，湿热交蒸，以致肝胆疏泄功能失司，胆液不循常道，渗入血液，溢于肌肤。对于热毒炽盛且黄疸鲜明，烦躁易怒、舌苔黄腻者，可加入龙胆草、六一散以清热利湿、泻火解毒，促进胆汁排泄；对于食欲差、恶心呕吐明显者，加炒白术、鸡内金健脾开胃消食，竹茹止呕；腹胀明显或大便秘结严重，酌情加生大黄、芒硝粉以通便泻火。

（2）术后胃瘫：手术、情绪、气血亏虚等因素扰乱机体气机的升降出入，损耗脾胃元气，导致中气升降失调，气滞者可用芳香行气之品：木香、沉香、枳实、厚朴等；血瘀者可用三棱、莪术、桃仁、红花等破血之品；痰湿壅盛可加旋覆花、代赭石、竹茹、半夏、生姜等降气化痰止呕之品。

（3）化疗引起骨髓抑制：白细胞减少，应从脾肾入手，采用健脾补肾、益气养血的治法，临证酌情配伍黄芪、党参、当归、熟地黄、制黄精、枸杞子、女贞子、菟丝子、淫羊藿、鹿角胶、阿胶等；血小板减少，加花生衣、仙鹤草、阿胶等。

（4）化疗引起胃肠功能紊乱：化疗后常常出现恶心欲吐，食欲不振，胃脘不适、呃逆、嗳气等症状，病机关键为脾胃运化失常，治疗常以健脾化湿、和胃降逆为主，临证酌情应用党参、白术、茯苓、陈皮、木香、砂仁、枳壳、佛手、厚朴、紫苏梗、枇杷叶、白扁豆、姜竹茹等。

三、中医药治疗胰腺癌的思路与方法

（1）胰腺癌患者病情反复多变，手术切除后的复发、转移率高，晚期患者病情复杂多变，并发症多，与湿、热、毒邪的致病特点相符。常呈现实重夹虚、虚重夹实的局面，尤其在晚期患者中多见。

（2）胰腺癌当从脾胃论治，正气亏虚是其发病之本，脾胃虚弱贯穿于胰腺癌全程。脾胃虚弱无力升清降浊，运化输布失常，湿、痰、瘀、热均可由生。因此，临床胰腺癌应注重健脾、调脾、护脾，健运脾之功能。

湿、热、瘀、毒邪气与脾气的盛衰交争始终指导着扶正祛邪的用药侧重，首先当辨清"脾困"还是"脾虚"，脾为己困宜醒脾护脾，脾被邪困则辨为湿、为热、为瘀、为毒之偏重，而后清脾燥脾，祛邪以助脾之运化。

1）癌变期宜攻伐者当先醒脾，即使是带瘤患者，在临床辨治中亦当加入厚脾之药。宜消散者当先护脾，脾的正常运化保证了"脾为之卫"的功能。若"脾失之卫"则将致机体防御与监视的护卫功能薄弱，腠理疏松，难以抵御邪气的侵袭，防线被突破，最终癌变。炒枳壳、炒山药、炒白术、炒白扁豆、炒苏子等药物炮制后具有芳香之气，有醒脾护脾之功。

2）清脾热、燥脾湿为胰腺癌瘤体期患者的核心治法。以热邪侵袭偏重的患者可出现明显的腹泻，当以清脾、燥脾为主要治疗手段。基于脾恶热、恶湿的生理特性，临证治疗当以清脾之热、燥脾之湿以解瘤体之毒为要。湿、热、瘀、毒邪陷入太阴，以大柴胡汤加减治疗，临床疗效显著。痰湿较重者，可配伍二陈汤健脾、燥湿、化痰。

3）中医学认为正气内虚是肿瘤发病的重要基础，脾虚则百病即生，脾足则外邪皆息。胰腺癌转移当责脾虚正气不足，治疗当以补脾益脾为要，以正足抵挡邪气复燃。药可选用黄芪、太子参、白术、茯苓、山药、生姜、大枣以补益脾气，方可选补中

益气汤等。配伍应用益智仁、芡实等温脾药物。气旺则足以生血,故此阶段的补益之品当选用补脾阳、脾气之药,非必要则无须加入补血滋阴之品,以避滋腻留邪。

4）术后患者瘤体已去或放化疗损伤脾阴者更为突出,恢复脾用的关键是恢复脾体。可选用沙参、麦冬、石斛、玉竹等滋补脾阴,方可选用沙参麦冬汤等。此外,脾为气机运转之枢纽,一味妄补恐腻脾而难以奏效,当加入枳壳、木香、陈皮等理脾之药,调气机之平衡。

（3）注重调畅气机,从肝脾论治。胰腺癌的形成是气滞、湿阻、痰瘀互结所致,其中气滞是首要原因,故胰腺癌应注意调畅气机。肝脾同属五脏,位居中焦,肝失疏泄乘脾,可使脾失健运化湿生痰,亦可阻滞肝脏气机,二者相互影响,一脏受损后气血津液输布失常,继而形成多种致癌病理产物。临床上辨证论治胰腺癌时应当关注肝脾二者功能的调节,已病治病,未病防变。如刘嘉湘在论治胰腺癌时从调节肝脾功能协调入手,以柴芍六君子汤为主方加减,在健脾的同时疏肝养肝以防肝克伐脾。

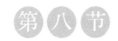

第八节

大肠癌临证经验

一、对病因病机的认识

《黄帝内经》中对于肠中积聚的发生已有相关论述。《灵枢·五变》谓:"人之善病肠中积聚者……则肠胃恶,恶则邪气留止,积聚乃伤。脾胃之间,寒温不次,邪气稍至,稽积留止,大聚乃起。"朱震亨在《丹溪心法·肠风脏毒》中指出:"坐卧风湿,醉饱房劳,生冷停寒,酒面积热,以致荣血失道,渗入大肠,此肠风脏毒之所由作也。"大肠癌多由于内伤七情,或由于饮食不节,导致脾胃受损,使大肠传导失司,气机失调,出现痰湿、瘀血、热毒留滞肠腑,久而蕴结成形,而形成本病。正气虚损,易招致邪毒入侵,更伤正气,且正气既虚,无力抗邪,致邪气留恋,气、瘀、毒留滞肠道,壅蓄不散,大肠传导失司,日久则积生于内,发为癌瘤。本病病位在肠,与脾、胃、肝、肾的关系密切。本病在早期阶段,癌毒渐成,正气仍可奋起抗邪,邪气盛实,正气未亏;中晚期阶段,癌毒逐渐耗伤正气,此时为虚实夹杂;终末期则因癌病日久,耗伤气血阴阳,累及肝、脾、肾等脏,表现为邪盛正衰之证。因此,中医治疗肠癌早期以攻为主,中期攻补兼施,晚期以补为主。

二、治疗方法

应当从整体观念出发,遵循辨证论治原则,并根据大肠癌不同治疗阶段的实际情况以健脾法为主要治则。早期根据以通为用的原则,保持胃肠通畅,配合化痰祛湿、活血祛瘀的方法;后期正气耗伤,配合补益气血药以扶正。

1. 脾虚气滞证

症见:腹胀肠鸣,腹部窜痛,纳呆,神疲乏力,大便稀薄,舌质淡红,苔薄腻,脉濡滑。

治法:健脾理气。

方药:香砂六君子汤加减。

组成:木香9 g,砂仁3 g,党参9 g,半夏9 g,白术9 g,茯苓9 g,陈皮6 g,八月札9 g,枳壳9 g,野葡萄藤15 g,蛇莓9 g。

加减:腹部肿块加夏枯草12 g、海藻12 g、昆布12 g;食欲不振加生山楂9 g、焦神曲9 g、鸡内金9 g;大便溏薄,次数频多加赤石脂20 g、禹余粮30 g、诃子12 g、升麻12 g、生黄芪30 g。

2. 湿热蕴结证

症见:腹胀腹痛,里急后重,肛门灼热,大便黏滞恶臭或黏液血便,口渴纳少,舌红,苔黄腻,脉滑数。

治法:清热利湿解毒。

方药:白头翁汤合槐角丸加减。

组成:槐花9 g,地榆9 g,白头翁9 g,败酱草9 g,红藤9 g,马齿苋9 g,秦皮9 g,黄连3 g,当归9 g,防风9 g,枳壳9 g,黄柏9 g,苦参9 g,生薏苡仁15 g,黄芩9 g,赤芍9 g。

加减:肿瘤早期可加半枝莲15 g、红藤12 g、白花蛇舌草30 g以清热解毒抗肿瘤;血瘀者可加桂枝茯苓丸;里急后重加凤尾草15 g。

3. 瘀毒内结证

症见:腹胀痛拒按,腹部可扪及包块,里急后重,便下黏液脓血,舌质紫暗有瘀斑,苔薄黄,脉弦或涩。

治法:行气活血,化瘀解毒。

方药:膈下逐瘀汤加减。

组成：当归9g,红花3g,桃仁9g,赤芍9g,丹参9g,生地黄9g,川芎9g,生薏苡仁15g,五灵脂3g,牡丹皮9g,乌药6g,延胡索9g,香附9g,枳壳9g,半枝莲15g,藤梨根15g,败酱草15g,红藤15g,白花蛇舌草15g。

加减：热毒炽盛加黄连9g、黄柏9g;腹痛较甚加香附9g、郁金9g;大便秘结加火麻仁30g、郁李仁15g、路路通9g。

4. 脾肾阳虚证

症见：腹痛绵绵,喜温喜按,消瘦乏力,面色少华,畏寒肢冷,胃纳减少,大便溏薄,次数频多或五更泄泻,舌淡,苔薄白,脉沉细。

治法：温补脾肾。

方药：附子理中丸合四神丸加减。

组成：附子6g,党参9g,白术9g,茯苓9g,生薏苡仁15g,补骨脂9g,诃子9g,肉豆蔻9g,吴茱萸3g,干姜6g,甘草6g,陈皮6g,五味子6g,大枣9g,蛇六谷15g,仙鹤草15g。

加减：畏寒肢冷加附子9g、人参9g、淫羊藿15g;大便溏薄加山药15g、莲子15g、肉豆蔻10g、吴茱萸9g。

5. 肝肾阴虚证

症见：腹痛绵绵,喜温喜按,消瘦乏力,面色少华,畏寒肢冷,胃纳减少,大便溏薄,次数频多或五更泄泻,舌淡,苔薄白,脉沉细。

治法：滋养肝肾。

方药：知柏地黄丸加减。

组成：生地黄9g,熟地黄9g,知母9g,黄柏9g,白芍9g,牡丹皮9g,山茱萸6g,五味子6g,麦冬9g,泽泻9g,沙参9g,枸杞子9g,野葡萄藤15g,半枝莲15g。

加减：偏阴虚加北沙参15g、麦冬15g、女贞子9g、玉竹9g;不寐加酸枣仁15g、合欢皮15g、夜交藤15g;腹痛加延胡索15g、枳壳9g;腹胀加大腹皮15g、八月札12g。

6. 气血两虚证

症见：神疲乏力,面色苍白,头晕目眩,唇甲色淡,食欲不振,反复便血,脱肛,便溏,舌质淡,苔薄,脉细弱。

治法：补气养血。

方药：补中益气汤合四物汤加减。

组成：党参9g,当归9g,茯苓9g,黄芪9g,熟地黄9g,白芍9g,川芎9g,升麻9g,白术9g,丹参9g,陈皮6g,柴胡9g,生姜6g,八月札9g,大枣9g,甘草 6 g,红藤 15 g,野葡萄藤 15 g,藤梨根 15 g。

加减：若气虚明显加生晒参 9 g,党参 9 g,太子参 9 g;若血虚明显加当归 9 g、赤芍 12 g、阿胶 9 g;便血加血余炭 15 g、地榆炭 15 g、槐花 15 g;不寐加酸枣仁 15 g、合欢皮 15 g、夜交藤 15 g。

7. 并发症治疗

(1) 恶性肠梗阻：大肠癌晚期因肠道功能减退或肿块压迫肠管常并发肠梗阻,本病始于中焦虚滞,肿瘤本身及各种治疗引起的气机失调,造成气机逆乱,导致脾胃运化失职,大肠传导失司,有升无降,上不能入,下不能出,或夹瘀,或夹湿,故而引起恶心呕吐、大便难、热结旁流等肠梗阻症状。一般不能或无法承受手术治疗,多为对症支持治疗。治疗上以通腹攻下为主,辅以行气开郁、活血化瘀、清热解毒,可配合外治法内外兼治。

(2) 化疗后手足综合征：化疗在肠癌的辅助及姑息治疗中占据重要位置,但是肠癌常用的化疗药物如卡培他滨等,常导致手足综合征,表现为足麻痹、疼痛、感觉迟钝,并且会出现水疱、肿胀或严重的疼痛,主要病机为气血不足,经络痹阻,治以益气活血、养血通络为主。临证酌情应用黄芪、当归、地黄、白芍、川芎以益气滋养营血,瘙痒者加地肤子、蝉蜕祛风止痒,疼痛者可加僵蚕、徐长卿祛风止痛,湿热者可加黄芩、黄连、黄柏、苦参、土茯苓、野菊花等。

(3) 化疗引起胃肠功能紊乱：化疗期间患者常有恶心欲吐,食欲不振,胃脘不适、呃逆、嗳气等症状,病机关键为脾胃运化失常,治疗常以健脾化湿、和胃降逆为主。临证酌情应用制半夏、吴茱萸、丁香、细辛、旋覆花、茯苓、白豆蔻、泽泻。

(4) 放射性直肠炎：放疗后有些患者出现放射性直肠炎,病机关键为热毒血瘀,治疗常以清热活血,临证酌情应用槐米、三七、红藤、金银花、秦皮、黄芩、白及、炮姜炭、鸡血藤。

(5) 化疗相关性腹泻：大肠癌患者素体虚弱,正气不足,化疗"毒邪"损及脾胃,耗伤气阴,且化疗后正气不足,癌毒未清,脾虚、肝郁可导致脾失健运,内生湿邪,湿热毒邪胶着下注于肠,肠道清浊不分,传导失司,遂成泄泻,治疗以健脾渗湿、调和脾胃为主,可酌情加用黄芪、白术、枳壳、半夏、神曲、麦芽、茯苓等健脾和胃之品。

三、中医药治疗大肠癌的思路与方法

(1) 大肠癌病变主要病机为脾虚基础上的痰、湿、瘀、癌毒搏结于肠道所致,治疗应健脾扶正为本,祛邪防癌为要。扶正是一个慢过程,健运脾胃应贯穿于诊治疾病全过程。

（2）晚期结直肠癌患者肝脾不调多见，多因癌痛、药物不良反应及转移等导致肝气不疏，肝失疏泄故横犯中土，脾胃不和。肝脾两虚、痰瘀毒结是大肠癌肝转移的根本病机，治疗则强调调和肝脾、减毒消癥。

（3）脾胃虚弱，升降失司是结直肠癌术后排便功能异常的主要病机，术后泄泻主要是脾胃虚弱，当以健脾和胃止泻，治疗上予香砂六君子汤、参苓白术散等以健脾渗湿，配莱菔子、鸡内金、焦山楂、神曲以消食导滞；术后便秘主要是脾胃气机不畅，当以调和脾胃气机，治疗上予四逆散、二陈汤、四磨汤等，配伍厚朴、木香、砂仁等以理气和中。因此，结直肠癌临床治疗以调和脾胃为主，且可从调理脾胃气机和肝胆气机入手。

（4）正气亏虚是大肠癌发病的内因，中医认为，脾虚、痰湿、瘀毒是肿瘤转移的关键病机。脾虚津液代谢失常，湿浊内聚形成有形或无形之痰，在此基础上，气机阻滞，气血运行不畅，瘀血内阻，痰瘀互结，形成肿块。虚、毒、瘀并存是大肠癌肝转移发生的基本病机特点，治疗上以健脾益气、化瘀解毒防治大肠癌肝转移。根据患者虚、毒、瘀病机的多少，随证加减用量，虚证为主，处方偏重扶正，健脾益气药物加量，辅以清热解毒、活血化瘀；毒、瘀为主，处方偏重祛邪，清热解毒、活血化瘀的药物用量增加，兼顾扶正。

（5）在治疗大肠癌的长期临床实践中，已筛选出一批常用的抗肠癌中草药，可结合具体的辨证情况，酌情应用，如清热解毒类：常用野葡萄根、半枝莲、白花蛇舌草、苦参、蒲公英、藤梨根、半枝莲、石见穿、石打穿；软坚化痰类：常用蛇六谷、山慈菇、半夏、蛇莓；活血化瘀类：常用蜂房、鸡血藤、莪术、天龙。

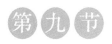

第九节

甲状腺癌临证经验

一、对病因病机的认识

根据临床表现，甲状腺癌属于中医学"瘿瘤""石瘿"等范畴。甲状腺癌的病因，多与饮食失调、水土因素、情志内伤等有关。因饮食失调或水土失宜，致脾失健运，水湿不化，聚而成痰，痰阻气机，痰气瘀结；或感受山岚水气，气滞血瘀，津液内停,凝聚成疾,气血痰饮郁结,形成瘿肿,年深日久,渐生恶变。或患者长期愤郁、忧思郁虑,致肝气郁结,气滞血瘀;木旺乘土,脾失健运,痰湿内生,气滞血瘀与痰湿互结于颈部而成石瘿。部分患者还表现为痰气郁结,郁而化火。本病病位在颈,与肝、脾、肾关系密切。本病早期以实证居多,如果迁延至晚期则由实转虚,临床上以阴虚、气虚、血瘀为多见,形成虚实夹杂的复杂证候,为难治。

二、治疗方法

本病治疗上以健脾疏肝为主,配合化痰散结、活血化瘀、养阴清热、补气温肾等治法。本病发病以中青年女性居多,往往多伴情绪焦虑紧张或者抑郁状态,故治疗中应注重调节患者情志。不同的阶段,治疗原则也不同:甲状腺癌术后,部分患者会出现声音嘶哑,可在中医辨证基础上配合利咽开音中药,常用蝉蜕、射干、玄参、木蝴蝶等。随着甲状腺素的补充,可能会出现轻度甲状腺功能亢进的症状,表现为心慌、汗出、急躁等,需适当调整治法,以养阴清热为主,予知柏地黄丸或大补阴丸加减。

1. 肝气郁结证

症见:颈前瘿瘤隆起,逐渐增大,质硬或坚,胀痛压痛,吞咽稍动或固定不移,颈部憋胀不适,或妨碍呼吸和吞咽,伴胸闷,善太息,或胸胁窜痛,病情随情志因素波动,舌质淡,苔薄白,脉弦。

治法:疏肝理气,消瘿散结。

方药:四逆散加减。

组成:柴胡 9 g,白芍 9 g,枳实 9 g,炙甘草 9 g,蒲公英 15 g,生麦芽 15 g,浙贝母 9 g,僵蚕 9 g。

加减:若胸胁窜痛甚者,加枳壳 9 g、香附 9 g、延胡索 9 g;若腹痛便溏者,加焦白术 15 g、陈皮 9 g、防风 9 g。

2. 痰湿凝结证

症见:颈前瘿瘤隆起,逐渐增大,质硬或有结节,胀痛压痛,吞咽稍动或固定不移,颈部憋胀不适,或妨碍呼吸和吞咽,肿块经久不消,伴胸闷气憋,食少纳呆,口淡乏味,恶心泛呕,肢体困重,舌淡,苔白或腻,脉弦滑。

治法:健脾理气,化痰散结。

方药:六君子汤加减。

组成:党参 9 g,炒白术 9 g,姜半夏 9 g,陈皮 9 g,白茯苓 12 g,炙甘草 9 g,郁金 9 g,薏苡仁 30 g。

加减：若恶心欲呕甚者,加姜竹茹 9 g、旋覆花 9 g、干姜 6 g;食少纳呆者,加白扁豆 15 g、焦三仙各 15 g。

3. 痰瘀互结证

症见：颈前瘿瘤质地坚硬、增大、固定不已,按之较硬或有结节,颈前刺痛,胸闷纳差,或伴颈前、双侧瘰疬丛生,舌质青紫、有瘀斑或瘀点,舌苔薄白或白腻,脉弦或涩。

治法：理气化痰,散瘀破结。

方药：二陈汤合桃红四物汤加减。

组成：姜半夏 9 g,陈皮 9 g,白茯苓 9 g,炙甘草 9 g,桃仁 9 g,红花 6 g,当归 9 g,川芎 9 g,白芍 9 g,穿山甲 3 g,土鳖虫 9 g。

加减：若有瘰疬肿大甚者,加浙贝母 15 g、蒲公英 15 g、夏枯草 15 g;脾气暴躁易怒者,加生铁落 30 g、青礞石 30 g、广郁金 9 g。

4. 阴虚内热证

症见：心悸不宁,气短乏力,心烦少寐,易出汗,眼目干涩,口舌干燥,五心烦热,头晕目眩,形体消瘦,舌质红或红紫,苔少,脉细数。

治法：滋阴降火,软坚散结。

方药：知柏地黄丸加减。

组成：知母 15 g,黄柏 15 g,熟地黄 30 g,山茱萸 12 g,山药 12 g,白茯苓 9 g,泽泻 9 g,牡丹皮 9 g,龟甲 18 g,砂仁 3 g。

加减：若烦躁甚者,加淮小麦 30 g、大枣 9 g、炙甘草 9 g;夜寐不安者,加茯神 15 g、远志 9 g、酸枣仁 30 g。

5. 并发症治疗

(1) 颈部手术瘢痕：瘢痕瘙痒、瘢痕明显均可用积雪苷霜软膏外用治疗。

(2) 甲状腺功能减退：甲状腺癌术后患者常有乏力疲劳、畏寒肢冷、淡漠少言、嗜睡多寐、眼睑浮肿、小便不利等甲状腺功能减退表现。中医辨证属脾肾阳虚证,治疗上以补益脾肾为主,多用鹿角霜、菟丝子、补骨脂、淫羊藿、胡芦巴等温补元阳。

(3) 声音嘶哑：甲状腺癌术后常因喉返神经损伤导致声音嘶哑的症状。中医认为此为手术过程中患者颈前暴露时间长,以及手术创伤耗伤气血,津液亏损,气随津泄,因此气阴皆虚。治疗多以气阴双补为主,尤重补阴之法。临证可用诃子、桔梗、甘草、蝉蜕、木蝴蝶、玄参、射干等清热利咽之品。

(4) 对于部分无手术指征的患者,同时伴有颈部淋巴结转移者,可结合辨病论治,予普济消毒饮为主解毒散结,临床常取得一定疗效。李雁临床有 2 例病例,均为甲状腺癌伴淋巴结转移,因同时有基础疾病而不能手术,运用普济消毒饮加减治疗,病情得到控制。目前 2 例患者均已维持 4 年以上。

三、中医药治疗甲状腺癌的思路与方法

甲状腺癌类似于中医的石瘿。宋代陈无择《三因极一病证方论·瘿瘤论治》中描述"坚硬不可移者曰石瘿"。石瘿多因长期忧思恼怒或素有脾气虚弱、肝气不舒,肝脾不和,气机升降运行不利,津血运化失职,气、痰、瘀交结于颈前所致。因此,散结消瘿法在古代没有手术的时期是主要治法。古代医家还提出分期论治的思想,如《疡医大全》言:"治瘿之法,初起元气实者,海藻玉壶汤、六军丸等,久而元气虚者,琥珀黑龙丹、流气饮。选而治之。"而针对现在中医药治疗甲状腺癌多以术后为主,诊疗思路在传统认识上发生了相应变化,更加丰富和全面,调理脏腑功能兼顾散结消瘿成为主要治则。按术前、术后分期辨证论治成为共识;病证结合,抓住核心病机组成的专病专方论治更加贴近临床实际。

基于以上现状,李雁认为甲状腺癌的中医治疗应注重整体观念,建立中医辨证兼合西医治法的治疗体系,融会贯通。目前西医主要包括手术、内分泌治疗、放射碘治疗。中医整体观思想强调以扶正祛邪、调整阴阳为主要治则,把中医辨证论治贯穿治疗始终,并将行之有效的西医治疗方法纳入其中,以中西医治疗措施作为辨证施治的具体方法。如治疗早期,正未虚的情况下,当以祛邪为主,首选手术;术后邪去正虚,则以中药扶正为主,并加内分泌的治疗。

另外,治疗甲状腺癌常用的中草药为海藻、昆布、夏枯草、山慈菇、牡蛎、玄参等,但临床实际中常会遇到中药材中含碘高对甲状腺癌或有不良影响的实际问题。学术界对此存在争议,李雁对于此问题的看法如下:① 碘摄入与甲状腺癌发生的相关性仍有争议,目前尚未有大数据证实其有明确的相关性。② 中药中的碘与西药中的碘化物当属同一种物质,但是中药中还包括蛋白质、糖类、无机盐、甘露醇等其他成分,比单纯的碘化物复杂。中药复方煎煮时会发生一系列化学变化,各种成分互相协同,故含碘中药复方并不完全等同于化合物中单一的碘剂,其发挥治疗作用也不单纯依靠其中的含碘成分,而是通过配伍应用起到综合效应。③ 中药实验研究证实,夏枯草、黄药子可诱导甲状腺肿瘤细胞凋亡,夏枯草还能上调甲状腺癌 K1 细胞钠碘同向转运体(NIS)基因表达辅助碘治疗。而且夏枯草联合山慈菇对甲状腺癌细胞有明确的抗增殖作用。综上所

述,对于甲状腺癌的中药治疗还应该依据辨证论治的思路用药,夏枯草、山慈菇在临床运用较为安全有效,如确因高碘引发疾病,则根据情况停用含碘量高的药物。

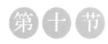

乳腺癌临证经验

一、对病因病机的认识

中医对乳腺癌早有认识。隋代的《诸病源候论》提出了六淫外侵致乳岩的理论,认为"有下于乳者,其经虚,为风寒气客之,则血涩结……无大热,但结核如石"。明代的《景岳全书》记载乳岩属肝脾二脏郁怒,气血亏损形成。清代更突出强调乳岩为情志抑郁不舒所致,如清代《医宗金鉴》指出,乳岩皆缘抑郁不舒,或性急多怒损伤肝脾所致。李雁认为,乳岩主要是由肝气郁结、痰毒蕴结、脾肾阴虚造成脏腑及乳腺的生理功能紊乱,气滞、痰、瘀、邪毒互结而发。① 情志内伤造成肝气郁结,气机不畅。肝主疏泄,全身气机调畅依赖于肝气的通达,因情志因素造成肝失疏泄,气不行则痰毒郁结,日久造成癌肿。② 由于身体功能障碍引发水液代谢出现紊乱,非正常的水液在乳房部位聚集形成致病痰饮,痰饮日久与邪毒混杂导致癌肿。③ 脾主运化,脾伤则痰浊内生,痰毒互结,经络阻塞,痰毒瘀结于乳房;肾主藏精,肾阴亏虚则人体气血运行功能发生障碍,脾肾功能异常造成气血运行失常,毒聚乳房引发癌肿。

二、治疗方法

应当从整体观念出发,遵循辨证论治的原则,采取辨证与辨病、扶正与祛邪相结合的方法。早期以邪实为主,邪实的内因以情志因素、痰瘀互结和气血凝结为主,而外因则以外感六淫与邪毒侵淫为主,癌细胞作为"毒聚"的病理产物存在于体内,治疗当以泻实或是祛邪为主;中期实邪未祛、正气已虚,这个阶段属于虚实夹杂,仍应使用攻邪的药物,但人体在早期经过与癌细胞抗争后,正气已有所损伤,应注意固护人体的正气,尤其是脾胃之气;晚期五脏阴阳俱虚,正气匮乏,癌毒迅速生长扩散,治疗应以补益五脏虚损为主,正气足则邪气难盛,对乳腺癌的扩散有一定的限制作用。

1. 肝气郁结证

症见:乳房肿块、作胀隐痛,胸闷不舒,口苦咽干,抑郁易怒,两胁胀痛,苔薄白,舌质红,脉弦或脉滑。

治法:理气散结,疏肝解郁。

方药:柴胡疏肝散加减。

组成:柴胡6 g,白芍12 g,川芎6 g,香附9 g,陈皮6 g,青皮6 g,枳壳9 g,生甘草3 g,白花蛇舌草12 g,象贝母9 g,全瓜蒌15 g,八月札12 g。

加减:若口苦甚者,加黄芩15 g、车前子15 g;若食后腹胀者,加桔梗6 g、紫苏梗15 g、佛手9 g。

2. 痰毒蕴结证

症见:乳房肿块、坚硬疼痛,或翻花溃烂,气味恶臭,滋水黄浊,或伴出血,可有发热,脉象弦数,舌苔黄腻,舌质暗红。

治法:化痰散结,清热解毒。

方药:五味消毒饮加减。

组成:紫花地丁30 g,蒲公英15 g,野菊花15 g,金银花12 g,芙蓉叶30 g,漏芦9 g,土茯苓30 g,七叶一枝花9 g,山慈菇9 g,猫爪草30 g,浙贝母9 g,穿山甲9 g,蜂房5 g。

加减:若乳块坚硬疼痛者,加穿山甲9 g、莪术9 g、王不留行12 g;若腹胀气滞者,加木香9 g、郁金9 g;若口干便秘者,加枳实9 g、大黄6 g。

3. 脾肾阴虚证

症见:乳房局部肿块,质硬固定,纳呆口干,消瘦乏力,腰酸腿软,低热盗汗,面色少华,舌苔薄白,质淡,脉濡软或细弱。

治法:健脾益肾,滋阴清热。

方药:河车大造丸加减。

组成:紫河车12 g,熟地黄12 g,太子参12 g,天冬12 g,麦冬12 g,补骨脂12 g,鹿角片12 g,煅牡蛎30 g,茯苓12 g,枸杞子12 g,杜仲12 g,龟甲9 g,怀牛膝12 g。

加减:若脾虚纳呆,加党参9 g、云茯苓12 g、白术9 g;若便溏肢冷,加菟丝子12 g、胡芦巴12 g、附子6 g;若低热,加银柴胡15 g、地骨皮15 g。

4. 并发症的治疗

(1)上肢淋巴水肿:乳腺癌相关性淋巴水肿是常见的继发性淋巴水肿,主要原因是腋窝淋巴结清扫、放疗、术后血肿等造成淋巴管的断裂和变形。其多因乳癌患者手术损伤脉络,耗气伤血,气虚无力推动血行,血道壅塞,瘀阻脉络,血不利则为水,水液溢于肌肤,化生痰湿而发为本病。治疗上多以健脾祛湿消肿、益气活血通络为主,可予黄芪、白术、茯苓、车前子、防己、柴胡、枳实、路路通、络石藤、桂枝、当归、鸡血藤等。

（2）骨质疏松:乳腺癌术后常服内分泌药物,常伴发周身疼痛等骨质疏松症。其多因乳癌术后脾胃气血虚弱,无以濡养经脉,加以内服抗激素药物,肾中精气不足,阴阳失和,骨髓生化无源,以至骨髓空虚,骨失所养,令骨弱废用,治疗上可以凉血疏肝、健脾补肾为主,可酌情予以紫草、柴胡、白芍、党参、白术、菟丝子、补骨脂、骨碎补、杜仲、鹿角胶等。

（3）骨转移:乳癌晚期,正气亏虚,癌毒流窜,淫筋蚀骨,气滞血瘀而致骨痛,临证宜在辨证基础上酌情配伍补肾活血通络止痛之品,如补骨脂、骨碎补、续断、延胡索、透骨草、蜂房、威灵仙、土鳖虫、胡芦巴、莪术等。

三、中医药治疗乳腺癌的思路与方法

首辨邪正盛衰。手术切除是乳腺癌的主要治疗方法,大部分乳腺癌都可手术切除,正气尚强。晚期乳腺癌一旦明确诊断,病情复杂,乳房包块增大、皮肤溃烂、甚至有恶臭,同时伴有锁骨上淋巴结和腋窝淋巴结肿大。如果远处转移到骨,出现全身骨头的疼痛;转移到肺脏,出现咳嗽、血痰的症状,还有胸闷、憋气;转移到肝脏,有腹部不适、甚至肝区疼痛;转移到脑,可能出现恶心、呕吐等。一般乳腺癌早期手术,正气尚强,正气易复;术后化疗,脾肾受损、运化乏权、气血亏虚、正虚益甚。晚期乳腺癌正不束邪,毒邪走窜,表明邪毒内盛且正气已衰,为邪盛正衰之象。故临证时须抓住其本质,分辨标本虚实、辨明乳腺癌的邪正盛衰,有利于把握病情轻重,权衡扶正与祛邪的利弊,扶正与祛邪并举。

再辨正虚及所属脏腑。辨明正虚性质及所属的脏腑:首先辨别正虚是属于气虚、血虚、阴虚、阳虚。其次,辨明虚在何脏,以脾、肾、肝三脏为主,或者是数脏俱虚。临床上应根据患者的临床症状、体征等,四诊合参,将两方面的内容综合起来,辨明正虚的性质和所属脏腑。一般而言,初期以气血亏虚为主,脾气虚日久损伤脾阳、久病及肾;血虚日久、暗耗阴液,出现肝肾阴虚,日久也可及肾,甚至晚期患者也可出现阴阳两虚之证。

着重辨标实。辨明邪实属性:乳腺癌的邪实有"气滞""痰凝""血瘀""毒结"

不同。因外邪性质的差异,致病之病理产物的不同而有各自不同的证候表现。在乳腺癌邪实的辨证中可以根据肿块局部疼痛的性质和质地等,结合舌脉进行四诊合参,辨明以何邪为主,还是几种病机兼见并存。一般而言,发病与情绪因素有关,乳房肿块胀痛,两胁作胀,心烦易怒,口苦咽干,头晕目眩,脉弦滑,舌苔薄白或薄黄多为气滞证;乳房肿块,皮色不变,质硬而边界不清,胸闷胁胀,或伴经前乳房作胀或少腹作胀,苔厚腻,脉弦,多为痰凝证;乳房肿块刺痛,颈项肿块,月经不调,舌暗红或绛,有瘀点瘀斑,无苔或少苔,脉弦细或涩多为血瘀证;乳房肿块迅速增大,疼痛或红肿甚至溃烂翻花,分泌物臭秽,舌质暗红,舌苔黄白或黄厚腻,脉弦数或滑数多为毒结证。

另外,西医治疗乳腺癌已经进入分子分型时代,根据不同的分子分型会有完全不同的治疗手段,因此中医治疗需要在不同的西医治疗阶段灵活变通。以下乳腺癌不同分型的中医药治疗进行分别说明。

1. Luminal A 型 ER 和/或 PR 阳性且 PR 高表达(PR>20%)、HER-2 阴性、Ki-67 低表达(Ki-67 小于 14%)此类乳腺癌患者预后良好,大多数只需要内分泌治疗。而其主要副作用是子宫内膜异常增生,患者往往在子宫内膜达到 10 mm 后被迫停止内分泌治疗,西医尚无有效对策。我们的临床研究提示,运用凉血疏肝方可以有效降低子宫内膜增生的发生率和增生程度,减少因他莫昔芬副作用而停用内分泌治疗的发生率。

2. HER-2 阳性型 HER-2 阳性、ER 阴性和 PR 阴性。此类患者在没有抗 HER-2 靶向药物之前是预后最差的一类乳腺癌患者。由于抗 HER-2 靶向药物的诞生(其代表药物为曲妥珠单抗),运用曲妥珠单抗的 HER-2 阳性型乳腺癌患者,复发率和病死率可以得到有效降低。而抗 HER-2 治疗的主要副作用是心脏毒性,因此,此类患者在运用中药治疗时需适量增加益气活血养心药以预防靶向药物对心脏的毒副作用。

3. Basal-like 型 Basal-like 型为 ER 阴性、PR 阴性及 HER-2 阴性,其中 80% 为三阴性乳腺癌。三阴性乳腺癌预后差,由于无抗激素治疗,无抗 HER-2 靶向治疗,通常此类乳腺癌患者的预后在 4 种类型乳腺癌中最差,且在条件允许的情况下均需要进行术后辅助化疗和放疗。但是,三阴性乳腺癌中有一些特殊的类型如髓样癌(典型性)和腺样囊性癌,这种类型的复发转移风险较低。对于预后较差的三阴性乳腺癌,在中医治疗中需增加攻邪药以降低复发率。

4. Luminal B 型 包括 Luminal B 型(HER-2 阴性)和 Luminal B 型(HER-2 阳性)。此类乳腺癌患者治疗最为复杂,Luminal B 型(HER-2 阴性)全部患

均需要内分泌治疗,大多数患者要加用化疗;Luminal B型(HER-2阳性)的患者需要行化疗,抗HER-2治疗和内分泌治疗。由于对此类乳腺癌患者需要运用所有治疗手段,因此中医治疗需辨证施治。

同时配合内分泌治疗的中医治疗在临床应用中效果显示,包括以凉血疏肝为治则的验方治疗,分为他莫昔芬和托瑞米芬的凉血疏肝方,以及来曲唑、阿那曲唑和依西美坦的凉血补肾方。凉血疏肝方:紫草15 g,柴胡10 g,白芍9 g,党参9 g,白术9 g,川芎9 g。此方经过临床研究证实,能有效减少子宫内膜异常增生的内分泌药物副作用。疏肝补肾方:柴胡9 g,白芍9 g,党参9 g,白术9 g,川芎9 g,菟丝子10 g,补骨脂10 g,煅牡蛎15 g。此方经肿瘤科临床使用,能有效改善芳香化酶抑制剂引起的骨质疏松或并发骨痛等副作用。

而配合抗HER-2靶向治疗过程中增加养心护心的中药,可明显降低曲妥珠单抗的心脏毒性。具体用药:人参12 g,炒白术9 g,白茯苓9 g,炙甘草9 g,陈皮9 g,炒麦芽9 g,炒谷芽9 g,神曲9 g,当归9 g,生黄芪9 g,丹参30 g,柏子仁15 g,酸枣仁15 g。

综上,乳腺癌的特点是邪实与正虚并存,癌细胞具有难治性、转移性,容易导致疾病迁延不愈或是扩散。本病早期以邪实为主,邪实的内因以情志因素、痰瘀互结和气血凝结为主,而外因则以外感六淫与邪毒侵淫为主,癌细胞作为"毒聚"的病理产物存在于体内,对于邪实期治疗当以泻实或是祛实为主;中期以实邪未祛、正气已虚为主,这个阶段属于虚实夹杂,仍应使用攻邪的药物,但人体在早期经过与癌细胞抗争后,正气已有所损伤,应注意固护人体的正气,尤其是脾胃之气;晚期五脏阴阳俱虚,正气匮乏,癌毒迅速生长扩散,治疗应以补益五脏虚损为主,正气足则邪气难盛,对乳腺癌的扩散有一定的限制作用。临证治疗时需要根据不同时期的病机特点鉴别治疗。

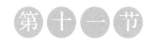

第十一节

卵巢癌临证经验

一、对病因病机的认识

中医古代文献中没有卵巢癌病名的记载,根据其症状和体征,可将其归属于中医学"癥瘕""积聚""石瘕"等范畴。卵巢癌的病因病机：一是寒温失节，或先天禀赋不足，导致脏腑虚弱，饮食不消，聚结在内所致；二是痰湿内生，过食膏粱厚味，损伤脾胃，脾失健运，痰湿内生，蕴结冲任，日久成积；三是情志失调，忧郁多怒，导致肝失疏泄，气机不畅，气滞血瘀，痰湿结聚，日久而成积；四是湿热瘀毒积聚日久损伤人体，造成气血亏虚；五是气血不足，久病必伤及脾肾，脾失健运，肾不统水，造成腹部水湿停滞。总之，卵巢癌的发生是由于寒温失节，先天禀赋不足，外邪内侵，饮食内伤，情志失调等导致脏腑功能失调，气机紊乱，血行瘀滞，有形之邪阻于冲任督带，结聚胞宫而成。本病的病位在胞宫，与肝脾肾三脏、冲任督带四脉关系密切，是全身属虚、局部属实的疾病。

二、治疗方法

中医药治疗可以贯穿西医治疗的所有阶段。在西医无法进一步治疗的情况下，可以单独运用中医药治疗。对于行手术、化疗、放疗的卵巢癌患者，当发挥中医药扶正固本、辨证论治的优势，开展中西医综合治疗，以起到减毒增效的目的。对于无法采用西医治疗或选择单独中医药治疗的患者，当从整体观念出发，遵循辨证论治原则。卵巢癌初期应以理气活血、化痰祛湿、清热解毒等治法为主，晚期则以益气补血、健脾肾、利水湿等治法为主。

1. 气滞血瘀证

症见：面色晦暗，形体消瘦，肌肤甲错，少腹胀痛，神疲乏力，腹部包块坚硬固定，舌紫暗或有瘀点，脉细或涩。

治法：行气活血，软坚散结。

方药：膈下逐瘀汤加减。

组成：当归 9 g，桃仁 9 g，炙甘草 9 g，红花 9 g，川芎 6 g，牡丹皮 9 g，乌药 6 g，五灵脂 9 g，蜀羊泉 15 g，白花蛇舌草 15 g，蛇莓 15 g。

加减：若少腹包块坚硬者，加鳖甲 15 g、莪术 9 g、土鳖虫 9 g；若颈核肿大较严重，加制天南星 9 g、生牡蛎 30 g、夏枯草 15 g；大便干结者，加生大黄 6 g、火麻仁 30 g、枳实 15 g。

2. 痰湿凝聚证

症见：形体肥胖，乏力肢肿，胸闷腹满，月经不调，腹部肿块，带下量多，舌体胖、边有齿痕，苔白腻，脉濡缓或滑。

治法：化痰除湿，行气散结。

方药：二陈汤加减。

组成：制半夏9g，陈皮9g，白茯苓9g，炙甘草9g，胆南星9g，莪术9g，三棱9g，山慈菇9g，蜀羊泉15g，白花蛇舌草15g，蛇莓15g。

加减：若气滞腹胀，加八月札15g、枳壳15g、沉香曲9g；若腹痛里急后重明显，加木香9g、槟榔9g。

3. 湿热蕴结证

症见：身重困倦，腹胀有块，口干口苦不欲饮，尿黄灼热，大便干或腹泻，肛门灼热，舌红，苔厚腻，脉弦滑或濡数。

治法：清热化湿，解毒散结。

方药：四妙丸加减。

组成：苍术9g，薏苡仁15g，怀牛膝9g，黄柏9g，火麻仁30g，制大黄9g，蜀羊泉15g，白花蛇舌草15g，蛇莓15g。

加减：若肛门灼痛，加槐角9g、侧柏炭15g；若小便涩痛，加大蓟9g、小蓟9g、车前子15g；若腹泻伴腹痛，加黄芩15g、黄连3g、葛根30g、白芍15g。

4. 气血亏虚证

症见：腹痛绵绵，少腹有包块，面色少华或无华，精神萎靡，心悸气短，头晕目眩，消瘦纳呆，舌质淡，苔薄白，脉细弱。

治法：益气健脾，滋阴补血。

方药：八珍汤加减。

组成：党参15g，白术12g，白茯苓9g，炙甘草9g，当归9g，熟地黄15g，白芍9g，川芎9g，鸡血藤15g，穿山甲6g，蜀羊泉15g，白花蛇舌草15g，蛇莓15g。

加减：若畏寒肢冷，食谷不化者，加补骨脂15g、砂仁6g、草果仁9g、鸡内金15g；若心悸甚者，加炙甘草15g、人参9g、甘松6g、麦冬9g；若动则汗出，恶风等表虚不固之证，加防风9g、浮小麦30g。

5. 水湿停聚证

症见：腹大胀满，入夜尤甚，面色苍白或苍黄，脘闷纳呆，神疲懒言，肢冷或下肢浮肿，小便短少，大便稀溏，舌淡暗或淡紫、胖大有齿痕，苔白水滑，脉沉细无力。

治法：补肾健脾，利水渗湿。

方药：济生肾气丸加减。

组成：制附子6g，白茯苓15g，泽泻15g，山茱萸15g，山药15g，车前子

15 g,牡丹皮 15 g,桂枝 9 g,熟地黄 15 g,猪苓 15 g,冬瓜皮 15 g,路路通 15 g,蜀羊泉 15 g,白花蛇舌草 15 g,蛇莓 15 g。

加减:若身倦乏力重者,加白术 9 g、黄芪 30 g;若腹大胀满甚者,加桑白皮 15 g、大腹皮 15 g、青皮 9 g、车前子 15 g;大便稀薄者,加党参 5 g、芡实 30 g、薏苡仁 30 g。

6. 并发症的治疗

(1)恶性腹水:卵巢癌晚期脏腑功能失调,气化失司,水液代谢失常,水湿停聚,溢于脉外,终致恶性腹水。恶性腹水的患者全身辨证多属虚属寒,而局部辨证多属于湿热毒证,故在治疗时应全身与局部辨证相结合,同时重视局部辨证和局部治疗方可取得更佳疗效。治疗上以李雁之经验方腹水方益气通阳,化瘀逐水,其方药组成:黄芪 12 g,莪术 12 g,薄荷 2 g,猪苓 6 g,防己 6 g,桃仁 9 g,薏苡仁 12 g,桂枝 6 g,牵牛子 9 g,大黄 12 g。

(2)肺转移:卵巢癌晚期,正气亏虚,癌毒流窜浸淫于肺,多见气阴亏虚、痰湿蕴肺等证候,治疗宜益气养阴、健脾除湿为主,方以二陈汤、六君子汤等,配伍浙贝母、桔梗、杏仁、枇杷叶、瓜蒌等止咳化痰,缓解症状。偏热象者,用西洋参、太子参、生晒参、沙参。

(3)肠梗阻:卵巢癌晚期因腹腔多发转移导致肠道功能减退或肿块压迫肠管常并发肠梗阻,导致脾胃运化失职,大肠传导失司,有升无降,上不能入,下不能出,或夹瘀,或夹湿,故而引起恶心呕吐、大便难、热结旁流等肠梗阻症状。一般不能或无法承受手术治疗,多为对症支持治疗。治疗上以理冲汤加减灌肠是治疗肠梗阻的常用方,源于张锡纯《医学衷中参西录》理冲汤。理冲汤具有通里攻下、行气散结的功效,可改善梗阻肠管缺氧、低灌注状态,保护胃黏膜,促进肠蠕动,有利于肠粘连松解,治疗肠结、痞满、腹痛等症状。

三、中医药治疗卵巢癌的思路和方法

卵巢癌的发生发展由多因素相互作用导致,临床常表现为多证型兼夹,主张在治疗时以扶正培本、调和脏腑为主,灵活选用多种治法,兼顾扶正与祛邪,针对各阶段主要矛盾,结合辨病、辨证、辨症,进行"有计划、有步骤"的全程干预、综合辨治。需要注意,扶正培本,不单是指补益之法,而是"补之、调之、和之、益之"等法的结合。

1. **扶正培本,调和脏腑** "百病皆由脾胃衰而生也"(《脾胃论·脾胃盛衰论》)。由于癌肿本身在发生发展过程中会损伤正气,多种抗肿瘤治疗亦会戕害气血。因此,李雁十分重视顾护脾胃后天之本,善用补中益气汤、保和丸加减以"和脾",常用黄芪、白术、太子参、山药、茯苓等补脾气、助脾阳、滋脾阴、利脾湿;用陈皮、法半夏理气行滞,燥湿化痰,用木香、豆蔻、砂仁行气温中;同时用炒山楂、炒神曲、炒麦芽和胃消食,通补阳明。脾胃同治,补消兼施,不腻中焦,不碍升降,"和"其脾胃以转气机升降之枢,助气血生化,滋养元气。

2. **解郁化瘀,祛痰解毒** 《素问·五常政大论》载:"气始而生化,气散而有形,气布而蕃育,气终而象变,其致一也。"气是构成人体和维持人体生命活动的基本物质,脏腑功能活动的正常运行有赖于气机的和畅通达,升降出入有序。若气机失调,则脏腑失和,阴阳失衡,可以类比基因的不稳定和突变导致了肿瘤的发生。气机失常,郁而不达是卵巢癌病变过程中的重要环节,多由其始动而成瘀、生痰、化毒,在临证时常以解郁为组方基调,以疏肝为经,健脾为纬,兼顾益肾。

3. **分段论治,全程参与** 手术可以最大限度地减轻肿瘤负荷并进行全面准确的分期,满意的肿瘤细胞减灭术对卵巢癌患者很重要。李雁认为,在围手术期,中药应以扶正为主,考虑手术耗伤气血,损伤脾肾,故在术前用益气养血、健脾益肾的中药改善患者的一般状况,调和脏腑气血,并配合多学科营养支持,利于手术进行及术后康复;化疗期间,中药仍应以扶正为主,增效减毒,提高治疗依从性,使化疗能够顺利进行,但在具体治法上,主张和胃降逆、补益脾肾为主,常用香砂六君子汤加紫苏梗、枇杷叶、木香、豆蔻等斡旋中焦。

4. **结合辨证,酌情应用** 在治疗卵巢癌的长期临床实践中,已筛选出一批常用的抗癌中草药,可结合具体的辨证情况,酌情应用,如清热解毒类,常用苦参、蛇莓、藤梨根、龙葵等;软坚化痰类,常用半夏、穿山甲、牡蛎等;活血化瘀类,常用三棱、莪术、水红花子等;理气散结类,常用木香、乌药、香附、八月札等。

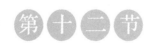

子宫颈癌临证经验

一、对病因病机的认识

中医古籍中无"子宫颈癌"的病名记载,根据其临床表现,可将其归属于中医学"带下病"范畴。对于子宫颈癌的病机,历代医家认为与冲任损伤相关,同时又与湿毒及肝、脾、肾三脏相关。巢元方《诸病源候论》提出:"崩中之病,是伤损冲任之脉……冲任气虚,不能统制经血,故忽然崩下……伤损之人,五脏皆虚者,故五色随崩俱下。"《傅青主女科》提出"带下俱是湿症",认为带下以湿为主因。本病以正虚而冲任失调为本,多因七情所伤,肝郁气滞,加之早婚多产、房事不节等,日久湿毒积聚而成。初期邪毒外侵或肝郁气滞、肝脾失调,使湿热内生,进而湿热蕴积、血瘀毒聚,发为本病;如果病情进一步发展,邪毒损伤正气,病机由实转虚,则多致脾肾亏虚。

二、治疗方法

中医药治疗可以贯穿西医治疗的所有阶段。在西医无法进一步治疗的情况下,可以单独运用中医药治疗。对于行手术、化疗、放疗的宫颈癌患者,当发挥中医药扶正固本、辨证论治的优势,开展中西医综合治疗,以起到减毒增效的目的。对于无法采用西医治疗或选择单独中医药治疗的患者,当从整体观念出发,遵循辨证论治原则,并以调理冲任为治疗大法。临床上本病女性以肝郁气滞最为多见,因此调冲任兼疏肝理气为临床主要治则。根据不同的治疗阶段,分别运用疏肝理气、调理冲任、清热利湿、解毒化瘀、滋补肝肾等不同治法。

1. 肝郁气滞证

症见:白带增多,偶带血丝,小腹胀痛,月经失调,情志郁闷,心烦易怒,胸胁胀闷不适,舌苔薄白,脉弦。

治法:疏肝理气,调理冲任。

方药:逍遥散合二仙汤加减。

组成:柴胡 9 g,当归 9 g,白术 9 g,白茯苓 9 g,香附 6 g,白芍 9 g,仙茅 9 g,淫羊藿 9 g,莪术 9 g,仙鹤草 9 g,白茅根 9 g。

加减:若阴道出血过多,加仙鹤草 30 g、茜草炭 15 g、阿胶 9 g(烊服);胃脘胀痛,加枳壳 9 g、香附 9 g、娑罗子 9 g。

2. 肝经湿热证

症见:白带量多,色如米泔或浊黄,气味秽臭,下腹、腰骶酸胀疼痛,口干口苦,大便秘结,小便黄赤,舌质红,苔黄或腻,脉滑数。

治则:清热利湿,疏肝解毒。

方药:龙胆泻肝汤加减。

组成：龙胆草 3 g，柴胡 9 g，栀子 9 g，车前子 15 g，当归 9 g，泽泻 9 g，炙甘草 9 g，黄柏 15 g，椿皮 9 g，白芍 9 g，土茯苓 15 g。

加减：若腹痛不止，加白芍 30 g、延胡索 9 g、川楝子 9 g、甘草 15 g；若大便秘结，加火麻仁 30 g、瓜蒌仁 30 g、虎杖 15 g。

3. 肝肾阴虚证

症见：白带量多，色黄或杂色，有腥臭味，阴道不规则出血，头晕耳鸣，手足心热，颧红盗汗，腰背酸痛，下肢酸软，大便秘结，小便涩痛，舌质红绛，苔少，脉细数。

治法：滋阴清热，化瘀解毒。

方药：知柏地黄汤加减。

组成：知母 12 g，黄柏 12 g，熟地黄 20 g，山茱萸 15 g，山药 15 g，牡丹皮 6 g，泽泻 6 g，白茯苓 6 g，鳖甲 9 g，半枝莲 15 g，蛇莓 15 g。

加减：若腰膝酸痛，加狗脊 12 g、桑寄生 15 g、杜仲 9 g、续断 15 g；阴虚内热者，加地黄 15 g、玄参 15 g、女贞子 9 g。

4. 脾肾阳虚证

症见：白带量多，有腥臭味，崩中漏下，精神疲惫，面色苍白，颜目浮肿，腰酸背痛，四肢不温，纳少乏味，大便溏薄，小便清长，舌淡胖，苔薄白，脉沉细无力。

治法：健脾温肾，化湿解毒。

方药：完带汤加减。

组成：党参 12 g，山药 30 g，苍术 9 g，白术 30 g，陈皮 9 g，车前子 15 g，炙甘草 9 g，柴胡 9 g，椿皮 6 g，黄柏 9 g，薏苡仁 30 g。

加减：若白带增多，加萆薢 15 g、芡实 15 g、莲须 5 g；畏寒肢冷，加制附子 9 g、干姜 9 g、肉桂 3 g。

5. 并发症治疗

（1）放射性肠炎：白头翁汤加减。组成：白头翁、黄芩、黄连、黄柏、秦皮、葛根、石榴皮等。加减：痛势剧烈，冷汗出，加制附子 10 g，或合用附子粳米汤。

（2）下肢淋巴水肿：外敷膏药。野葛膏中用野葛以散风清热解毒，当归活血养血，附子、细辛、乌头、蜀椒等祛风除湿，温阳散寒，通络止痛。

中药湿敷：消栓通脉散，方中芒硝、海藻、昆布、夏枯草软坚散结；麻黄发汗利水；炒白术健脾利水；花椒、艾叶、姜黄、桑枝温通经络；红花、苏木活血化瘀；槟榔、透骨草利水消肿，软坚散结。诸药合用，通过外敷患肢达到利水消肿、软坚散结、活血祛瘀的作用。

三、中医药治疗子宫颈癌的思路和方法

有关中医药治疗宫颈癌的药物及理论问题：目前大多认为中医中药治疗宫颈癌的理论包括扶正与祛邪抗癌两大方面。辨证论治主要在扶正以提高机体免疫力抑制肿瘤发展。通过益气健脾法以主治气虚者；温肾壮阳法以主治肾阳虚或脾肾不足者；滋阴补血法以主治血虚者；养阴生津法以主治阴虚内热者。宫颈癌患者以气虚、阴虚为最多，故常用补气、补阴药，但由于人体的"阴阳互根"和"气血同源"，病情又多复杂、多变，故在治疗上亦应有灵活性，更不能将中医的扶正与西医的支持手法等同起来。祛邪抗癌主要是清热解毒、活血化瘀、化痰软坚及理气降逆。中医理论"气滞日久则导致痰血瘀，蕴久积成肿块"，故理气降逆也是古人治癌的大法之一。

有医家提出为便于普及掌握，可简化辨证分为二型论治，即一型为正虚型，主证为一般体质较差，脉多沉细或细数，包括肝肾阴虚及脾肾阴虚型，治以健脾养胃，滋补肝肾八珍汤、香砂六君子汤、六味地黄汤加减，以扶正为主酌加抗癌药物。另一型为邪实型，一般体质较好，脉多见弦、数有力，包括肝郁气滞和瘀毒型患者。治以活血化瘀、清热解毒为主，即以祛邪为主。

我们在治疗宫颈癌的长期临床实践中，筛选出一批常用的抗癌中草药，可结合具体的辨证情况，酌情应用，如清热解毒类，常用一枝黄花、藤梨根、白花蛇舌草、蛇莓；软坚化痰类，常用山慈菇、夏枯草等；活血化瘀类，常用莪术、土鳖虫、水蛭；理气散结药，常用乌药、香附、青皮等。

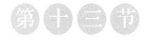

子宫内膜癌临证经验

一、对病因病机的认识

古代医籍中无"子宫内膜癌"这一病名记载，根据其好发于绝经后妇女，以阴道异常出血为主症的表现，归属于中医学"崩漏""五色带""石瘕"等范畴。子宫内膜癌的发生是一个正邪斗争终致正虚邪实的渐变过程，或因年老体衰、肾精亏

损、冲任失养,或因情志不遂、肝郁化火、火热损伤冲任,或因痰浊湿热瘀毒蕴结胞宫、阻塞经脉、损伤冲任,日久成积,暗耗气血,败损脏腑,治疗不及时,则气、湿、瘀内阻,积久成毒,进一步发展为癌毒。基本病机为正气内虚,气滞、血瘀、痰湿等相互纠结,日久积滞而成。本病总属本虚标实,初期邪盛而正虚不显,随病情发展则邪愈盛而正愈虚,最终发展为以肾、肝、脾三脏受损为主的复杂病变。

二、治疗方法

中医药治疗可以贯穿西医治疗的所有阶段。在西医无法进一步治疗的情况下,可以进行单独中医药治疗。对于行手术、化疗、放疗的子宫内膜癌患者,当发挥中医药扶正固本、辨证论治的优势,开展中西医综合治疗,以起到减毒增效的目的。对于无法采用西医治疗或选择单独中医药治疗的患者,当从整体观念出发,遵循辨证论治原则,并根据子宫内膜癌患者所表现出的不同证型,采用疏肝理气、调理冲任、清利湿热、解毒散结、理气散结、活血化瘀等治则。

1. 冲任失调证

症见:少腹胀满,经事不调,阴道不规则出血,经量增多或时间延长,面色不华,舌质淡,舌体胖,脉细。

治法:疏肝理气,调理冲任。

方药:柴胡疏肝散合十全大补汤加减。

组成:柴胡 9 g,当归 9 g,生地黄 12 g,白芍 12 g,黄芪 15 g,党参 12 g,白术 12 g,茯苓 12 g,鹿角片 9 g,山慈菇 9 g,半枝莲 15 g。

加减:若少腹胀满,加乌药 9 g、木香 9 g、小茴香 9 g;若腰膝酸软,加川断 12 g、狗脊 12 g、木瓜 9 g、枸杞子 15 g;经血不止,加地榆炭 15 g、藕节炭 15 g、仙鹤草 30 g。

2. 下焦湿热证

症见:少腹不舒,带下绵绵,色黄腥臭,或有色带,腰膝酸软,苔薄黄,脉濡滑。

治法:清利湿热,解毒散结。

方药:二妙丸合消瘰丸加味。

组成:苍术 12 g,黄柏 12 g,牛膝 12 g,玄参 15 g,夏枯草 15 g,生牡蛎 30 g,生地榆 15 g,白花蛇舌草 30 g,浙贝母 12 g,半枝莲 15 g,车前草 12 g。

加减:若带下不止,加椿根皮 12 g、墓头回 9 g、木香 9 g;带赤,加牡丹皮

12 g、地榆 12 g、生侧柏 15 g；若大便干结，加桃仁 9 g、生大黄 6 g。

3. 气滞血瘀证

症见：少腹胀满，时缓时急，甚则疼痛，痛有定处，钝痛或锐痛，舌紫、边有瘀斑或斑点，苔薄，脉弦涩。

治法：理气散结，活血化瘀。

方药：膈下逐瘀汤加味。

组成：当归 12 g，生地黄 12 g，三棱 12 g，莪术 30 g，天花粉 15 g，川楝子 12 g，延胡索 12 g，赤芍 15 g，台乌药 12 g，生牡蛎 30 g，郁金 12 g。

加减：若疼痛不能缓解时，加白芍 30 g，甘草 15 g；痛有定处、锐痛，加刺猬皮 9 g、水蛭 12 g、徐长卿 30 g。

4. 并发症治疗

（1）绝经综合征：子宫内膜癌术后，抑或经过放疗、化疗等综合治疗，均会造成人工卵巢去势，出现绝经综合征，严重影响生存质量。中医认为，子宫内膜癌术后绝经综合征主要与肾虚有关，可兼心、肝、脾功能失调，多以补肾为主，佐以清心、调肝、健脾，临证可予清水滋肝汤加减、青蒿鳖甲汤合知柏地黄汤加减，均有较好疗效。

（2）子宫出血：右归丸。组成：制附子 6 g，肉桂 6 g，熟地黄 24 g，山药 12 g，山茱萸 9 g，枸杞子 9 g，菟丝子 15 g，杜仲 12 g，鹿角胶 12 g，当归 9 g。

加减：若为青春期功能性子宫出血，则加紫河车、仙茅、淫羊藿；肾虚脾阳失煦，则见水肿、纳差，四肢欠温，则加茯苓、砂仁、炮姜健脾温肾；出血量多，色黯红有块，小腹疼痛者，为寒凝致瘀，可加乳香、没药、五灵脂以温经活血止血。

三、中医药治疗子宫内膜癌的思路和方法

《景岳全书》谓："凡治此之法，宜审脏器，宜察阴阳……故凡见血脱等证，必当用甘药，先补脾胃以益生发之气。盖甘能生血，甘能养营，但使脾胃气强，则阳生阴长，而血自归经矣。故曰脾统血。"《血证论·崩带》指出："崩漏者……古名崩中，谓血乃中州脾土所统摄，脾不摄血，是以崩溃……治法总以治脾为主……凡是崩中，此为正治。"李雁分析历代医家医著并结合多年的临床经验，认为脾气主升，脾主升清，脾主统血；肝肾阴液相互滋生，肝阴充足，则下藏于肾，肾阴旺盛，则上滋肝木。脾胃功能正常，肝肾阴液充足，阳升阴降，阳生阴长，冲任二脉功能正常，可以有效防止血液溢出脉外，避免出现崩漏等下部出血症状。子宫内

膜癌患者多脾气亏虚,脾不升清,统血无权,冲任不固或肝肾阴虚,阴虚内热,阴络受损,冲任失调。临床上用药应补阴升阳来滋补肝肾,大补脾胃升发之气。

《妇人大全良方·崩暴下血不止方论》云:"血崩乃经脉错乱,不循故道,淖溢妄行,一二日不止,便有结瘀之血,凝成窠臼;更以药涩住,转见增剧……去故生新,自能平治。"李雁认为湿热阻滞,瘀阻脉络,血不循经,离经而行,治疗子宫内膜癌应分清标本缓急,急则治其标,缓则治其本,当患者湿热瘀毒症状明显时,如出现阴道出血淋漓不尽、带下赤白相间、少腹坠痛、舌苔黄腻、脉滑数,或浊血淋漓、色瘀暗、腹部疼痛、小腹肿块、舌暗瘀,应在补阴升阳的基础上,辨证采用桂枝茯苓丸消癌方来祛湿热,消瘀毒,组成为桂枝、茯苓、牡丹皮、桃仁、芍药、土鳖虫、桃仁、薄树芝、龙葵、肿节风等。

在治疗子宫内膜癌的长期临床实践中,已筛选出一批常用的抗癌中草药,可结合具体的辨证情况,酌情应用,如清热解毒类,常用白花蛇舌草、半枝莲、蚤休等;软坚化痰类,常用山慈菇、夏枯草、牡蛎、浙贝母等;活血化瘀类,常用三棱、莪术、土鳖虫、当归等;理气散结类,常用乌药、香附、郁金等。

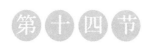

肾癌临证经验

一、对病因病机的认识

肾癌因其常见症状为腰痛、血尿,因此可归属于中医学的"肾积""尿血""腰痛""癥积""瘤积""中石疽"等范畴。本病的病因病机分虚实两类,虚证多为肾气不足或脾肾阳虚及肾阴虚;实证多为湿热、气滞、血瘀、痰凝。本病多因肾气亏虚,外受湿热毒邪,入里蓄毒,蕴结于水道所致;或饮食不节,嗜食肥甘厚味而损伤脾胃,湿浊内生,郁而化热,湿毒火热,下注膀胱,灼烁经络,络脉受损,出现血尿而发病;或房事不节,恣情纵欲,损伤脾肾;或年老肾精亏虚,气化不利,水湿不行,淤积成毒,滞留腰部而成癌肿;或脾肾虚寒,脾失健运,湿浊内生,寒湿阻遏,久而成块。久病肾气不足,不能摄血,血尿日久,可致使气血双亏,脏腑功能失调。肾癌病位在肾,以尿血、腰痛、肿块为主症。肾虚是发病关键,虚实之证可互为因果,因虚致实,或因实致虚。

二、治疗方法

中医药治疗可以贯穿西医治疗的所有阶段。在西医无法进一步治疗的情况下，可以单独运用中医药治疗。对于行手术、化疗、放疗的肾癌患者，当发挥中医药扶正固本、辨证论治的优势，开展中西医综合治疗，以起到减毒增效的目的。对于无法采用西医治疗或选择单独中医药治疗的患者，当从整体观念出发，遵循辨证论治原则，并以清热利湿、活血化瘀、健脾益肾、补益气血为基本治疗原则。

1. **湿热蕴积证**

症见：尿色鲜红，或夹有血块，或尿急、尿频，尿灼热疼痛，腰部或坠胀不适，或见心烦，口苦，或有腰痛，大便秘结，舌红苔黄腻，脉滑数。

治法：清热利湿。

方药：八正散合小蓟饮子加减。

组成：瞿麦9g，萹蓄9g，车前子15g，软滑石15g，大黄6g，蒲公英9g，黄柏9g，紫花地丁9g，小蓟9g，生地黄9g，白茅根9g，墨旱莲9g，蒲黄6g，龙葵15g，蛇莓15g，白花蛇舌草15g，土茯苓9g。

加减：若口干心烦加黄芩9g、黄连3g；若便秘加枳实9g、虎杖15g。

2. **瘀血内阻证**

症见：肉眼血尿，有时尿中夹有血丝或血块，腰部可触及肿块，腰痛加剧，多呈刺痛或钝痛，痛有定处，面色晦暗，舌质紫暗，或见瘀斑，苔薄白，脉弦或沉细无力。

治法：活血化瘀，兼以补虚。

方药：桃红四物汤加减。

组成：当归9g，川芎9g，熟地黄9g，桃仁6g，红花6g，香附9g，桑寄生9g，杜仲9g，续断9g。

加减：若腰部钝痛加桃仁9g、红花6g、莪术9g、王不留行12g；血尿甚者，加仙鹤草15g、侧柏叶18g、地榆15g；夜寐不安者，加夜交藤30g、酸枣仁12g、合欢皮15g。

3. **脾肾气虚证**

症见：无痛性血尿，神疲乏力，腰膝酸软，纳呆食少，腹痛便溏，小便不利，或见两下肢水肿，舌淡，苔白腻，脉沉细无力。

治法：健脾益肾。

方药：无比山药丸加减。

组成：党参 9 g，黄芪 18 g，怀山药 18 g，莲子肉 6 g，白茯苓 12 g，薏苡仁 18 g，泽泻 9 g，扁豆衣 9 g，山茱萸 18 g，菟丝子 9 g，芡实 12 g，金樱子 9 g。

加减：若偏肾阴虚，加生地黄 9 g、熟地黄 9 g、龟甲 9 g；若偏肾阳虚，加附子 6 g、肉桂 3 g、鹿角片 9 g；若脾虚纳呆加太子参 9 g、白茯苓 12 g、白术 9 g；若便溏肢冷，加炮姜 9 g、胡芦巴 12 g、附子 6 g。

4. 气血两虚证

症见：无痛性持续性血尿，腰腹部可见肿块，日渐增大，疼痛加剧，心悸气短，神疲乏力，面色苍白，形体消瘦，纳呆食少，舌质淡或见瘀斑，苔薄白，脉沉细。

治法：补益气血。

方药：八珍汤加减。

组成：党参 12 g，白术 12 g，白茯苓 12 g，当归 9 g，川芎 9 g，白芍 9 g，熟地黄 9 g，甘草 6 g。

加减：若体虚动则汗出加生黄芪 15 g、党参 18 g、五味子 9 g；若面色㿠白加当归 9 g、鸡血藤 15 g；若食欲不振，加焦三仙各 15 g、鸡内金 9 g。

5. 并发症治疗

（1）肺转移：肾癌晚期，正气亏虚，癌毒流窜浸淫于肺，多见气阴亏虚、痰湿蕴肺等证候，治疗宜益气养阴、健脾除湿为主，方以生脉散、百合固金汤、二陈汤、六君子汤等，配伍浙贝母、桔梗、杏仁、枇杷叶、瓜蒌等止咳化痰，缓解症状。

（2）骨转移：肾癌晚期，正气亏虚，癌毒流窜淫筋蚀骨，气滞血瘀而致骨痛，治疗宜补肾壮骨通络止痛为主，酌情配伍山茱萸、枸杞子、菟丝子、肉苁蓉，以及虫类，如水蛭、全蝎、蜈蚣、土鳖虫等活血化积、通络止痛。另外，在辨证基础上，还可加用"三骨汤"（补骨脂、骨碎补、透骨草），抑制破骨细胞激活，减轻溶骨性破坏，缓解症状。

（3）肾功能不全：肾癌晚期，正气亏虚，癌毒原发于肾脏，久病及肾，可见腰痛、小便不利、血尿等症状。治疗宜活血化瘀、利湿降浊为主。配伍杜仲、续断、木通、黄柏、蒲黄、侧柏叶、白茅根等补肾强骨、通利小便、凉血止血。

三、中医药治疗肾癌的思路和方法

1. 肾癌进展转移期分脏腑论治　肾癌最易发生肺转移和骨转移，一旦出现远端转移，治疗常常较为棘手，而且预后较差，5 年生存率不到 10%，患者多在 2

年内死亡。临床可以观察到不同脏器转移呈现不同的证候,如肺转移,多见气阴亏虚、痰湿蕴肺证,可针对性使用益气养阴、健脾除湿、化痰软坚等治法;而骨转移者,常以补肝肾强筋骨、活血通络止痛为主。

2. **肾癌终末期的姑息治疗** 对于肾癌终末期的患者,治疗主要以减轻患者痛苦,提高生存质量,延长生命为目的。晚期患者常见的问题很多,如癌性发热、癌性疼痛、胸腹水、恶病质、血尿等,临床治疗多加入清热利湿、凉血止血之品,如仙鹤草、凤尾草、土茯苓、黄柏、蒲黄、侧柏叶改善血尿、小便不利等症状。治疗过程中加入麦芽、鸡内金、薏苡仁等顾护脾胃,改善纳差、食欲不振等情况。

3. **根据不同的病理类型进行论治** 在肾癌病理类型中,透明细胞癌最为多见,除此以外还包括嫌色细胞型、乳头状细胞型及集合管型。

(1)肾嫌色细胞癌的论治:肾嫌色细胞癌是临床上肾癌中比较少见的一种类型,约占全部肾肿瘤的 3.2%。它是具有独特生物学行为的低度恶性肿瘤,生长缓慢,临床分期早,复发、转移少,预后好。多行手术治疗,术后予益气活血、补肾健脾之品,扶助正气,以增强患者机体的抗邪能力,可选用八珍汤、补中益气汤治疗。

(2)乳头状肾细胞癌的论治:乳头状肾细胞癌是由肾小管上皮细胞恶性增殖形成的,在肾细胞癌中占其细胞总量的 10% 左右。患者年龄普遍偏大,在患病过程中常出现出血、钙化等症状。肿瘤生长缓慢,就诊时多数患者处于Ⅰ期,治疗方法主要为肾根治性切除术和保留肾单位手术,术后给予免疫制剂,患者预后较好。中医治疗上应以补肾益气为主,可选用六味地黄丸、右归丸等。

(3)肾集合管癌的论治:肾集合管癌起源于集合管,是一种比较罕见的恶性肿瘤,在肾细胞癌中占比约 2%,发病人群多为青壮年,发病患者中男性明显多于女性,常见血尿、腰部及腹部出现疼痛症状,或体检时发现肾占位现象,且来院就诊的患者中出现癌细胞转移情况约占半数以上。主要治疗手段为手术,同时可以采用靶向药物治疗、化疗等辅助治疗手段。辅助治疗对肾集合管癌患者的治疗及恢复具有积极作用。肿瘤出现恶化的可能性较高,恶化程度也比较严重,预后效果较差。

(4)在治疗肾癌的长期临床实践中,已筛选出一批常用的抗肾癌中草药,可结合具体的辨证情况,酌情应用,如清热解毒类,常用龙葵、蛇莓、白花蛇舌草、土茯苓等;活血化瘀类,常用桃仁、红花、莪术、三棱等;利水渗湿类,常用土茯苓、猪苓、薏苡仁、车前子等;凉血止血类,常用侧柏叶、地榆、槐花、白茅根等。

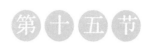

膀胱癌临证经验

一、对病因病机的认识

中医古籍中并无膀胱癌的病名,根据其常见临床症状是无痛性肉眼血尿及尿液排出受阻,可将其归属于中医学"血尿""溺血""癃闭"等病证范畴。本病为长期受湿热之毒邪侵袭,而致损伤脾肾,后期久病亏虚,出现阴虚火旺和脾肾不足之象。脾主运化,肾主气化,运化失司,气化不利,易水湿内停,湿邪内停日久而生热,湿热下注于膀胱,热灼络脉,或耗伤阴津,或迫血妄行,或气虚摄血无力,而致血离经脉发为血淋溺血。瘀血内停,瘀热交搏,渐化为毒,毒热交织,腐蚀肌肉,致发热、贫血、消瘦、衰竭之征象。瘀毒互积,毒热结于膀胱而致积块。故膀胱癌的病因病机,可归结于湿热毒邪侵袭、毒瘀互结、久病伤正,脾肾亏虚,属本虚标实。膀胱癌的病位在膀胱,与脾、肾、三焦气化功能密切相关。

二、治疗方法

中医药治疗可以贯穿西医治疗的所有阶段。在西医无法进一步治疗的情况下,可以单独运用中医药治疗。

对于行手术、化疗(膀胱灌注)、放疗的膀胱癌患者,当发挥中医药扶正固本、辨证论治的优势,开展中西医综合治疗,以起到减毒增效的目的。

对于无法采用西医治疗或选择单独中医药治疗的患者,当从整体观念出发,遵循辨证论治原则,并以清热利湿、活血化瘀、滋阴降火、健脾温肾为基本治疗原则。

1. 湿热下注证

症见:小便短赤灼热,尿色紫红,伴尿痛、尿急、尿频或排尿不畅,下腹胀痛,下肢浮肿,腰酸,舌苔黄腻,脉弦数。

治法:清热利湿。

方药:八正散合萆薢分清饮加减。

组成：瞿麦 12 g,萹蓄 12 g,车前子(包煎)12 g,滑石 12 g,金钱草 30 g,栀子 9 g,制大黄 12 g,甘草梢 3 g,灯心草 9 g,萆薢 12 g,乌药 12 g。

加减：若发热加半枝莲 30 g、蒲公英 30 g、龙葵 30 g、白花蛇舌草 30 g;若大便秘结加制大黄 12 g(后下)、芒硝 12 g(冲服)。

2. 瘀血内阻证

症见：尿血时多时少,小便涩痛,小腹疼痛,舌苔薄白,舌质紫暗,脉细弦涩。

治法：活血化瘀,理气止痛。

方药：少腹逐瘀汤合失笑散加减。

组成：当归 12 g,赤芍 30 g,生蒲黄 12 g(包煎),炒五灵脂 9 g,延胡索 12 g,没药 9 g,炒小茴香 3 g,川芎 12 g,乌药 12 g,莪术 15 g,猪苓 15 g。

加减：若尿血甚者,加仙鹤草 30 g、血余炭 30 g、藕节炭 30 g、三七粉 9 g;若反复低热者,加银柴胡 15 g、地骨皮 15 g、青蒿 9 g。

3. 阴虚火旺证

症见：小便不利,尿血色淡红,神疲,腰酸,五心烦热,形体消瘦,盗汗,舌苔薄黄,舌质红绛,脉细数。

治法：滋阴降火,凉血解毒。

方药：知柏地黄丸加减。

组成：知母 12 g,黄柏 12 g,生地黄 30 g,牡丹皮 9 g,墨旱莲 10 g,大小蓟各 15 g,炙龟甲 12 g,牛膝 12 g,菟丝子 15 g,土茯苓 30 g,半枝莲 30 g,琥珀粉 2 g (吞服)。

加减：若烦热汗出明显,加糯稻根 30 g、浮小麦 30 g、煅牡蛎 30 g。

4. 脾肾亏虚证

症见：无痛血尿,小溲无力,腰酸膝软,小腹下坠,面色白,倦怠无力,头晕耳鸣,大便溏薄,舌质淡,舌苔薄白腻,脉沉细。

治法：健脾益气,温补肾阳。

方药：补中益气汤合附桂八味丸加减。

组成：炙黄芪 30 g,党参 30 g,白术 12 g,茯苓 12 g,升麻 6 g,柴胡 9 g,菟丝子 30 g,补骨脂 12 g,熟附块 12 g,生地黄 12 g,熟地黄 12 g,山药 12 g,鹿角片 12 g。

加减：若下肢浮肿,加泽泻 30 g、牛膝 12 g、车前子 15 g(包煎);若纳呆,加焦神曲 12 g、焦山楂 12 g、鸡内金 12 g;若体虚羸弱,加人参或野山参 1.5~3 g (另煎)。

5. 并发症治疗

（1）癌痛：膀胱癌晚期，正气亏虚，癌毒浸淫，多有气滞、气虚、血瘀、痰浊等证。治疗宜益气理气、活血化瘀、化痰止痛为主，方以四君子汤、柴胡疏肝散、失笑散、少腹逐瘀汤、导痰方等加减。

（2）尿血：症见间歇性、无痛性血尿，尿中时见血丝或血块，尿痛或排尿不畅，少腹胀满冷痛。治宜活血化瘀、解毒散结，方用失笑散、少腹逐瘀汤、桂枝茯苓丸、小蓟饮子等加减，配伍地榆炭、仙鹤草、白茅根、藕节炭。

（3）尿潴留：症见尿频、尿急、尿痛，小便灼热，排尿不畅。治宜清热利湿解毒，方用八正散、程氏萆薢分清饮、防己茯苓汤加减。

三、中医药治疗膀胱癌的思路与方法

1. 根据西医治疗的不同阶段进行论治

（1）术后灌注阶段：在此阶段，患者通常要接受每月 1 次的抗癌药物膀胱内灌注治疗，灌冲期间，患者常出现尿频、尿急、尿痛等膀胱刺激征，甚至血尿，以及肝肾功能异常、骨髓抑制等毒副作用。此时应当根据不同症状，区别用药。

灌注期：灌注治疗而出现的毒副作用，是由于灌注药物及其产生的病理产物蕴结于下焦，使膀胱气化失司而致，可出现小便排出不畅、滴沥、涩痛，甚至因药物损伤膀胱黏膜壁和尿道上皮而出现血尿等症状。常运用清热通淋之中药，如车前草、滑石、淡竹叶、车前子、蒲公英等，不仅可以缓解患者排尿不畅，还可以加速化疗药物的排泄，减少其在体内的残留时间，从而降低肾毒性。随症加减：尿频、尿痛，加白茅根；尿频、尿急，加山药；排尿不畅，加淡竹叶、车前子；排尿无力，加肉桂、泽泻；滴沥不净，加玉米须、交泰丸；夜尿频多，加杜仲、淡竹叶。

间歇期：灌注治疗结束后，人体处于一个相对疲乏的状态。在此阶段，需要尽快缓解或消除前一次化疗产生的副作用，改善尿频、尿急、血尿等不适，使机体尽快恢复平衡状态。由于此阶段没有化疗药物的作用，可在不伤正的前提下，适当加大清热解毒抗癌药物的药量，防止癌细胞活动。机体虚弱或免疫功能低下者，可加淫羊藿、黄精等平补之药，以增强抵抗力。

（2）姑息治疗阶段：指膀胱癌晚期，多次复发或多处转移，只能考虑姑息治疗缓解患者痛苦，此时患者往往阳气渐耗，由阳及阴，阴阳两虚。此时须以扶正为主，祛邪为辅，再加以适当的抗癌治疗，使机体的阴阳达到新的平衡，从而延长患者带瘤生存的时间。常选用四君子汤等甘温益气方药为基础，适当配伍少许清热解毒药,扶正祛邪并行。本阶段虽然总体已呈气虚、阳虚之证,但仔细观察可见肿瘤局部气血郁结化热的现象仍然存在,因此针对性祛邪治疗十分必要。具体用药:血尿,可加仙鹤草、白茅根、茜草炭;腰骶部有疼痛,可加延胡索、川楝子;小便闭塞不通,可加槟榔、大腹皮、楮实子;有骨转移,出现剧烈骨痛,可加补骨脂、骨碎补等。

2. 根据不同的病理类型进行论治 在膀胱癌病理类型中,尿路上皮癌最为多见,除此以外,还包括鳞癌、腺癌等。中医可根据鳞癌、腺癌等不同病理类型进行论治。

(1)对膀胱鳞状细胞癌的论治:膀胱鳞状细胞癌是一种早期诊断率低,容易发生转移,恶性程度高的肿瘤。临床表现主要为肉眼血尿和难以忍受的膀胱刺激征或下尿路症状,故中医治疗多选用清热解毒、活血化瘀为主的中药施治,常用瞿麦、萹蓄、车前子、大蓟、小蓟、黄柏等。若血尿不止者,用琥珀粉、杜仲炭、仙鹤草等;小腹坠胀者,加蒲黄、五灵脂、川楝子等。

(2)对膀胱腺癌的论治:早期症状与膀胱移行上皮癌相似,血尿是最常见的临床表现,可伴或不伴膀胱刺激征,少数患者可表现为腹痛、下腹部肿块,部分患者尿中伴有黏液或腐肉样物质,黏液稠厚可阻塞尿道而发生尿潴留。起源于膀胱顶部的脐尿管腺癌往往无症状,部分患者可在下腹部触及肿块。总的来说,膀胱腺癌的临床症状出现较晚,确诊时肿瘤多已侵及膀胱肌层,部分患者可有腺性膀胱炎或长期膀胱结石等病史。膀胱腺癌多数对放化疗不敏感,手术治疗最重要。故术前中医治疗应以扶正培本、清热解毒活血为治疗原则,可选用黄芪、白术、猪苓、茯苓、泽泻、海金沙、仙鹤草、龙葵、白茅根、女贞子、墨旱莲等。术后以补肾益气、扶正通利为治疗原则,可选用黄芪、墨旱莲、补骨脂、当归、白术、川芎、莪术、地龙、冬葵子、猪苓、茯苓等。

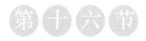

前列腺癌临证经验

一、对病因病机的认识

中医古籍中并无前列腺癌之病名,根据主要临床症状,将其归属于中医学"淋证""癃闭""血淋"等病证范畴。年迈体弱,或七情乖戾,或房事不节,或过食肥甘等,导致正气亏虚、脏腑失调,痰、湿、瘀、毒等内生,正虚邪进,痰浊结聚、邪毒壅积于下焦,致痰凝毒聚,相互交结而发为本病。由此前列腺癌的总病机为"正气亏虚(以肾、脾、肝三脏虚为主)及膀胱湿热",多见虚实夹杂之证,其病机的核心为"虚、毒、瘀、湿",其中"虚"为本因,主要表现在年老体衰,正气本虚,前列腺癌治疗后正气耗损致虚;年轻患者纵欲过度,导致肾精亏竭,肾气不足,一身之气不足,故导致正气衰竭,不能抵御病邪,最终诱发前列腺癌形成。其在脏主要责之于肾与膀胱;致病机制或由于湿热内聚,或瘀血内停,或疫毒凝结,或年老肾衰等。中晚期前列腺癌,癌肿耗散正气,病及其他脏腑,本虚而标实;本虚为脾肾两虚,标实以湿、痰、瘀、毒等兼夹为多见。

由于患者多接受去势治疗,常导致脾肾阳虚、痰湿内盛,因此表现出正气亏虚、痰湿夹杂的病机特点。

二、治疗方法

前列腺癌的发病过程,就是人体正气虚弱,邪气乘虚逐步侵袭的过程。前列腺癌多发于老年男性,而肾精不足、肾气亏虚是老年男性的生理特征。一般认为,癌症早期正邪相争,湿热、瘀血之邪盛,正气未虚,当以祛邪为主;治当清热利湿解毒、疏肝理气、活血化瘀为主,结合体质辨证论治。中期正邪交争,虚实夹杂、瘀血内阻、毒瘀互结,小便滴沥,尿如细线,或癃闭不通,腰及少腹疼痛难忍;治当攻补兼施,活血化瘀、解毒散结、扶正抗癌。而晚期正气已衰,无力抗邪,故应以扶正为主,兼以解毒抗癌。

1. 湿热下注证

症见:小便不畅,滴沥不通或成癃闭,偶有血尿,口苦口黏,渴而不欲饮,时有发热起伏,腰痛不适,小腹胀满,会阴部胀痛、拒按,舌质红,苔黄腻,脉滑数。

治法:解毒清热,利湿散结。

方药:八正散加减。

组成:瞿麦9 g,萹蓄9 g,车前子15 g,滑石12 g,栀子9 g,大黄6 g,甘草梢6 g,半枝莲15 g,半边莲9 g,白花蛇舌草15 g。

加减:若血尿明显者,加白茅根30 g、大小蓟各15 g;腰痛甚者,加杜仲15 g、续断15 g、桑寄生15 g。

2. 痰瘀闭阻证

症见:小便点滴而下,尿如细线,或时而通畅,时而阻塞不通,少腹胀满疼痛,或少腹积块,尿血色紫暗有块,伴腰背、会阴疼痛,行动艰难,烦躁不安,舌质紫暗或有瘀点,苔薄,脉涩或细数。

治法:化瘀散结,活血止痛。

方药:桃仁红花煎加减。

组成:桃仁 9 g,红花 6 g,当归 9 g,白芍 9 g,生地黄 12 g,川芎 9 g,丹参 12 g,香附 9 g,青皮 6 g,穿山甲 6 g,延胡索 9 g。

加减:若小便不利甚者,加川牛膝 9 g、冬葵子 15 g、淡竹叶 9 g;腰骶疼痛,加三棱 9 g、莪术 9 g、蜂房 9 g。

3. 肝肾阴虚证

症见:排尿困难,尿流变细,排尿疼痛,进行性加重,时有血尿,可有腰骶部及下腹部疼痛,头晕耳鸣,口干心烦,失眠盗汗,大便干燥,舌质红,苔少,脉细数。

治法:滋养肝肾,解毒散结。

方药:六味地黄丸合左归丸加减。

组成:熟地黄 18 g,山茱萸 9 g,牡丹皮 6 g,山药 9 g,茯苓 6 g,泽泻 6 g,枸杞子 9 g,牛膝 9 g,鹿角胶 9 g,龟甲胶 9 g,白花蛇舌草 15 g,半枝莲 15 g,半边莲 9 g。

加减:若潮热明显,加女贞子 9 g、墨旱莲 9 g;常有盗汗者,可加浮小麦 18 g、麻黄根 15 g;若有心悸,加薤白 9 g、枳实 6 g、生姜 6 g。

4. 气血两虚证

症见:小便不通或点滴不爽,排尿乏力,尿流渐细,少气懒言,神疲乏力,自汗,眩晕,腰膝冷痛,下肢酸软,畏寒肢冷,喜温喜按,大便溏泄,面色淡白或萎黄,舌淡,苔薄白,脉细弱。

治法:益气养血,利水渗湿。

方药:十全大补汤加减。

组成:党参 6 g,白术 9 g,白芍 9 g,白茯苓 9 g,黄芪 12 g,川芎 6 g,生地黄 12 g,熟地黄 12 g,当归 9 g,肉桂 3 g,甘草 3 g。

加减:若乏力明显者,加黄芪 30 g、太子参 15 g;伴有食欲不振,加焦山楂 15 g、神曲 15 g;若恶心呕吐,加生姜 6 g、竹茹 9 g。

5. 并发症治疗

(1)尿失禁:前列腺癌根治术后常见的并发症之一。其多因脾肾亏虚、下焦虚寒以致膀胱不能收摄尿液;或因尿路损伤、湿热瘀血阻滞以致尿路失约。肾气不足者治以固肾缩尿,常用菟丝子、芡实、山茱萸等;脾气亏虚者治以健脾益气,常用黄芪、党参、白术等;湿热蕴结者治以清热利湿,常用黄柏、秦皮、茵陈、车前子等;瘀血阻滞者治以化瘀通络,常用三棱、莪术、三七、益母草等。

(2) 淋巴囊肿:前列腺癌淋巴清扫术后常见的并发症之一。这类情况属于"痰毒""痰核""核"一类疾病,多因痰湿交结所致,治疗多以燥湿化痰为主,常用药物有半夏、王不留行、瓜蒌、鱼腥草等,中成药可选用西黄丸口服。

(3) 深静脉血栓:深静脉血栓是并发症中较为严重的一种。大多由气滞血瘀、气血运行不畅、瘀血阻于脉道,营血回流受阻,水津外溢,聚而为湿、为肿。治疗上多以疏理气血为主,常用药物有川芎、三七、桃仁、丹参、红花、鸡血藤等,常用的中药制剂有丹参注射液、清脉通络丸等。

三、中医药治疗前列腺癌的思路与方法

(1) 前列腺癌的发生、发展与转归多与雄激素有关,因此在应用补益药物时需注意选用一些补肾温阳中药,如鹿茸、人参、冬虫夏草、淫羊藿、肉苁蓉等多有类雄激素样作用,但要注意,在雄激素依赖阶段应尽量避免使用。

(2) 内分泌治疗期,由于内分泌药物的副作用,患者常出现(肺脾)气阴两虚证,可选用黄芪、太子参、麦冬、浮小麦、白术、半枝莲、泽兰、炙甘草等,并予以生脉注射液或参麦注射液静脉滴注。

(3) 雄激素非依赖性前列腺癌患者正气进一步受损,毒邪扩散,常出现(脾肾)阴阳两虚证,可选用黄芪、太子参、黄精、巴戟天、龟甲、半枝莲、泽兰、枸杞子、炙甘草、陈皮等,并予参芪扶正注射液静脉滴注。

(4) 激素难治性前列腺癌患者病情进一步发展,正虚邪恋,常出现脾肾阳虚证,可选用黄芪、党参、白术、茯苓、(熟)附子、菟丝子、白芍、枸杞子、半枝莲、炙甘草,并予参附注射液静脉滴注。

(5) 放疗后常出现阴虚内热证,可选用水牛角、生地黄、赤芍、牡丹皮、山茱萸、鳖甲、女贞子,并可予毛冬青、槐花、地榆、蒲公英煎液保留灌肠。

(6) 前列腺癌手术治疗后多出现气血两虚,可选用补益气血药物,常用药物有当归、黄芪、太子参、熟地黄、白芍、党参、白术、茯苓、山药、大枣、黄精、阿胶等。

(7) 根据前列腺癌的解剖位置和功能,认为病位在肾,与肝、脾、胃密切相关,肾气亏虚,痰湿蕴结下焦是其主要病机,故在治疗上主张"清补兼施,以通为补",不宜使用鹿茸、肉桂、附子等辛温大热之品。

(8) 晚期前列腺癌常发生骨转移,骨转移的形成与肾、肝、脾系最为密切,前

列腺癌在生理上属多血之脏,骨转移时患者多气阴两虚,正气不足,容易发生血瘀阻滞,因此在治疗上主张多用滋阴益肾、益气扶正、祛瘀除痰、解毒软坚的中药。

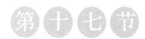

恶性淋巴瘤临证经验

一、对病因病机的认识

中医古籍中没有恶性淋巴瘤的病名记载,但是根据部分临床表现如淋巴结肿大等,可将其归属于"失荣""阴疽""恶核""上石疽""瘰疬"等范畴。主要病因病机:① 寒痰凝滞:寒主收引凝滞,寒邪偏胜,则水液气化不利,而生恶核;② 气郁痰结:情志不遂,气机失畅,肝失条达,气不能推动水液,日久则成痰毒,化为恶核;③ 痰瘀互结:痰已成,又欠气机调畅,痰瘀相互搏结,而成恶核;④ 痰热相搏:热毒偏胜,炼液成痰,化为恶核;⑤ 气虚血瘀:气为血之母,气虚则新血不生,旧血不行,久则血瘀停聚,则生恶核;⑥ 肝肾亏虚:肝主疏泄,肾主气化,若肝肾亏虚,则气不能行,水不能化,最终形成恶核。恶性淋巴瘤形成的病因病机较为复杂,且呈现多层次、多阶段的复杂病理过程,是一种脏腑失调、痰瘀相抟、整体属虚、局部为实而虚实夹杂的全身性疾病。本病病位在肌腠,常累及脾、肾、胃、肠等,是全身性疾病的局部表现。本病早期多无症状,以邪实证为主,表现为孤立性肿块或小结节等,中后期肿块相互融合,破溃,可蔓延至四肢百骸和五脏六腑,表现为发热盗汗、体重下降等本虚证候。

二、治疗方法

中医药治疗可以贯穿西医治疗的所有阶段。在西医无法进一步治疗的情况下,可以单独运用中医药治疗。对于行手术、化疗的恶性淋巴瘤患者,当发挥中医药扶正固本、辨证论治的优势,开展中西医综合治疗,以起到减毒增效的目的。对于无法采用西医治疗或选择单独中医药治疗的患者,当从整体观念出发,遵循辨证论治原则,根据辨证分别以温化寒痰、疏肝理气、化痰散瘀、益气养血、清热化痰、滋肝补肾之法为治疗原则。

1. 寒痰凝滞证

症见：颈项、耳下或腋下多个肿核，皮色如常，坚硬如石，不痛不痒，不伴发热，畏寒怕冷，面色少华，伴有神疲乏力，倦怠，大便溏，小便清长，舌淡苔薄，脉沉细弱。

治法：温化寒痰，补养气血。

方药：阳和汤加减。

组成：熟地黄 30 g，鹿角胶 10 g，白芥子 10 g，炮姜 6 g，肉桂 3 g，麻黄 6 g，法半夏 9 g，蜂房 9 g，僵蚕 9 g，甘草 6 g，陈皮 9 g。

加减：若畏寒肢冷甚者，加附子 9 g、干姜 6 g、细辛 6 g；贫血貌，加黄芪 30 g、当归 9 g、鸡血藤 15 g、阿胶 9 g。

2. 气郁痰结证

症见：颈项、耳下或腋下多个肿核，不痛不痒，皮色不变，伴有平素烦躁易怒，胸闷腹胀，两胁窜痛，纳呆气短，大便干结，小便短赤，舌暗红，苔薄黄，脉弦。

治法：疏肝解郁，理气散结。

方药：柴胡疏肝散加减。

组成：柴胡 12 g，枳壳 9 g，白芍 12 g，陈皮 9 g，半夏 9 g，厚朴 9 g，川芎 9 g，香附 9 g，甘草 6 g，连翘 15 g，浙贝母 9 g，僵蚕 9 g，夏枯草 15 g，海藻 10 g，焦山楂 9 g，焦神曲 9 g。

加减：若胸胁痛甚，加延胡索 9 g、川楝子 9 g、三七 9 g；便秘者，加瓜蒌仁 30 g、虎杖 15 g、生大黄 6 g。

3. 痰瘀互结证

症见：颈项或体表肿核硬实，经久不消，或胁下有癥块，推之不移，隐隐作痛，伴有口干苦，纳呆食少，舌暗，苔白腻，脉弦涩。

治法：化痰散结，软坚化瘀。

方药：海藻玉壶汤加减。

组成：海藻 15 g，昆布 15 g，浙贝母 15 g，青皮 9 g，陈皮 9 g，制半夏 9 g，当归 12 g，川芎 9 g，生牡蛎 30 g，白芥子 10 g，鸡内金 9 g。

加减：若痰多，加白芥子 10 g，制胆南星 6 g，姜半夏 12 g；若脘腹疼痛，加川楝子 6 g，延胡索 12 g，乳香 6 g，没药 6 g。

4. 痰热相搏证

症见：颈部及其他体表肿核红肿疼痛，伴有口苦，口吐黄痰，小便黄，大便秘结,舌红,苔黄腻,脉数。

治法:清热解毒,化痰散结消肿。

方药:甘露消毒丹加减。

组成:茵陈 15 g,黄芩 9 g,石菖蒲 9 g,滑石 15 g,川贝母 9 g,藿香 9 g,连翘 9 g,白豆蔻 6 g,薄荷 3 g,射干 3 g,车前草 15 g,夏枯草 9 g,僵蚕 9 g,竹茹 6 g。

加减:若有皮肤瘙痒,加白鲜皮 15 g、浮萍 15 g、蝉蜕 6 g;小便刺痛,加瞿麦 15 g、萹蓄 15 g、车前子 15 g。

5. 气虚血瘀证

症见:颈项等处多个核肿,核肿较硬,刺痛隐隐,不痛不痒,皮色不变,伴有少气懒言,食少纳呆,大便无力,小便清长,舌质胖、边有齿痕,舌色偏暗,苔薄白,脉细。

治法:益气养血,活血散结。

方药:香贝养荣汤加减。

组成:香附 9 g,浙贝母 9 g,生晒参 10 g,生黄芪 15 g,炙黄芪 15 g,当归 15 g,白芍 30 g,川芎 9 g,茯苓 15 g,炒白术 12 g,夏枯草 15 g,山慈菇 9 g,炒谷芽 9 g,炒麦芽 9 g。

加减:若纳差者,加焦三仙各 15 g、鸡内金 15 g;若食少便溏,加党参 15 g、山药 15 g、薏苡仁 15 g、神曲 15 g。

6. 肝肾亏虚证

症见:颈项肿核累累,质地坚硬,五心烦热,口干咽燥,腰膝酸软,头晕耳鸣,两胁窜痛,舌红苔少,脉细数。

治法:滋肝补肾,软坚散结。

方药:大补阴丸加减。

组成:熟地黄 30 g,生地黄 30 g,黄柏 9 g,知母 9 g,龟甲 15 g,僵蚕 9 g,山慈菇 9 g,夏枯草 15 g,炒谷芽 9 g,炒麦芽 9 g,焦山楂 9 g,焦神曲 9 g。

加减:若盗汗甚者,加浮小麦 30 g、煅龙骨 30 g、煅牡蛎 30 g、五味子 9 g;腰酸甚者,加杜仲 15 g、桑寄生 15 g、续断 15 g。

7. 并发症治疗

(1)皮肤瘙痒:多见于气血两虚之证,可在辨证基础上加上益气养血之品。全身瘙痒多见于疾病晚期,气血虚极选用八珍汤、人参养荣汤、十全大补丸等。

(2)发热:外感邪气者表现突然发热,伴周身疼痛,咽喉疼痛,咳嗽咯痰,选用银翘散、桑菊饮、葛根解肌汤等加减;邪毒内发常见于疾病严重恶化阶段,临床表现为壮热口渴,大汗出。汗出不解,咽喉肿烂,皮生疔肿,大便干结,小便黄赤,舌红苔黄,脉象洪大,体温可高达 39℃以上,宜用清热解毒法。可选用清瘟败毒饮、黄连解毒汤、普济消毒饮、五味消毒饮、西黄丸加减;气虚发热可见无规则低热,伴有明显体倦乏力,心悸气短,自汗恶风等,治宜补中益气,甘温除热,宜在辨证施治基础上加用黄芪、党参、黄精、太子参等。

(3)疼痛:可根据疼痛发生的病因病机,在辨证施治基础上分别选用延胡索、乌药、细辛、麻黄、乌头、马钱子、川芎、川楝子等止痛药。

三、中医药治疗恶性淋巴瘤的思路与方法

1. **辨寒热** 恶性淋巴瘤以体表淋巴结肿大为临床特征。在早期常无特异症状,局部肿块较小,不红、不痛,但患者常有畏寒肢冷、口淡不渴,或恶热喜冷、口干口渴等,故以寒热辨证为主。及至病情进展初期,疾病性质多以热为主,体表肿块皮色发红,皮温发热,或兼潮热盗汗,口燥咽干,心烦失眠,小便短赤,大便艰涩等。病情进一步发展,累及脏腑,阳气渐损,疾病性质趋于寒证,体表肿块增多增大,或胁下硬块,皮温如常,坚硬如石,或兼神疲乏力,面色少华,语言低微,气短自汗,纳少便溏等,疾病性质多以寒为主。因此,寒热辨证体现在淋巴瘤辨证全过程。

2. **辨正虚** 根据患者临床表现可明确判断正虚是属气虚、血虚或气血两虚、阳虚、阴虚。一般而言,气虚证多见神疲乏力,气短懒言,动则加剧,舌淡,脉虚;血虚则面色无华或萎黄,口唇色淡,头晕心悸,脉细;气血两虚则兼见两组证候,并伴全身淋巴结肿大,质地坚硬,推之不移,按之不痛。气虚失治损及人体阳气,发展为阳虚,症见全身一处或多处淋巴结肿大,不痛或隐痛,皮色不变,兼见畏寒肢冷,腰膝酸软,大便溏薄,舌淡,脉沉迟;若兼见潮热盗汗,五心烦热,咽干口燥,舌红少苔,脉细数则为阴虚。

3. **辨标实** 恶性淋巴瘤的标实有"血瘀""痰结""毒聚"的不同,根据肿块的部位、大小、质地、皮色、皮温,肿块是否伴有疼痛、疼痛性质,以及全身伴随症状等,有助于辨明其为何种病机。除淋巴结肿大外,肿块刺痛或胀痛,痛处固定,皮色不变或青紫、晦暗,面色黧黑,肌肤甲错,舌质紫暗或有瘀点,脉弦或细涩,为血瘀或气滞血瘀;痰结的辨证要点为:除淋巴结肿大外,推之不动,不痛或伴隐痛,皮色不变,皮温正常,舌苔白腻;毒聚的辨证要点为:局部淋巴结异常增大,伴局部皮肤红肿热痛,或有溃烂,或伴咽喉肿痛,胸中烦热,大便干结,小便短赤等。

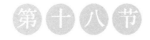

肿瘤并发症的临证经验

一、癌性发热临证经验

（一）对病因病机的认识

癌性发热是由于恶性肿瘤引起的体温超出正常范围，以持续性低热、午后潮热，或者发热反复发作为主要症状，且其热势以低热为主，在病程中也可出现中度发热或者高热。本病起病缓慢，病程较长，缠绵反复，通常将其归为中医学"内伤发热"范畴。早在《黄帝内经》中即有关于内伤发热的记载，如"阴虚生内热"（《素问·调经论》）。李杲在《内外伤辨惑论》中对内伤、外感发热的鉴别也做了明晰的论述，凡是不因感受外邪所导致的发热均属内伤发热范畴。癌性发热的病因复杂，多与患者体内有形之癌肿密切相关。肿瘤本身属有形之邪，阻碍气血运行，进而气机郁滞而化热；同时有形之瘤阻碍气血津液的运行，进而产生瘀血、痰湿、瘀毒等病理产物，使气机郁滞而化热；肿瘤之邪日久损伤机体正气，阴阳失调，脏腑气血虚损，而致气血阴阳亏虚之虚热。或放疗、化疗后损伤机体的气血阴阳，日久湿热毒邪积聚化热化火。患者本身易产生巨大的精神压力，从而引起情志上的变化，即所谓七情内伤，进而导致气机逆乱或郁滞而发热。

（二）治疗方法

中医药治疗根据癌性发热的不同阶段、不同病因病机的实际情况而采用清热滋阴、补中益气、活血化瘀、利湿退热、泻火凉血诸法。因病程日久、施治误治或劳倦过度致气血阴阳亏虚所致发热常为虚证；感受热毒之邪诸如放疗、化疗、射频消融等，或因患者脏腑功能虚弱而气血津液运行失常所产生气滞、湿聚、痰凝、血瘀等病理产物所致发热通常为实证。故同病异治，辨证施治是治疗本病最有效的治疗原则。

1. 阴虚内热证

症见：午后潮热或夜间发热，手足心热，多为低热，或骨蒸潮热，盗汗，形体消瘦，心悸失眠，口干咽燥，腰酸膝软，大便干结，舌质红少津或有裂纹，苔少，脉细数。

治法：滋阴泻火,除蒸退热。

方药：青蒿鳖甲汤加减。

组成：鳖甲 15 g,知母 9 g,银柴胡 15 g,地骨皮 15 g,青蒿 12 g,胡黄连 9 g,秦艽 9 g,生地黄 15 g,玄参 15 g,麦冬 9 g,柏子仁 9 g。

加减：若口干咽燥甚者,加芦根 30 g、玉竹 15 g、天花粉 15 g;心悸失眠者,加酸枣仁 15 g、合欢皮 15 g、夜交藤 15 g。

2. 气虚发热证

症见：长期发热,热势或高或低,多于劳累后发生,时有头晕,倦怠乏力,少气懒言,自汗,食少,易于感冒,舌质淡,苔薄白,脉细弱。

治法：补中益气,甘温除热。

方药：补中益气汤加减。

组成：黄芪 15 g,党参 9 g,白术 9 g,当归 9 g,陈皮 9 g,升麻 6 g,柴胡 6 g,甘草 6 g。

加减：若倦怠乏力甚者,加人参片 9 g、太子参 15 g、西洋参 15 g;自汗甚者,加煅牡蛎 30 g、瘪桃干 30 g、麻黄根 30 g;畏寒便溏者,加补骨脂 15 g、肉豆蔻 9 g、诃子 15 g。

3. 气滞血瘀证

症见：低热,多于夜间或午后出现,可受情绪影响,烦躁易怒,胸胁闷胀,或口干咽燥,但欲漱不欲饮,局部疼痛,痛有定处,面色晦暗,舌质红或紫暗或有瘀斑,脉弦或涩。

治法：活血化瘀,行气凉血。

方药：血府逐瘀汤加减。

组成：桃仁 6 g,红花 3 g,赤芍 9 g,当归 9 g,川芎 3 g,丹参 9 g,柴胡 6 g,枳壳 6 g,生地黄 9 g,甘草 3 g。

加减：若烦躁易怒,加柴胡 9 g、黄芩 15 g、广郁金 9 g;疼痛甚者,加三七 9 g、土鳖虫 15 g、甘草 15 g。

4. 湿郁发热证

症见：多于午后热甚,身热不扬,汗出热不退,口干不欲饮,纳呆,胸闷身重,心烦,恶心,呕吐,舌质红,苔黄腻,脉濡数。

治法：宣畅和中,清热利湿。

方药：三仁汤加减。

组成：杏仁 9 g，蔻仁 3 g，薏苡仁 30 g，厚朴 3 g，半夏 6 g，黄芩 6 g，滑石 15 g，竹叶 6 g。

加减：若恶心欲呕者，加竹茹 9 g、紫苏梗 9 g、旋覆花 9 g；苔白腻，偏于寒湿者，加苍术 9 g、厚朴 9 g、陈皮 9 g、草果仁 9 g。

5. **热毒炽盛证**

症见：高热不退，面赤，烦躁，汗出，口渴喜冷饮，大便干结，小便黄赤，舌质红，苔黄燥，脉洪。

治法：清热泻火，凉血解毒。

方药：犀角地黄汤加减。

组成：水牛角 30 g，生地黄 30 g，玄参 30 g，赤芍 6 g，牡丹皮 6 g，板蓝根 10 g，连翘 9 g，金银花 15 g，紫草 12 g，羚羊角粉 0.3 g(吞)。

加减：若高热不退，加生石膏 30 g、知母 15 g；大便干结，加生大黄 6 g、虎杖 15 g、厚朴 15 g、芒硝 15 g。

（三）中医药治疗癌性发热的思路与方法

1. **脾虚为本，扶正重在补脾** 肿瘤的发生发展与脾胃密切相关。通常，肿瘤患者发病前，自身脾虚不能化生水谷精微，脾失健运，气机阻滞，久之痰瘀互阻，酿生癌毒。由此可见，肿瘤的形成多是因虚致实、虚实夹杂的，癌肿局部的阴"实"常与全身的阳"虚"相互错杂。针对肿瘤患者"本虚标实"的特点，治疗上遵循扶正培本、抗癌解毒的原则，力图改变肿瘤和人体之间的邪正力量对比。扶正时应着重关注脾胃，并灵活配伍化痰逐瘀、抗癌解毒之品，兼顾调畅气机，升降同调，补而不滞，五脏同调，使气血生化源源不断，气血津液输布正常，人体正气充沛，癌瘤乃消。

（1）益气养阴以消虚热：全身气血阴阳亏虚均可导致虚热内生。肿瘤中晚期，因癌毒久积不散，灼伤阴液，耗伤正气，从而气阴两伤。此外，经过多重治疗，肿瘤患者阴液耗伤更为突出，气虚发热和阴虚发热尤为多见。因此临床上应用甘温培土生金之补中益气汤，以益气为主，兼可养血，补肺脾之气，气虚虚热自退。应用甘凉培土生金之麦门冬汤，重用麦冬为君，滋养肺胃，降逆和中，使肺阴得养，阴虚虚热得解。

（2）健脾祛湿以消郁热：《证治汇补》有云"挟瘀挟痰、疮毒虚烦，皆能发热"，脾失健运易化湿生痰，夹瘀易生郁热。对于此类郁热者，应健脾化痰祛湿，兼顾调畅气机，气机得以疏泄，则郁热自解。临床上多化用参苓白术散，取其健脾补肺、渗湿行气之功效。

（3）调节气机以平阴火：脾胃气机升降失调引发阴火内生。脾胃气虚，中焦气机升降失常，损及五脏，致使心火不能下温肾水，肾水不能上济心火，肾之相火妄动，上扰脾胃乃至扰肺，从而导致阴火发热。

2. 抗癌解毒以消热毒　癌性发热不完全等同于内伤发热，归根结底在"癌瘤"这一病理基础。癌毒是脏腑功能失调、多种病邪夹杂而生，宜"标本同治"。癌毒解则热毒可消，故在治疗发热的同时，应把抗癌解毒放在基础地位。癌毒日久易生邪化热，故临床治疗中可选用生药、虫药软坚散结，毒药以毒攻毒。生药多选用生黄芪、生龙骨、生牡蛎、生半夏等，虫药多选用僵蚕、全蝎、蜈蚣、干蟾皮、土鳖虫、九香虫等，毒药多采用胆南星、细辛、银杏、川楝子等。

3. 因时制宜，改善体质，综合祛热　癌性发热的治疗应坚持"不断扶正，适时祛邪"的原则。肿瘤的不同时期病机稍有侧重，应分期论治。癌症早期，正气充足，癌毒偏盛，发热特点偏于高热，持久不退，多辨证为热毒炽盛，故治则多着重于加大抗癌解毒力度，以求快速逆转病势，在处方中加入虫类药如：僵蚕、土鳖虫、干蟾皮、全蝎、蜈蚣等；癌症中期，患者处于围手术期或放化疗阶段，此期常表现为低热，多辨证为气阴两虚，治疗时可适当增加党参、白术、白芍、当归以益气养血，佐以沙参、麦冬、玉竹以养阴清热；癌症晚期，因肿瘤进展或术后复发，患者多表现为脾肾阳虚或者阴阳两虚，临床用药多以"和"为法，多选用补骨脂、山茱萸、牛膝、女贞子、白术、杜仲、桑寄生等温肾健脾，以求纠正阴阳偏盛偏衰，改变"癌性"体质。

4. 和解少阳，宣达枢机　少阳经循行于太阳、阳明之间，处于半表半里的位置，又曰"少阳为枢"，具有调畅气机升降出入、促进营卫气血的生化运行，通调水道、输布水液精微代谢，输布相火、调控阴阳消长的功能。若少阳枢机不利，则升降失常、脏腑气机失和，继而气血津液运行受阻，反过来又加重少阳枢机不利。

癌性发热因少阳枢机不利而郁热内发，多以低热为主要临床表现，反复发作、时休时止表现为"往来寒热"的特点。主要表现为午后或傍晚体温逐渐上升，至半夜或次日早晨体温逐渐下降，表现为"潮热""发作有时"的特点。与少阳经的临床症状多有契合之处。故当以"和解"为法，和其不和，临床上应用柴胡类方，以宣达枢机、和解少阳、调畅气血，在治疗癌性发热中具有较好效果。

5. 养阴透热，以清阴分伏热　"三焦者，原气之别使也，主通行三气，经历于五脏六腑""三焦者，决渎之官，水道出焉"，三焦是人体气及津液运行的通道。肿瘤患者素有正气不足之基本病机,加之化疗、放疗、射频消融等治疗感受火热之邪,进一步导致阴阳失调,脏腑功能减退。致三焦枢机不利,气机受阻,水道不通,进一步导致湿、痰、毒、瘀留滞三焦,郁而化热。吴鞠通说:"在上焦以清邪为主,清邪之后,必继以存阴;在下焦以存阴为主。"临床肺癌、食管癌接受放疗后,阳盛生热,热毒炽盛,可以清热解毒汤。肺癌放疗后火毒侵袭,津亏肺燥,阴不制阳而发热,可以清燥救肺汤滋水清金。中焦消化道肿瘤与脾胃气虚发热病机相通,可运用李东垣"以辛甘温之剂,补其中而升其阳"甘温除热理论。大肠、小肠、膀胱位居下焦,肠癌术后,津液重吸收功能下降,阴液不足,不能制阳,故发热、口干。

《张氏医通》中说:"杂病发热,阴虚于下也。"晚期肿瘤患者,癌毒深伏于阴分日久,邪热久羁,伤及真阴,下焦阴血亏乏,肝失濡养,乙癸同源,终至肝肾阴虚。《素问·调经论》云:阴虚则内热。且肿瘤晚期患者发热呈现出夜热早凉、热退无汗、口干躁烦、舌干少津、脉细数的特点,属气阴两虚、邪伏阴分证。治疗上当以养阴透热为要,扶正以祛邪。《温病条辨》下焦篇"夜热早凉,热退无汗,热自阴来,青蒿鳖甲汤"主之。

二、癌性疼痛临证经验

(一) 对病因病机的认识

癌性疼痛是癌肿浸润、压迫周围神经组织所引起的疼痛,多发生于肝、骨骼、肺、胃肠等器官,疼痛多数为持续性,常突发剧烈疼痛,是影响癌症晚期患者生活质量的主要原因。根据不同部位癌症的疼痛可归属于相应部位的痛证,如脑瘤、鼻咽癌及癌症脑转移引起的疼痛归属为"头痛",食管癌及肺癌引起的疼痛可归属为"胸痛",胃癌引起的疼痛归属为"胃痛",肝癌引起的疼痛归属为"胁痛",胰腺癌、结直肠癌引起的疼痛归属为"腹痛",骨癌及癌症骨转移引起的疼痛归属为"痹证"或"骨痹"。中医对疼痛之因归于"不通"和"不荣"。癌症的发生乃由于人体正气亏虚、阴阳失调、脏腑功能低下,导致气滞、血瘀、痰凝而成。气血痰湿瘀热胶结而导致局部气血不畅,瘀阻脉络,"不通则痛"故癌症患者常伴疼痛症状,且以实证为主。但由于癌症久治不愈,正气耗损,血行更为迟缓,脏腑经络失去濡养,亦可导致疼痛,即"不荣则痛"。

(二) 治疗方法

中医药治疗可以贯穿西医治疗的所有阶段。在西医无法进一步治疗的情况下,可以单独运用中医药治疗。中医药基于辨证论治的理论,遵循"治病必求本"原则,根据癌性疼痛临床症状的不同,通过益气扶正、行气活络、活血化瘀、祛痰化湿等治法,选用不同方药以缓解疼痛。

1. 气虚证

症见:多为胀痛或按之痛缓,伴乏力、便溏、少气懒言,舌淡胖,脉软。

治法:益气健脾。

方药:四君子汤加减。

组成:人参9g,白术9g,茯苓9g,甘草6g。

2. 气滞证

症见:攻窜胀痛,痛无定处,可伴胸闷、胁肋胀满等,苔薄,脉滑或弦滑。

治法:疏肝理气。

方药:柴胡疏肝散加减。

组成:柴胡9g,陈皮6g,川芎9g,香附9g,枳壳9g,芍药15g,甘草9g,延胡索15g。

3. 血瘀证

症见:疼痛剧烈或如针刺,痛处固定,拒按,入夜更甚,伴面色黧黑、肌肤甲错,舌紫暗或有瘀斑,脉细弦或涩。

治法:活血化瘀。

方药:失笑散合少腹逐瘀汤加减。

组成:五灵脂6g,蒲黄6g,小茴香6g,干姜6g,延胡索9g,没药6g,当归9g,川芎9g,肉桂3g,赤芍9g,蒲黄9g。

4. 痰浊证

症见:疼痛多为闷痛或重痛,伴头晕目眩、身重肢倦、不思饮食,苔白腻,脉滑。

治法:化痰止痛。

方药:导痰汤加减。

组成:半夏9g,橘红9g,茯苓15g,枳实9g,胆南星9g,甘草3g。

（三）中医药治疗癌性疼痛的思路与方法

（1）发生癌痛大多已是肿瘤患者的中晚期,治疗时不可单纯见痛止痛,应根据患者病因及临床表现,同时结合患者体质、疾病阶段、心理素质、情绪等,辨明病机和证型,综合患者机体邪正情况,采用相应的治疗方法:"先攻后补"或"先补后攻"或"攻补兼施",使得祛邪勿忘固本,扶正不可敛邪。根据邪正盛衰的关系,抓住合适时机,祛痰瘀癌毒,调气血阴阳,畅通气机升降,达到"治病勿忘本",缓解患者痛苦,改善生存质量。

（2）癌痛患者性别、年龄、体质存在差异,病期病程不同,病机表现为正虚与邪实同时存在,寒热错杂,并相互影响,相互转化,因此临床上对于癌痛患者,要发挥中医整体观、因人而异、动态分析的思路,方能取得满意的疗效。

1）第一步抓主症辨病：抓住最有特点、最能表现病机的症状。如肿瘤患者出现疼痛且具有喘咳逆气,肩背痛,汗出,或少气不能报息,食欲不佳,结合舌淡、苔白腻、脉虚等肺气不足的表现,是肺癌正气亏虚、肺气不足的主要表现。这一步是辨病的过程,决定诊疗的思路与方向。

2）第二步明病机：主症不必悉具,病机最为根本。肺癌胸痛的病机以气血不足为基础,癌邪伏于肺络,产生瘀血、痰饮等病理产物,因虚不能驱散致气机阻滞,血脉运行不畅,脏腑经络失去濡养,引发疼痛。治以益气通络,补肺气之虚,兼祛痰瘀之邪,补而不滞,通而无伤,通补兼施。

3）第三步辨方证：如血府逐瘀汤、膈下逐瘀汤、少腹逐瘀汤、身痛逐瘀汤均为王清任活血化瘀止痛代表方,但是少腹逐瘀汤中小茴香、肉桂辛温散寒、破血通经,善去癥冷沉寒,其方证核心以"阴寒"为主,功效以温经散寒、化瘀止痛为主,多应用于妇科癌性疼痛中,且伴有形寒肢冷、手足不温等表现。若胃癌突发上腹部绞痛,警惕胃出血,禁用上述活血化瘀止痛方。顺应"脾升胃降"的生理特点,理气和中、健脾止痛,若见湿热阻滞脾胃、寒热互结,且热大于寒,选用半夏泻心汤辛开苦降、平调寒热。若脾胃虚寒气弱,腹中冷痛,下利呕吐者选理中汤。

4）第四步随症加减：确定主方后要根据不同阶段扶正与祛邪侧重点不同、其他症状辨证适时调整方药,以期提高癌痛治疗效果。若肺癌癌痛合并胸腔积液者加防己、葶苈子、泽泻、猪苓、桂枝等；夜寐欠佳者加酸枣仁、首乌藤、合欢皮等养血宁心安神；对于放疗后的胸痛,可加金银花、沙参、麦冬、鲜芦根等清热解毒、养阴生津。

（3）癌痛从络病论治：《临证指南医案·诸痛门》云："久痛必入络,气血不行。"恶性肿瘤在其生成、增殖及侵袭的慢性进展过程中,初则由气及血,久则由血入络。络脉纵横交错于全身、沟通内外,若邪气停于络脉,则痰瘀互阻、虚实互结、病情缠绵反复。癌肿阻滞脉络,不通则痛,故疼痛持久而剧烈；痛证不除,局部脉络阻滞日久,耗伤正气,导致病络的程度进一步加深。络病的治疗当以理气健脾,活血通络为基本原则,即"通血脉,攻坚垒,佐以辛香行气,是络病大旨""数年痛必入络,治在血中之气",久病、久痛从络论治。

补虚通络:久病气血不足,无以濡养,不荣则痛,另外血气运行滞涩,内着干血,肢体不荣,故生疼痛。临证要兼顾理气活血、养血补虚,可用木香、香附、佛手等理气调中、行气止痛之品及当归、川芎、鸡血藤、延胡索、莪术、牛膝等补血活血、通经止痛之品。上述药物多辛香燥烈,对于胃阴不足者要注意配伍、谨慎使用,防止阴液枯竭。补虚通络法可广泛应用临床:化疗药物如铂类、紫杉烷类、长春碱类具有较强的周围神经毒性,致使四肢麻木疼痛,可配合服用益气养血通络之剂如当归四逆汤、黄芪桂枝五物汤,以冀气血充实,荣卫调和;蒽环类及紫杉烷类化疗药、曲妥珠单抗、免疫治疗药物具有心脏毒性,临证若见胸闷、心悸、呼吸困难,伴有阴亏的表现,即为心阴受损、心络失养,法当养心和营通络,营血复则心络安;肾主骨生髓,骨肿瘤、多发性骨髓瘤及骨转移瘤属奇经病者,可遵循叶氏奇经治则,以大剂血肉有情之品滋填奇经,以辛润温补之剂通络止痛。

虫蚁通络:久病沉疴者,在临床应用中,可加用虫类药。虫类药功擅走窜,全蝎、蜈蚣辛甘发散,上升巅顶,对于颅内肿瘤及脑转移瘤疼痛者常取得良好的疗效;土鳖虫、蛴螬均归肝经,咸寒消坚,破血通络,对于肝癌、肝转移瘤所致疼痛具有良好的通络镇痛之效。然虫类药药力猛,对于正气亏虚者应配合扶助正气、固本培元之品,以免攻伐太过。

三、癌性水肿临证经验

(一) 对病因病机的认识

癌性水肿是指由肿瘤所引起的体内水液积聚,泛溢肌肤,以头面、眼睑、四肢、腹背甚至全身浮肿为特征的一类病症。肿瘤引起的水肿有全身性和局部性之不同。全身性水肿大多由于患者营养不良,低蛋白血症,心、肝、肾等脏器受损而致。局部水肿常出现于机体某个部位,如皮下组织、血管外间隙,大多因肿瘤压迫、侵袭,导致周围淋巴、血管回流受阻所致。癌性水肿属于中医学"水气"范畴。因外感水湿之邪,内蕴中焦,导致中焦气机不利,困遏脾阳,水湿不化,塞阻不行,泛溢肌肤,出现水肿。水湿内停,郁而化热,湿热壅盛,熏蒸脾胃,阻滞经络,有碍三焦,三焦气化不利,则水湿泛溢肌肤。水湿停滞中焦日久,耗气伤血,日久脾阳衰败,无以运化水湿,水湿停留,而见通身浮肿,或小便不利。若先天禀赋薄弱,肾气不足,加之水湿内停,膀胱开合不利,气化失常,水泛肌肤,发为水肿。水湿不化,塞阻经络,气机不利,久而成瘀,水液停留,浸溢肌肤,出现水肿。

（二）治疗方法

中医药治疗可以贯穿常规西医治疗的全部阶段，在西医无法进一步治疗的情况下，可以进行单独中医药治疗。水肿因风、湿、热、毒诸邪导致水气潴留，当以祛邪为主，予发汗、利尿、泻下逐水治疗；水肿因脾肾亏虚，气化不利所致，当以扶正为主，健脾温肾，同时配利水、养阴、活血、祛瘀等法，虚实兼顾，攻补兼施。

1. 水湿浸渍证

症见：全身水肿，下肢明显，按之没指，小便短少，身体困重，胸闷，纳呆，泛恶，舌苔白腻，脉沉缓。

治法：通阳化湿，利水消肿。

方药：五苓散合五皮饮加减。

组成：桂枝9g，白术12g，茯苓皮30g，猪苓9g，泽泻15g，陈皮9g，大腹皮12g，生姜皮6g，车前草15g，葶苈子9g。

2. 湿热壅盛证

症见：遍体浮肿，皮肤绷紧光亮，胸脘痞闷，烦热口渴，小便短赤，或大便干结，舌质红，舌苔黄腻，脉沉数或濡数。

治法：清热化湿利水。

方药：疏凿饮子加减。

组成：生大黄6g(后下)，大腹皮15g，槟榔12g，琥珀粉4.5g，水红花子15g，泽兰9g，茴香9g，泽泻15g，赤小豆15g，车前子15g。

3. 脾阳虚衰证

症见：身肿日久，腰以下为甚，按之凹陷不易恢复，脘腹胀闷，纳减便溏，面色不华，神疲乏力，四肢倦怠，小便短少，舌质淡，苔白腻或白滑，脉沉缓或沉弱。

治法：健脾温阳利水。

方药：实脾饮加减。

组成：干姜6g，附子6g，草果12g，桂枝12g，白术12g，白茯苓15g，炙甘草6g，泽泻12g，车前子15g，木香6g，厚朴6g，大腹皮15g。

4. 肾阳衰微证

症见：水肿反复消长不已，面浮身肿，腰以下为甚，按之凹陷不起，尿量减少或反多，腰酸冷痛，四肢厥冷，舌质淡胖，舌苔白，脉沉细或沉迟无力。

治法：温肾助阳利水。

方药：真武汤合济生肾气丸加减。

组成：熟附块6g，肉桂6g，白术12g，白芍12g，白茯苓15g，巴戟天15g，淫羊藿 15 g,牛膝 12 g,菟丝子 15 g。

5. 瘀水互结证

症见:水肿延久不退,肿势轻重不一,四肢或全身浮肿,以下肢为主,皮肤瘀斑,腰部刺痛,或血尿,舌质紫暗,舌苔白,脉沉细涩。

治法:活血祛瘀,化气行水。

方药:桃红四物汤合五苓散加减。

组成:当归 12 g,赤芍 9 g,川芎 9 g,益母草 15 g,红花 3 g,路路通 12 g,桃仁 12 g,桂枝 12 g,白茯苓 12 g,猪苓 9 g,附子 6 g,泽泻 12 g,车前子 15 g,葶苈子 9 g,泽兰 15 g。

(三) 中医药治疗癌性水肿的思路与方法

1. **癌性水肿临床辨证应以阴阳为纲** 阳水多因感受外邪,临床上水肿来势较急为特点,表现为表、热、实证;阴水因劳倦内伤,临床上以水肿反复发作为特点,表现为里、寒、虚证。阳水、阴水多相互夹杂存在,并可以互相转化。阳水患者应避免感受风寒等外邪,饮食宜清淡,忌辛辣肥腻之品,否则迁延不愈甚至变化他证。阴水患者病室宜注意保温,避免受寒。饮食宜富于营养且清淡。

2. **恶性腹水是晚期消化道肿瘤的常见并发症** 恶性腹水属于中医"鼓胀""积聚""痰饮""水证"范畴。临床典型表现为:腹大胀满、皮急如鼓、脉络显露。当癌病引起脏腑功能失调,气化失司,水液运化失常,水湿积聚,溢于脉外,最终发展为恶性腹水。基本病机乃本虚标实,虚实夹杂,气血水相互搏结为患。恶性腹水的患者全身辨证多属虚属寒,而局部辨证多属于湿热毒证,故在治疗时应全身与局部辨证相结合,同时重视局部辨证和局部治疗方可取得更佳疗效。

(1) 全身辨证:恶性腹水的患者全身辨证多虚多寒。《灵枢·百病始生》记载"积之始生,得寒乃成,厥乃成积",指出了阳气不足、寒邪内侵是积聚形成的病机。恶性腹水患者通常处于癌症晚期,于正气亏虚基础上,进一步因癥瘕内聚耗伤气血;加之患者既往可能经历放疗、化疗,正气又损,有患者会表现出精神萎靡,少神或失神,形体消瘦,面色晦暗无华,周身困重乏力,少气短息,食欲差,舌质淡苔白或者舌红少苔,脉细弱等气虚、阳虚或阴虚为主的全身症状。

(2) 局部辨证:恶性腹水患者局部辨证多属湿热毒证。其局部症状多数表现为腹胀大如鼓、局部皮肤温热、疼痛;腹水色黄、质浑浊等特征。《素问·玉机真藏论》中有关于"脉盛,皮热,腹胀,前后不通,闷瞀,此为五实"之记载。《素问玄机原病式·热类》提出:"阳热气甚,则腹胀也,火主长而茂,形貌彰湿,升明、舒荣皆肿胀之象也。"故此"腹胀大"病机属热,当是实胀,而恶性腹水的局部表现亦是皮热、腹胀,故当属实热证。

（3）治疗：脾肾阳虚型癌性腹水,治以温阳利水,方选真武汤加减。研究证实真武汤可明显改善多种肿瘤所致的腹水,如肝硬化腹水、直肠癌腹水,提高肿瘤患者的免疫功能,联合使用化疗药物时可起到协同作用,并降低化疗药物不良反应的发生率。

（4）恶性胸腔积液常见于肺恶性肿瘤,亦可见于乳腺癌、卵巢癌、直肠癌发生肺转移,或是原发于胸膜的恶性肿瘤。属于中医学"悬饮"的范畴,特指水邪停于两胁,乃窠囊之水,悬吊之意。悬饮之病性总属阳虚阴盛,核心病机为肺、脾、肾气化失调,阳气不足,导致水饮停聚留于体内空腔或流于位置低下之处。治疗上宜重视扶正培本,尤为注重脾、肾二脏调理,主张温阳化气利水,扶正与祛邪结合,临床上桂苓甘味汤常取得较好的临床疗效。其次,悬饮恰好结于胸胁,与肝经在两胁的经络循行一致,不主张大剂量破血逐瘀,以防肿瘤转移、生长。临床上若患者正气尚存,食欲可,反复胸腔积液,舌体胖大,脉沉弦有力,可以在温阳利水方内加入芫花,若治疗过当,出现伤阴者,可加入当归芍药散、猪苓汤育阴利水。

（5）肢体淋巴水肿常好发于乳腺癌、妇科肿瘤术后及放疗、化疗后。中医认为乳腺癌术后上肢水肿属于"水肿"范畴,多认为本病与术中创伤、损伤脉络致气血运行不畅、脉络瘀阻等有关,手术必定耗尽正气,致正气亏虚,脾失健运,气虚则推动、温煦功能不行,久病必瘀,水湿停聚,瘀阻络脉,水湿停留溢于肌肤,使患肢水肿,其发病以瘀血阻络为主,肝气郁滞为辅。因此,治疗上当以活血化瘀、疏肝理气、利水通脉为基本治疗原则。

中医认为妇科肿瘤术后下肢淋巴水肿属"水肿""脉痹""象皮肿""大脚风"范畴,主要病机为手术后及放化疗后气血亏虚,运行不畅,邪气积聚,血瘀痰凝于内,脉络损伤,阳气不足,水液气化失宜,湿停下焦。病机性质总属本虚标实,以气血亏虚为本,湿、热、郁、瘀为标。若表现为下肢肿胀,皮肤绷紧光亮,胸脘痞闷,烦热口渴,小便短赤,大便干结,舌质红,苔黄腻,脉弦数或濡数,属实证,临床上可以四逆散、四妙丸、大黄牡丹汤加减以清热利湿、理气化瘀。若表现为下肢水肿,按之凹陷不易恢复,劳累后加重,小便短少或增多,面色萎黄或白,神疲肢倦,舌质淡,体胖,苔白腻或白滑,脉弦细或沉迟无力,属气血亏虚兼有瘀,可取仲景之黄芪桂枝五物汤加减以益气养血,通经活络。

（6）基于"血不利则为水"的机制,如唐容川认为"血积既久,其水乃成""水病而不离乎血""瘀血化水,亦发水肿""瘀血流注,亦发肿胀者,乃血变为水,故水肿乃血之水病"。均说明血瘀与水肿的发生密切相关。因此对于"因瘀致水"的水肿病的治疗,常常配合活血化瘀药物,如益母草、泽兰、红花均被证明可以加强利水消肿的疗效。此外,手术、放化疗耗气伤血,运血无力亦可致瘀,《诸病源候论》中说"虚劳之人,阴阳伤损,血气凝涩,不能宣通经络,故积聚于内也",可见虚可致"血不利",所以治法上不仅注重"活血化瘀",还要注重"益气温阳,促阳化气"。

四、癌性疲乏临证经验

(一) 对病因病机的认识

癌性疲乏是指癌症或其治疗相关的身体、情绪或认知方面的疲劳,是一种令人痛苦的、持续的主观感受,且与近期活动量不成比例。癌性疲乏为多种因素相互作用所致的肿瘤常见症状,贯穿肿瘤发生、发展、治疗和预后等全过程。中医认为本病属于"虚劳"范畴。虚劳是以脏腑亏损、气血阴阳虚衰、久虚不复成劳为主要病机,以五脏虚证为主要临床表现的多种慢性虚弱证候的总称。慢性疲乏是人体阴平阳秘生理失衡而造成的一种疾病,患者因癌毒耗损正气,或因手术、放化疗等医药之因损伤气血,或因情志失调、气血失于冲和,或因饮食劳逸失度、病后失于调理,导致机体呈现"正虚""郁结"交织的状态,两者相互影响,相互转化,进一步导致"痰""瘀"等病理产物内生,相互错杂,日久不复,终致阴阳失调,最终癌性疲乏发生。本病以虚证为主,病位主要在脾、肺、肝、肾,可兼有气滞、血瘀、痰浊等实邪。脏腑虚损、气血不足、阴阳失调是本病的主要病机所在。

(二) 治疗方法

癌性疲乏的治疗当以辨证论治为前提,针对不同的病证分型合理处方用药。治疗中当以"补虚"为基本原则,佐以"泻实"。补虚时应根据气血阴阳亏损的不同,综合采用益气、养血、滋阴、温阳之法,并根据病变脏腑有针对性地进行补益,尤其应重视脾肾两脏的治疗。对于虚实夹杂者,当补中有泻,扶正祛邪,适当佐以行气、活血、化痰等法。

1. 脾气亏虚证

症见:面色㿠白,语声低微,气短乏力,动则汗出,食少便溏,舌淡苔白,脉虚弱。

治法:益气健脾。

方药：香砂六君子汤加减。

组成：人参 9 g、白术 15 g、茯苓 15 g、甘草 6 g、陈皮 6 g、黄芪 30 g、木香 6 g、砂仁 6 g、焦三仙各 15 g。

2. 脾虚湿困证

症见：疲乏，伴有食少纳呆、纳差，脘腹胀满，大便溏薄，面色萎黄，舌淡苔薄白，脉沉弱。

治法：益气健脾，渗湿止泻。

方药：参苓白术散加减。

组成：人参 9 g、莲子肉 15 g、薏苡仁 9 g、砂仁 6 g、桔梗 6 g、白扁豆 12 g、茯苓 12 g、甘草 6 g、焦白术 15 g、山药 15 g、甘草 6 g。

3. 脾肾阳虚证

症见：倦怠乏力，畏寒肢冷，少气懒言，腰膝酸软，小便清长，舌淡，脉结或代。

治法：温补元气。

方药：保元汤合金匮肾气丸加减。

组成：黄芪 30 g、人参 9 g、甘草 6 g、肉桂 3 g、附子 6 g、熟地黄 15 g、山药 15 g、山茱萸 15 g、泽泻 9 g、茯苓 12 g、牡丹皮 9 g。

4. 气血两虚证

症见：面色苍白或萎黄，头晕目眩，四肢倦怠，气短懒言，心悸怔忡，饮食减少，舌淡苔薄白，脉细弱或虚大无力。

治法：益气补血。

方药：八珍汤加减。

组成：当归 9 g、川芎 9 g、白芍 9 g、熟地黄 15 g、人参 9 g、白术 15 g、茯苓 12 g、黄芪 30 g、甘草 6 g。

（三）中医药治疗癌性疲乏的思路与方法

1. 辨正虚及所属脏腑 根据患者的临床症状、体征等情况，首先辨别正虚是属于气虚、血虚、阴虚、阳虚还是阴阳两虚。其次，辨明虚在何脏或者是数脏俱虚。对虚的辨证，应以气、血、阴、阳为纲，五脏虚候为目。一般说来，病情单纯者，病变比较局限，容易辨清其气、血、阴、阳亏虚的属性和病及脏腑的所在。但由于气血同源，阴阳互根，五脏相关，所以各种原因所致的虚损往往互相影响，由一虚而渐致多虚，由一脏而累及他脏，使病情趋于复杂和严重，辨证时应加注意。

因此,治疗当以扶正培本为方向,以脏腑辨证为纲领,以精、气、血、津、液为经纬,辨证施治,以平为期。

2. **辨兼证的有无** 虚劳一般病程较长,虽以脏腑虚损为主,但辨证施治时仍应注意有无兼证。有无因虚致实的表现,如脾气亏虚不能运化水湿,导致水湿内停;有无兼杂外邪,如体虚之人卫表不固,易感外邪为患。治疗用药时与常人感邪有所不同。若有以上兼杂病证,需分清轻重缓急,予以兼顾。

3. **临床上不可简单地等同于虚证治疗** 癌性疲乏虽然以虚损为本,但亦存在气滞、痰阻、湿滞、血瘀等夹实情况。因此,临床上癌性疲劳也不能简单地等同于虚证治疗。治疗要立足于肿瘤疾病本身,强调扶正与祛邪相辅相成,才能达到更好的治疗效果。

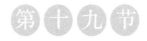

第十九节

肿瘤治疗相关不良反应的临证经验

一、化疗不良反应的中医药防治

化学治疗是肿瘤治疗的重要手段,由于化疗药物为细胞毒性药物,选择性较差,因此化疗时或多或少会出现一些毒副反应,常见的有骨髓抑制、消化道不良反应、肝肾功能损伤、心肺毒性反应等。不良反应按中医辨证,多表现为气血损伤、脾胃失调、肝肾亏虚等证候群,因此对化疗患者,须谨守扶正培本、燮理脏腑的原则。

1. **骨髓抑制的中医药防治** 骨髓抑制是化疗最常见的毒副反应,主要临床表现为头晕、乏力、气短、心慌、面色萎黄或苍白、自汗、盗汗、腰膝酸软、畏寒肢冷等。中医学将其归为"血虚""虚劳"等范畴。中医认为,肾主骨生髓,脾为气血生化之源,故根据骨髓抑制的临床表现,其病机可概括为气血亏虚、肾精不足、脾气虚弱,治疗原则以健脾益气、养血滋阴、填精益髓为主,临证施治根据辨证情况,可取十全大补汤、归脾汤、补中益气汤、金匮肾气丸等酌情加减。此外,李雁自创补血升白方,以补气养血、填精益髓,对于改善化疗后白细胞减少、贫血等,效如桴鼓。

补血升白方

组成:生黄芪 60 g,党参 30 g,白术 10 g,陈皮 12 g,生地黄 15 g,熟地黄

15 g,山茱萸 12 g,当归 12 g,枸杞子 15 g,女贞子 15 g,制首乌 30 g,黄精 15 g,三七粉 4 g(冲服),鸡血藤 30 g,石韦 30 g,阿胶 15 g(烊化)知母 12 g,大枣 5 枚。

功效:补气养血,补精益髓。

主治:化疗后贫血及白细胞减少症。

2. **消化道不良反应**

(1)恶心、呕吐的中医药防治:化疗药物损伤脾胃,导致脾胃失和,胃气上逆,故恶心呕吐,同时脾胃升降失常,饮食积滞,水湿不化,变生邪气停留体内,又进一步损伤脾胃而使脾胃气虚,故其基本病机为胃失和降,胃气上逆,脾胃气虚,为虚实夹杂之证,以虚为本,以实为标。治疗当健脾益气、和胃降逆为主。虚者重在扶正,治以健脾、益气、温阳、滋阴等法,辅以降逆止呕之药,实者重在祛邪,施以理气、消食、化痰等法,辅以和胃降逆之品,虚实夹杂者当审其标本缓急主次而治之。临证常用旋覆代赭汤、橘皮竹茹汤、香砂六君子汤、理中丸等加减,每有不错效果。

(2)腹泻的中医药防治:化疗药物耗伤人体正气,伤脾败胃,使脾气虚弱,脾失健运,胃失和降,气机升降失常,水谷不化,湿邪内生,致脾虚湿盛,大肠传导失司而成腹泻。脾失健运是腹泻发生的关键,湿邪则是主要的病理因素。本病病位在肠,主要与脾、肝、肾密切相关。急性腹泻常以湿盛为主,重在化湿,辅以健脾;慢性腹泻以脾虚为主,当健脾补虚,辅以祛湿。临证可以选取半夏泻心汤、生姜泻心汤、参苓白术散、痛泻要方等加减。

(3)便秘的中医药防治:肿瘤患者因脏腑功能减退,气血阴阳亏虚,致肠失温润,推动无力;加之化疗药物损伤脾胃,脾虚失运,糟粕内停,邪滞肠道,腑气不通,导致大肠传导失常而致便秘,故便秘多为虚实夹杂之证,以虚为本,以标为实。实者在用泻下之品的同时,辅以益气养阴之法;虚者治疗应以益气养血、养阴增液、润肠通便为主,辅以行气通腑。李雁常在辨证基础上,以增液承气汤、济川煎、麻子仁丸等酌情加减,对于顽固性便秘也可用单味药番泻叶 3 g 开水浸泡后服用。

3. **肺毒性的中医药防治** 化疗所致肺毒性损伤在中医学属于"咳嗽""喘证"等范畴。化疗药物伤及肺之气阴,致肺气亏虚,气不化津,津聚成痰,肺阴不足,阴虚火旺,灼津为痰,故最终形成痰热蕴肺、气阴两伤之证。常用治法为益气养阴、清热化痰、润肺清肺。李雁临证时常在百合固金汤基础上加减,配伍金荞麦、枇杷叶、瓜蒌皮、海浮石等清热化痰之品。

4. **心脏毒性的中医药防治** 化疗所致心脏毒性在中医学中属于"心悸""胸

痹"等范畴。火热之邪蕴于体内耗气伤阴,致使机体气血不足,气虚则血停,血行运行不畅,心脉瘀阻。治法宜益气养血、活血化瘀为主。李雁临证常在炙甘草汤、生脉散等益气养阴基础上,配伍地龙、丹参、甘松等活血通络之品。

5. 肝胆毒性的中医药防治 药毒作用于肝则肝胆气机逆乱,肝失于疏泄,肝郁气滞或侮脾犯胃,湿浊内生,湿郁化热,湿热相合阻滞肝胆,胆汁不循常道,外溢浸淫,引起目黄、身黄、尿黄等临床表现。治法当疏肝利胆,清热利湿,调和肝脾,滋补肝肾。李雁临证时常取茵陈蒿汤、茵陈五苓散基础上,配伍地耳草、垂盆草、车前子等以清热利胆。

6. 肾脏毒性的中医药防治 中医学认为,药毒内盛,损伤脾肾,肾气亏虚,肾阳不足,气不化水;或脾气不足,脾失健运,水湿不化,渐而成浊;或脾气不足,气血生化乏源,肾失濡养,而终致本病。治以补肾健脾益气,扶正祛邪。李雁临证常取五苓散、济生肾气丸基础上,配伍应用金蝉花、平地木、六月雪等。

7. 药物性膀胱炎的中医药防治 化疗药毒为火热之邪,早期热毒蕴结下焦,伤及肾络,迫血妄行,或瘀血阻滞,损伤肾络,血溢脉外;后期因久病致脾肾亏虚,脾虚中气下陷,肾虚下元不固,故本病可由实转虚,虚实夹杂。早期应清热利湿、凉血止血,后期应健脾益气、补虚益肾。对于实证常以八正散、猪苓汤、小蓟饮子为主,虚证以无比山药丸为主。

8. 神经毒性的中医药防治 化疗致外周神经毒性是化疗药物损伤周围神经或自主神经,产生的一系列神经功能紊乱的病变,其中以周围神经系统毒性最为常见。临床主要表现为手趾、足趾对称性的麻木感、四肢肌肉酸胀、疼痛、屈伸不利、运动障碍、触觉异常等。中医学将其归为"痹证""血痹""不仁"等范畴。病机为化疗药毒损伤人体气阴,气虚无力推动血行,致血行不畅,筋脉肌肉失养,络脉痹阻,为本虚标实之证。治以温经通络、散寒止痛、温补气血为主。临证常取黄芪桂枝五物汤、当归四逆汤、桃红四物汤、补阳还五汤为主加减。

9. 手足综合征 手足综合征是由抗肿瘤药物剂量累积引起的皮肤不良反应。主要表现为手足皮肤红斑、水肿、水疱、脓疱、干燥、脱屑、皮肤皲裂等皮肤损害,并伴有疼痛、麻木等自觉症状。

中医根据病因特点和临床表现,将其归为"血痹"范畴,盖属血行不畅、肌肤失荣的一类病变。如《素问·五藏生成》曰:"血凝于肤者为痹。"药毒损伤脾胃,气血化生无源,气血亏虚,气虚则推动无力,致血行不畅而成血瘀,从而导致患者手足麻木、感觉迟钝及异常、麻刺感、疼痛感等不适。若素体脾胃虚弱,气血运化失常,致气血亏虚,不能濡养四肢,可见手足麻木、皮肤干燥、脱屑、脱皮等。若肝气郁结,药毒入里化热,热毒侵及肌表,则见皮肤红斑。若脾胃虚弱,不能运化水湿,内生痰湿,湿毒互结发于肌肤,则见手足出现水疱、脓疱等表现。临证常选用黄芪桂枝五物汤、补阳还五汤之类,并配合外用熏洗方(当归、红花、桂枝、透骨草、伸筋草、威灵仙)。

二、放射治疗不良反应的中医药防治

1. **放射性口腔黏膜损伤的中医药防治** 放射性口腔黏膜炎属"口疮""口糜"等范畴。中医学认为,放射线属热毒之邪,热毒之邪内侵于人体,最易耗气伤阴,导致机体阴虚,阴虚则生内热,热邪阻络,与血相搏则为瘀,而致血瘀。阴虚、火热、血瘀相互作用,形成恶性循环且贯穿始终。中医治疗多以清热解毒、养阴生津、活血化瘀为主,临证可取玉女煎、沙参麦冬汤、凉膈散加减。

2. **放射性口腔干燥症的中医药防治** 放射性口腔干燥症是一种常见的头颈部肿瘤放疗并发症,由于唾液腺在照射过程中受到一定程度的损伤而导致口咽部干燥,影响味觉、进食和讲话,使患者生活质量下降。中医学将其归为"燥证"范畴。放射治疗具有"火热毒邪"的特点,易致阴虚火旺、热毒过盛、津液受损。治疗上以养阴生津、清热凉血为主,临证可取清营汤、沙参麦冬汤、增液汤加减。

3. **放射性食管炎的中医药防治** 放射性食管炎是食管癌及其他胸部肿瘤患者在接受放疗后引起的一种无菌性炎症,主要症状为吞咽疼痛、吞咽困难、胸骨后烧灼感,食欲下降、乏力等。中医学将其归为"噎膈"范畴。放射线为火热毒邪,易耗气伤阴,致阴虚毒瘀、阴津耗伤。根据病因病机及常见临床表现可分为热毒内盛、热毒伤阴、气阴两虚、血热瘀滞等证型,治疗以清热解毒、生津润燥、益气养阴、活血化瘀为主。临证可取竹叶石膏汤、沙参麦冬汤等加减。

4. **放射性肠炎的中医药防治** 放射性肠炎是腹腔、盆腔及腹膜后恶性肿瘤放射治疗后出现的最常见并发症,主要临床表现为恶心、呕吐、腹泻、腹痛、里急后重、排出黏液或血样便等,中医学将其归为"泄泻""痢疾""便血""肠风"等范畴。放射线属"火毒之邪",直中脾胃,耗气伤阴,使脾胃运化失常,水液代谢失调,湿邪内生,湿热蕴结,致气机不畅,湿热下注,腐肉败血,而致腹痛、泄泻、里急后重;湿热灼伤肠道,见便脓血、肛门灼热等。故本病总属本虚标实,虚实夹杂,以火毒侵袭为标,正气亏虚为本。久病久泄则伤津耗气、脾虚日久中气下陷,运化失司,气血生化乏源,终累及肾脏,脾肾同病,则出现倦怠乏力、食欲不振、完谷不化、头身困重等症。治疗常以清热解毒、凉血止血、活血化瘀、敛疮生肌为主，兼以补气生血、健脾补肾等。临证可取白头翁汤、补中益气汤、参苓白术散等加减。

5. 放射性肺损伤的中医药防治　放射性肺损伤是胸部恶性肿瘤患者在接受放射治疗后常常出现的并发症，以干咳少痰、胸闷气急、低热为主要临床表现。中医学将其归为"肺痿""肺胀""喘证"等范畴。放射线属"火毒之邪"，容易损伤肺气，耗伤肺阴，导致肺络气血运行不畅。邪热化火，灼伤肺脏，伤津耗气，且热邪伤肺，肺阴不足，虚热内盛，蒸液为痰，久病入络，气滞血瘀，损伤肺络，故本病的形成以气阴两虚为本，痰热瘀血为标。治疗上以养阴清热、清肺润燥、活血化瘀为主，临证常以泻白散、养阴清肺汤、百合固金汤、清燥救肺汤加减。

6. 放射性脑病的中医药防治　放射性脑病是头颈部恶性肿瘤放射治疗后出现的并发症之一，以头痛、头晕、记忆力下降，严重时有癫痫样发作，幻听甚至偏瘫为主要临床表现。中医学将其归为"头风""头痛""肝风""偏枯"等范畴。放射线属"火毒之邪"，易耗伤气血，气虚血滞，脉络瘀阻，或肾精亏虚，不能生髓，髓海不足，脑失所养，或肝肾阴虚，风阳上扰，致脉络痹阻，或脾胃受损，运化失司，聚湿生痰，痰浊蒙蔽清窍。治疗以补气养血、补肾填精、健脾化湿、平肝息风为主。临证选方可以八珍汤、归脾汤、半夏白术天麻汤、天麻钩藤饮为主进行加减。

三、介入治疗不良反应的中医药防治

1. 发热　肝癌介入治疗引起的发热，由化疗药物对肿瘤组织的破坏所致，属于"内伤发热"范畴。这种发热不同于一般发热。由于大剂量化疗药物经肝动脉直达病所，从而使瘤体内药物浓度高出非肿瘤区的 5～20 倍，从而使肿瘤缩小，甚至消失。然而，瘤体破坏速度快，坏死组织大量蓄积，释放致热源进入血液循环，因此介入治疗产生的发热，来势猛，发热时间较长。按照本症的临床表现，可辨证为邪毒蕴结于肝，肝阴虚损，同时致使脾胃虚损，阳明积热，兼有脾胃气虚，肝郁气滞。治疗原则应为滋阴清肝、清热泻火、健脾理气。临证选方以白虎汤、知柏地黄丸、四君子汤、丹栀逍遥散为主进行加减。

2. 黄疸　肝癌介入治疗后出现的黄疸，中医学多认为属"阳黄"，以湿热瘀毒为患，日久可兼见肝肾阴亏之证。治疗上以清热利胆、滋阴疏肝为主，临证可取茵陈蒿汤、一贯煎为基础进行加减。

四、分子靶向药物不良反应的中医药防治

1. **皮疹** 表皮生长因子受体拮抗剂最常见的皮肤不良反应是痤疮样皮疹,多见于头面部、颈部、前胸及后背等。中医学认为,痤疮的发生与机体禀赋不足,风、湿、热、毒内侵有关。在早期多以实证为主,病程后期常出现虚证。治疗上多采用养阴清热、益气利湿、祛风为主,临证常用沙参麦冬汤、银翘散、犀角地黄汤、五味消毒饮等加减,并配合三黄止痒合剂等外洗方,往往事半功倍。

2. **腹泻** 靶向药物"药毒"之邪直中脏腑,侵犯上焦,直接犯肺,肺气虚损不能通调水道,水液不走膀胱而走大肠,大肠传导失常,清浊不分,混杂而下,发为泄泻;侵犯中焦则损害脾脏,脾失运化,不能受纳水谷和运化精微,清气下陷,水谷糟粕混杂而下,遂成泄泻。治疗原则及处方经验,参考化疗所致腹泻相关章节。

3. **口腔溃疡** 分子靶向药物所致口腔溃疡属于中医"口疮"范畴。久病耗伤气阴,感受靶向药物火毒之邪,或循经上乘心脾冲于口舌,发为口疮,或耗伤津液,阴虚火旺,虚火上炎口舌为病;或耗伤正气,脾胃虚弱,痰湿内停,湿邪郁久化热,湿热蕴结,郁热不得发散而上犯口舌成疮;或久病阴损及阳,脾肾阳虚,清阳不升,浊阴上干,阴火灼之为病。治疗上以清热解毒、养阴清热、健脾益气为主,临证可选用银翘散、凉膈散、导赤散、三仁汤、补中益气汤、六味地黄丸为主进行加减。

五、内分泌治疗不良反应的中医药防治

中医认为,内分泌药物易引起肾-天癸-冲任-胞宫轴的平衡失调。肾气虚衰,肾精不足,阴不制阳,阳失潜藏,虚热内生,则烘热汗出、五心烦热;肾水亏虚,不能上济心火,心肾不交,心火独亢,热扰心神,则失眠多梦、心悸怔忡、潮热汗出。冲为血海,任主胞胎,冲任之脉系于肝肾,肝肾不足或因肝病及肾,终致冲任失养,经血紊乱。冲任之脉源于胞宫,与胃经相连,上行乳房。肾主骨,肾精亏少,髓生乏源,则出现骨质疏松、骨痛等。肝失疏泄,则胸胁脉络气机不利,肝藏血而司血海,肝血不足,或疏泄失常,不通则痛,不荣亦痛,故见情志不畅、抑郁烦躁、头晕头痛。肝属木,克脾土,肝郁气滞,脾虚运化失司,痰浊内生,无形之气郁与有形之痰浊相互凝结,阻塞经络,则见恶心呕吐、便秘或腹泻、体重增加等不良

反应。治疗以补益肝肾、疏肝解郁、健脾益气、滋阴清热、温肾通络为主。临证常用知柏地黄丸、丹栀逍遥散、黄芪四君子汤、二仙汤等为主。

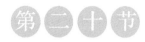

肿瘤患者的膏方特色

膏方是一种具有营养滋补、治疗疾病、未病先防等作用的成药。追溯源流，最早在《黄帝内经》中就有关于膏剂的记载，如"豕膏""马膏"，但都以外用为主。内服膏剂的最早记载则见于东汉张仲景《金匮要略》中所记载的猪膏发煎、大乌头膏。而早期被称为"膏"或"煎"的内服方，主要用来治病而不是滋补。直到明清时期，膏方发展日渐成熟，"秋冬养阴""肾藏精""藏于精者春不病温"等观念被江南肾命学派融合到命门学说中，冬令进补的思想在此基础上更进一步发展，医家又将在剂型方面适宜滋养的膏状内服剂型应用于冬令进补，至此，膏方逐渐被更多人应用。

明代李中梓《医宗必读·积聚》曰："积之成者，正气不足，而后邪气踞之。"李雁认为，肿瘤患者的中医治疗，必须权衡扶正与祛邪的关系。初期，病机以标实为主，主要以痰、气、瘀等邪实积聚，形成癌肿。至疾病中后期，正气渐渐亏虚，邪气愈加偏盛，则加速痰、气、瘀等病理产物生成，并为癌肿转移提供了有利条件。故对于肿瘤患者而言，扶正是中医治疗中不可或缺的部分。中医膏方重视滋补，这对于需要补虚的肿瘤患者而言无疑是有优势的。

一、膏方对肿瘤患者的作用

1. **扶正固本** 《外证医编》云"正虚则成岩"。机体的正气在防止各种疾病的发生、发展过程中占主导地位。正气不足，无法抵御外邪，则易促成邪气积聚，从而生成癌肿。《经历杂论·疼痛辨》曰："善用兵者，必先屯粮；善治邪者，必先养正。"肿瘤患者尤其在术后、放化疗后，正气耗损甚，需要扶正固本提高免疫力，从而对抗伏毒，抑制肿瘤转移。李雁自创益肺散结方具有抑制早期肺癌术后复方转移、延长无病生存期的作用；补血升白方则能提高人体免疫功能、增强骨髓造血功能，减轻化疗后骨髓抑制的作用。另外，某些扶正类中药还具有直接杀伤肿瘤细胞的作用,如抑制肿瘤细胞增殖、诱导分化、促进凋亡、抑制肿瘤血管生成和逆转肿瘤细胞耐药等。扶正法具体可分为益气、滋阴、补血、补阳法,根据气虚、阴虚、血虚、脾肾阳虚者,选择相应不同的补益药。

2. **健脾助运**　李东垣在《脾胃论·脾胃盛衰论》中说:"百病皆由脾胃衰而生也。"《杏轩医案》又曰:"人以胃气为本,病久正亏,全仗饮食扶持,胃气不旺,药难奏功。"李东垣认为脾胃为人体气机升降的枢纽,强调了脾胃气虚、元气不足、阴火内盛、升降失常是产生多种内伤杂病的病机。肿瘤患者病程较长,正气亏者甚,多见脾胃功能失调,又因为膏方中多有如龟甲胶、鹿角胶、阿胶等胶类滋补之品,容易滋腻碍胃。针对肿瘤患者这一特点,李雁处方非常重视调理脾胃。除了选择运脾和胃之品,还会添加辛香走窜、帮助消化的"流动之品",使补而不滞,动静结合。这样使得处方具有灵动性,而不是一味追求呆补,反而造成脾失健运之果。

3. **兼顾祛邪**　《膏方大全》指出:"膏方非单纯补剂,乃包含救偏却病之义。"中药膏方具有扶正与祛邪双重意义,并非全方皆为补药。李雁认为,肿瘤治疗在扶正固本同时,不能忽略祛邪。强调膏方在运用大量补虚药同时,需根据病位运用不同的祛邪之品,治法多以清热解毒、软坚散结、化痰祛湿、活血化瘀为主。多项研究表明,中药对于肿瘤细胞具有诱导细胞凋亡、调节细胞自噬、逆转细胞耐药性等作用。但清热解毒之品必须控制药量,以免用药过于峻猛,寒凉太过而损伤脾胃。

二、肿瘤膏方适应人群与禁忌

各类肿瘤术后康复者、放化疗后体质虚者,且病情处于稳定期,均可尝试膏方治疗,以达到提高免疫、防止肿瘤复发转移、改善放化疗副作用的效果。

相对的,病情险恶,正处于肿瘤恶变进展期,需要进行放疗、化疗等治疗者则不适合膏方治疗,邪实勿补。

三、治疗法则与用药

1. **健脾助运,培土生金**　张景岳云:"凡脾肾不足及虚弱失调之人,多有积聚之病。"临床上李雁常常重用黄芪以益气健脾。症见面色萎黄,语声低微,气短乏力,食少便溏者,配合党参、生白术、白茯苓、陈皮培土生金。症见饮食不化,胸脘痞闷,肠鸣泄泻,则配合白扁豆、山药、薏苡仁、莲子肉、藿香、佩兰、砂仁、木香等健脾助运、渗湿止泻;若见舌苔厚腻,则加苍术、厚朴燥湿健脾。另外,李雁常予炒谷芽、炒麦芽、焦山楂、神曲助运使补而不滞。

2. **益气养阴,扶正固本**　患癌日久之人,更易耗气伤津。气阴两虚证者,临床可见乏力、气短、口干、鼻孔干燥、皮肤干枯无泽、小便短少、大便干结,或见午后潮热、盗汗虚热诸症,舌红少津,脉细数,宜治拟益气养阴。益气养阴是扶正法之重头,药物可选用太子参、黄芪、党参等补气药,北沙参、玄参、麦冬、天冬、枸杞子、女贞子、山茱萸、地黄、石斛、五味子等滋阴药。两者相辅相成,以达到扶正的目的。

3. **调养气血,平衡机体**　《素问·调经论》云:“血气不和,百病乃变化而生。”肿瘤患者应重视气血调养。如针对肿瘤术后及放化疗患者,加以气血双补药味,以增强免疫力,可减少骨髓抑制等放化疗副作用。常用药物有黄芪、白术、白茯苓、陈皮、薏苡仁、山药、何首乌、生地黄、当归、女贞子、大枣、鸡血藤、石韦。又例如针对瘀血阻络之证,可根据不同肿瘤选择不同活血药。但对于有出血倾向的患者需慎用。气为血之帅,血为气之母,血属阴,气属阳,气血之间相互依存,用药需随证加减以达到气血协调平衡。

4. **阴平阳秘,精神乃治**　“肾为先天之本,元阴元阳之府”。阳虚证见畏寒肢冷、腰膝酸软、自汗、舌淡红、脉细弱等阳虚证时,李雁常用菟丝子、杜仲、肉桂、淫羊藿等温阳药物,同时配伍如地黄、枸杞子、黄精等滋阴药,以阴中求阳。阴虚证见腰膝酸软、头晕目眩、盗汗、口干舌燥、舌红苔少、脉细等时,李雁常同时配伍菟丝子、肉桂、鹿角胶等温阳药,以阳中求阴。正如张介宾所云:“善补阳者,必于阴中求阳,则阳得阴助,而生化无穷;善补阴者,必于阳中求阴,则阴得阳生而泉源不竭。”阴阳两虚者则阴阳双补,填精益髓。在此需注意应避免药物过于滋腻,之前已有论述。

5. **疏肝理气,畅通气机**　气病及血,气滞必血瘀,气郁不达,津液停聚,亦可酿痰。气、火、痰、瘀、风的病理变化过程,可产生各种复杂的病变,其病理根源,则均与肝气郁结有关。对于精神负担重、焦虑、抑郁的肿瘤患者,可酌情予以疏肝解郁之品畅通气机。常用逍遥散、柴胡疏肝散、柴胡加龙骨牡蛎汤等。常用药物有当归、白芍、柴胡、香附、郁金、川芎等。

6. **清热解毒,软坚散结**　膏方以滋补为主,但也可根据病情酌情选择少量清热解毒、软坚散结药物,以平为期。如半枝莲、白花蛇舌草清热解毒,通治各种肿瘤;生牡蛎、夏枯草、海藻、昆布则长于软坚散结;肺癌常用石上柏、石见穿;消化道肿瘤常用冬凌草、菝葜、野葡萄藤、藤梨根、八月札等。但在运用过程中必须辨病与辨证相结合，根据邪正力量的对比注意扶正药与祛邪药的比例。

四、服用膏方注意事项

1. **避免留邪** 在发热、咳嗽、腹泻等外邪未尽的情况下，不要过早补膏，同样的，服用膏方期间出现诸如上述外感症状，应暂时停用膏方，以免留邪为患。应待外感之症治愈再服用补膏。

2. **饮食忌口** 忌食辛热易发之物，如狗肉、鸡肉、羊肉、辣椒、韭菜、海鲜、黄鱼等，应多食用新鲜水果、蔬菜等，可适当食用富含优质蛋白质的食品如鸡蛋、牛奶等。此外，根据药物特点，有些食物不能与膏方同时食用，如膏方中含有补气药，则不宜与白萝卜同吃，以免与疗效互相抵消。

3. **服用方法** 滋腻补益药，宜空腹服，一般在晨起、睡前取适量膏滋，放在杯中，将白开水冲入搅匀，使之溶化，服下。如果方中用熟地黄、山茱萸、巴戟天等滋腻之品较多，且胶类剂量较大，则应该用开水烊化后再服。

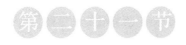

常用药对及验方

一、常用药对

1. **夏枯草—生牡蛎** 夏枯草味苦辛，性寒，归肝、胆经，功能清肝明目、散结解毒。《本草通玄》曰："补养厥阴血脉，又能疏通结气。目痛、瘰疬皆系肝症，故建神功。其消瘰疬瘿瘤，盖辛能散结之功耳。"生牡蛎味咸微寒，入肝、肾两经，功用平肝潜阳、重镇安神、软坚散结、收敛固涩。《本草纲目》云："化痰软坚，清热除湿，消瘰痕积块，瘿疾结核。"生牡蛎为《医学心悟》消瘰丸中主要成分，与夏枯草相配，一辛一咸，化痰软坚之力倍增，用于痰火蕴结，肝胆气滞之瘿瘤、瘰疬、痈肿疮疡等。李雁常用其治疗肺癌伴有淋巴结转移或两肺转移性小结节、甲状腺癌等。常用剂量夏枯草 9～30 g，生牡蛎 30 g。

2. **白花蛇舌草—半枝莲** 白花蛇舌草味微苦、甘，性寒，归胃、大肠、小肠经,功能清热解毒、利湿通淋。《广西中药志》曰:"治小儿疳积、毒蛇咬伤、癌肿,外治白泡疮、蛇癞疮。"近年来,利用本品清热解毒消肿之功,已广泛用于各种癌症的治疗。半枝莲味辛、苦,性寒,归肺、肝、肾经,功能清热解毒、化瘀利尿。李雁认为两药相须为用,既能清热解毒,又能利湿消肿,可广泛用于各种肿瘤属热毒瘀阻证。常用剂量白花蛇舌草 15 g,半枝莲 15 g。

3. **补骨脂—骨碎补** 补骨脂味辛、苦,性温,归肾、脾经,功能温肾助阳、纳气平喘、温脾止泻、外用消风祛斑。《开宝本草》言:"主五劳七伤,风虚冷,骨髓伤败,肾冷精流及妇人血气堕胎。"《方外奇方》云:"破故纸收敛神明,能使心胞之火与命门之火相通,故元阳坚固,骨髓充实,涩以治脱也。"骨碎补味苦、性温,归肝、肾经,功能活血疗伤止痛、补肾强骨、外用消风祛斑。《本草正》载:"疗骨中邪毒,风热疼痛,或外感风湿,以致两足痿弱疼痛。"两药合用,共奏益肾强骨之效。李雁常用于恶性肿瘤骨转移者,常用剂量补骨脂 15 g,骨碎补 15 g。

4. **莲子—芡实** 莲子味甘、涩,性平,归脾、肾、心经,功能补脾止泻、止带、益肾涩精、养心安神。李时珍认为其:"交心肾,厚肠胃,固精气,强筋骨,补虚损……止脾泄泻久痢。"芡实味甘、涩,性平,归脾、肾经。功能益肾固精、补脾止泻、除湿止带。《本草求真》载其:"味甘补脾,故能利湿,而使泄泻腹痛可治……味涩固肾,故能闭气。"两药合用益肾固精、补脾止泻,可用于肿瘤晚期或放化疗后脾肾亏虚之咳嗽、纳呆、乏力伴便溏者。常用剂量莲子 15 g,芡实 15 g。

5. **生黄芪—白术** 生黄芪味甘,性微温,归脾、肺经,功能补气升阳、固表止汗、利水消肿、生津养血、行滞通痹、托毒排脓、敛疮生肌。《日华子本草》谓其可:"助气,壮筋骨长肉,补血,破癥癖,瘰疬瘿赘。"白术味甘、苦,性温,归脾、胃经,功能健脾益气、燥湿利水、止汗、安胎。白术为补脾益气之要药,可健脾开胃、充养形体。《医学启源》指出白术可:"除胃热,强脾胃,进饮食,和胃,生津液。"生黄芪偏于固表益气,白术偏于健脾守中,二药相伍,则表里兼顾,补气健脾之功益增,契合肿瘤因虚致实、以虚为本的基本病机。常用剂量生黄芪 30～45 g,白术 15～30 g。

6. **白术—茯苓** 白术味甘、苦,性温,归脾、胃经。功能健脾益气、燥湿利水、止汗、安胎。《本草通玄》云:"补脾胃之药……土旺则能健运……土旺则能胜湿,故患痰饮者……赖之也。"茯苓味甘、淡,性平,归心、肺、脾、肾经,功能利水渗湿、健脾、宁心。《世补斋医书》云:"茯苓一味为治痰之药。痰之本,水也,茯苓可以利水;痰之动,湿也,茯苓又可行湿。"二药均为健脾除湿药,白术长于健脾燥湿,茯苓长于健脾渗湿,二药配伍,一燥一渗,运利结合,使健脾除湿效力增强。

《医方考》中云："苓、术合用,健脾除湿之功更强,促其运化。"常用剂量白术15 g,茯苓15 g。

7. 北沙参—麦冬 北沙参味甘、微苦,性微寒,归肺、胃经,功能养阴清肺、益胃生津。《神农本草经》云："补中,益肺气。"麦冬味甘、微苦,性微寒,归心、肺、胃经,功能养阴润肺、益胃生津、清心除烦。《医学入门》云："麦门冬,泻肺火,生肺金,治咳嗽烦渴、血热妄行及肺痿吐脓……夫伏火去则金清自能生火。"二者相伍,相须配对,肺胃同治,润肺益胃,养阴生津力量加强。《得宜本草》云："(北沙参)得麦冬,清肺热。"常用剂量北沙参15 g,麦冬15 g。

8. 蛇六谷—制半夏 蛇六谷,又名蒟蒻、魔芋,味辛、苦,性寒,归肺、肝、脾经,功能化痰消积、解毒散结、行瘀止痛。制半夏味辛,性温,归脾、胃、肺经。功能燥湿化痰、降逆止呕、消痞散结。半夏苦燥,化痰散结力佳,为治痰要药。《长沙药解》谓其可:"下冲逆而除咳嗽,降阴浊而止呕吐,排决水饮,清涤涎沫……平头上之眩晕,泻心下之痞满。"蛇六谷与制半夏配伍,一温一寒,药物偏性得以减弱,而化痰散结之力亦增,此为去性而存用。李雁常用之作为治疗脑瘤的对药,并伍用生天南星、生牡蛎等,具有明显的抑制肿瘤效果。常用剂量蛇六谷30～60 g,制半夏15 g。

9. 石上柏—石见穿 石上柏味甘、辛,性平,归肺、大肠、肝经。功能清热解毒、活血消肿。《本草从新》云:"治癥瘕,淋结。"《全国中草药汇编》记载:"清热解毒,抗癌,止血。主治癌症,肺炎。"石见穿味辛、苦,性微寒,归肺、脾两经,功能化痰散结、清热利湿。《神农本草经》描述:"治心腹积聚,寒热邪气,通九窍,利小便。"两药配伍起到协同作用,清热解毒效果明显增强,且同入肺经,对于热毒蕴肺而致的肺癌有明显的抑制作用。常用剂量石上柏15 g,石见穿15 g。

10. 三棱—莪术 三棱味辛、苦,性平,归肝、脾经,功能破血行气、消积止痛。三棱禀降泄之性,可消散有形之癥积。《本草从新》记载其可:"破血中之气,散一切血瘀气结,疮硬食停,老块坚积。"莪术味辛、苦,性温,归肝、脾经,功能破血行气、消积止痛。莪术性刚气峻,被广泛用于肝脾肿大、癥瘕积聚等疾病的治疗。《药品化义》谓其:"味辛性烈,专攻气中之血,主破积消坚,去积聚痞块。"以上两药皆能破血祛瘀、行气消积,三棱偏重血分,莪术偏入气分,二药相须为伍,则气血兼顾。虽二者为传统意义上的峻猛之品,有耗气动血之弊,但若确属瘀血留滞结聚,则可"有是证,用是药"。常用剂量三棱9 g,莪术9 g。

11. 陈皮—制半夏 陈皮配半夏,源于《太平惠民和剂局方》橘皮半夏汤。陈皮味辛、苦,性温,归脾、肺经,功能理气健脾、燥湿化痰。《本草纲目》云:"橘皮,苦能泻能燥,辛能散,温能和。其治百病,总是取其理气燥湿之功。"半夏味辛,性温,归脾、胃、肺经,功能燥湿化痰、降逆止呕、消痞散结。《药性论》载:"能消痰涎,开胃健脾,止呕吐,去胸中痰满,下肺气,主咳结。"陈皮与半夏均为辛温之品,皆能燥湿化痰,常相须为用,治湿痰、寒痰咳嗽气逆,痰多清稀,胸脘痞满。二药配伍,半夏得陈皮之助,则气顺而痰自消,化痰湿之力尤胜;陈皮得半夏之辅,则痰除而气自下,理气和胃之功更著。常用剂量陈皮 9～15 g,制半夏 9～15 g。

12. **地榆—槐花**　地榆味苦、酸、涩,性微寒,归肝、大肠经,功能凉血止血、解毒敛疮。《本草纲目》言:"地榆,除下焦热,治大小便血证。止血,取上截切片炒用,其梢能行血,不可不知。杨士瀛云:诸疮痛者加地榆,痒者加黄芩。"槐花味苦,性微寒,归肝、大肠经,功能凉血止血、清肝泻火。《日华子本草》述其:"治五痔,心痛,眼赤,杀脏腑虫及热,治皮肤风并肠风泻血、赤白痢。"《药品化义》言:"槐花味苦,苦能直下,且味厚而沉,主清肠红下血,痔疮肿痛,脏毒淋沥,此凉血之功能独在大肠也。"二药皆能凉血止血,用于血热妄行之出血诸证,因其性下行,故治疗下部出血证为宜。地榆凉血之中兼能收涩,槐花止血功在大肠,二药合用可治疗便血。亦可用于结直肠癌患者服用靶向药后的便血等不良反应,常用剂量地榆 15 g,槐花 15 g。

13. **枸杞子—女贞子**　枸杞子味甘,性平,归肝、肾经,功能滋补肝肾、益精明目。枸杞子为平补肝肾之品,尤擅养阴填精,无滋腻碍胃之癖。《本草经疏》载其:"润而滋补,兼能退热,而专于补肾、润肺、生津、益气,为肝肾真阴不足、劳乏内热补益之要药。"女贞子味甘、苦,性凉,归肝、肾经,功能滋补肝肾、明目乌发。女贞子药性平和,偏补肝肾之阴,对于疾病后期出现骨蒸潮热、盗汗、便干等阴虚内热之证较为适宜。《本草便读》载女贞子:"赋桢干不雕之性,具甘凉纯静之功,入肾脏以益阴,目昏复见,达下焦而退热,发白重乌。"以上两药均可补肾养阴,然枸杞子滋补之力胜,女贞子兼具清虚热之功,二药清补结合、滋而不腻,对于脾胃素虚且肝肾不足的患者尤为适宜。常用剂量枸杞子 15～30 g,女贞子 15 g。

14. **菟丝子—沙苑子**　菟丝子味辛、甘,性平,归肝、肾、脾经,功能补益肝肾、固精缩尿、安胎、明目、止泻、外用消风祛斑。菟丝子性柔润而多液、功偏补肾助阳,无温燥伤阴之弊,对出现腰酸膝冷、形寒乏力、倦怠懒言等证属脾肾阳虚者较为适宜。《本草正义》载:"菟丝为养阴通络上品……于滋补之中,皆有宜通百脉,温运阳和之意。"沙苑子味甘,性温,归肝、肾经,功能补肾助阳、固精缩尿、养肝明目。沙苑子性温而柔润,亦为平补阴阳、温而不燥之品,但功效发挥更侧重于固精益肾,在治疗夜尿频多、大便溏薄甚则完谷不化等精微外泄之证方面有较强的针对性。《本经逢原》指出其:"为泄精虚劳要药,最能固精。"两药相须为伍,则补肾助阳、收敛固涩之力益增。对于症见夜尿频多、便溏、畏寒等肾阳虚衰的患者尤为适宜。常用剂量菟丝子 15 g,沙苑子 15 g。

15. **金钱草—虎杖** 金钱草味甘、咸,味微寒,归肝、胆、肾、膀胱经,功能利湿退黄、利尿通淋、解毒消肿。《陆川本草》言其可"消肿止痛,破积"。虎杖味微苦,性微寒,归肝、胆、肺经,功能利湿退黄、清热解毒、散瘀止痛、止咳化痰。肝与胆相表里,若湿蕴化热,湿热毒结于肝,肝失疏泄影响胆,胆汁不循常道则出现黄疸、发热、口干口苦、急躁易怒等症状。对于湿热毒蕴型肝癌患者,李雁擅用金钱草配伍虎杖以清热利湿、化瘀解毒。常用剂量金钱草 15 g,虎杖 15 g。

16. **淫羊藿—肉苁蓉** 淫羊藿味辛、甘,性温,归肝、肾经,功能补肾阳、强筋骨、祛风湿。《医学纂要》载:"补命门肝肾,能壮阳益精。"肉苁蓉味甘、咸,性温,归肾、大肠经,功能补肾阳、益精血、润肠通便。《本草经疏》曰:"肉苁蓉,滋肾补精血之要药,气本微温,相传以为热者误也。"二药相配,补而不峻,温而不燥,滋而不腻。肺为水之上源,肾为主水之脏。肺肾之间为金水相生的关系,可用于治疗肺癌多种证型。常用剂量淫羊藿 15 g,肉苁蓉 15～30 g。

17. **山慈菇—天葵子** 山慈菇味甘、微辛,性凉,归肝、脾经。功能清热解毒、化痰散结,为化痰辟秽名方玉枢丹之主药。陈士铎《本草新编》谓:"山慈菇正消痰之药,治痰而怪病自除也……毒之未成者为痰,而痰之已结者为毒,是痰与毒。"天葵子味苦,性寒,归肝、胃经,功能清热解毒、消肿散结、化痰软坚。天葵子秉苦寒之性,亦具有化痰、软坚、散结之效,偏于清热解毒散结。《滇南本草》载其:"散诸疮肿,攻痈疽,排脓定痛……乳痈、乳岩坚硬如石,服之或散或溃。"在患者正气尚充、尚可耐受攻伐的情况下,李雁常以两药清其热毒,散其结聚,拦截病邪深入,可在一定程度上遏制肿瘤的迅速恶化。以上两药均有清热解毒、化痰软坚的功效,但山慈菇长于化痰散结,天葵子偏于清热解毒,二者互为补充,可协同增效。常用剂量山慈菇 15 g,天葵子 15 g。

18. **旋覆花—代赭石** 旋覆花味苦、辛、咸,性微温,归肺、脾、胃、大肠经,功能降气、消痰、行水、止呕。代赭石味苦,性寒,归肝、心、肺、胃经。功能平肝潜阳、重镇降逆、凉血止血。此药对源于旋覆代赭石,《伤寒论》曰:"伤寒发汗,若吐若下,解后,心下痞硬,噫气不除者,旋覆代赭汤主之。"《伤寒药性赋》谓:"代赭甘寒,能镇水逆。"李雁认为旋覆花配伍代赭石,下气消痰,和胃降逆,协调气机升降,脾气得升,胃气得降,则嗳气、反酸自除。对食管、胃、贲门手术后,或因化疗不良反应导致消化道症状,证属痰阻气逆而心下痞硬或反胃呕逆者最为常用,常用剂量旋覆花 9 g,代赭石 15～30 g。

19. **藿香—佩兰** 藿香味辛,性微温,归脾、胃、肺经,功能芳香化湿、和中止呕、发表解暑。《本草图经》曰:"治脾胃吐逆,为最要之药。"佩兰味辛,性平,归脾、胃、肺经,功能芳香化湿、醒脾开胃、发表解暑。《本草经疏》云:"开胃除烦,清肺消痰,散郁结。"两药合用,增强化湿祛浊之功,李雁常用此药对治疗湿阻中焦所致的脘腹不适、纳呆、恶心欲呕,常用剂量藿香 9 g,佩兰 9 g。

20. **紫菀—款冬花** 紫菀味辛、苦,性温,归肺经,功能润肺下气、化痰止咳。款冬花味辛、微苦,性温,归肺经,功能润肺下气、止咳化痰。该药对出自《金匮要略》射干麻黄汤:"咳而上气,喉中水鸡声,射干麻黄汤主之。"两药相须为用,温肺止咳,用于肺癌患者证属寒邪袭肺的咳嗽。且两者等比例用药方能达到最佳的润肺化痰之功。常用剂量紫菀 15 g,款冬花 15 g。

21. **白前—前胡** 白前味辛、苦,性微温,归肺经,功能降气、消痰、止咳。李时珍曾云:"白前长于降气。"为治咳嗽的要药。前胡味苦、辛,性微寒,归肺经,功能降气化痰、散风清热。《本草汇言》中称其有着疏散风寒、净表祛邪、温肺降气、消痰止咳的功效。肺癌患者多因肺失宣降、痰阻气机而出现咳嗽、憋闷、咳痰的症状。李雁临证常以白前和前胡合用。二药相合,白前重降气之功,降气清肺,止咳化痰;前胡主宣肺之功,宣肺化痰,二者共奏宣肺降气化痰之效。常用剂量白前 9 g,前胡 9 g。

22. **鱼腥草—金荞麦** 鱼腥草味辛,性微寒,归肺经,功能清热解毒、消痈排脓、利尿通淋,为治疗肺痈要药。《本草经疏》曰:"治痰热壅肺,发为肺痈吐脓血之要药。"金荞麦味微辛、涩,性凉,归肺经,功能清热解毒、排脓祛瘀。《本草纲目拾遗》云:"治喉闭,喉风喉痛,用醋磨漱喉。"二者相合,共奏清热解毒之功,加强消痈排脓之效,对于肺癌患者痰热壅肺型咳嗽,症见咳吐浓稠腥臭痰或脓血,效果甚佳。常用剂量鱼腥草 30 g,金荞麦 30 g。

23. **芍药—甘草** 白芍味苦、酸,性微寒,归肝、脾经,功能养血调经、敛阴止汗、柔肝止痛、平抑肝阳。《神农本草经》言其有"主邪气腹痛""止痛"之功效。甘草味甘,性平,归心、肺、脾、胃经。功能补脾益气、清热解毒、祛痰止咳、缓急止痛、调和诸药。芍药、甘草伍用出自《伤寒论》芍药甘草汤:"伤寒脉浮,自汗出,小便数,心烦,微恶寒,脚挛急,反与桂枝,欲攻其表,此误也……若厥愈足温者,更作芍药甘草汤与之。"两药相使,酸甘化阴,筋脉得养而拘急自缓,疼痛可止。李雁常用于治疗肿瘤所致筋脉拘急或腹痛者疗效甚佳。常用剂量芍药 30 g,甘草 15 g。

24. **枳实—厚朴** 枳实味苦、辛、酸,性微寒,归脾、胃经,功能破气消积、化痰散痞。厚朴味苦、辛,性温,归脾、胃、肺、大肠经,功能燥湿消痰、下气除满。枳实、厚朴伍用出自《金匮要略》厚朴三物汤:"痛而闭者,厚朴三物汤主之"。两药配伍,一寒一温,不至寒温过甚,对于胃肠道肿瘤或放化疗所致的腑气不通、气机壅闭而腹满胀痛便秘者有效。常用剂量枳实 15 g,厚朴 15 g。

25. **全蝎—蜈蚣** 全蝎味辛,性平,归肝经,功能息风镇痉、通络止痛、攻毒散结。全蝎可平息肝风而定抽搐,散结解毒以攻癌肿。《开宝本草》谓其可:"疗诸风瘾疹,及中风半身不遂,口眼㖞斜,语涩,手足抽掣。"蜈蚣味辛、性温,归肝经。功能息风镇痉、通络止痛、攻毒散结。蜈蚣可息肝风而止惊厥,攻毒散结以疗癌肿,其止痉平肝之力更胜一筹,且有以毒攻毒之功效。如张锡纯指出蜈蚣:"走窜之力最速,内而脏腑,外而经络……凡一切疮疡诸毒,皆能消之。其性尤善搜风。"全蝎长于搜风定搐,蜈蚣善于息风止痉,两药相须为伍,则止痉、息风、定搐、止痛之力益增。针对脑瘤内引肝风,发为剧烈头痛,或惊厥、抽搐、肢体颤抖等症者,功效卓著。常用剂量全蝎 9 g,蜈蚣 5 g。

26. **天麻—钩藤** 天麻味甘,性平,归肝经,功能息风止痉、平抑肝阳、祛风通络。《本草纲目》中记载:"入肝经气分",有息风定惊之功效,《本草汇言》中认为天麻主头风、头痛、头晕虚旋等。钩藤味甘,性凉,归肝、心包经,功能息风定惊、清热平肝。《内经》有言:"诸风掉眩,皆属于肝",天麻可入厥阴之经而可治诸病,《本草纲目》中提到钩藤为手足厥阴药,钩藤通心包于肝木。二药相须为用,共奏清热平肝息风之效。李雁常将其运用于肿瘤患者合并头痛、头晕,证属肝阳偏亢型,常用剂量天麻 15 g,钩藤 15 g。

27. **垂盆草—田基黄** 垂盆草味甘、淡,性凉,归肝、胆、小肠经,功能利湿退黄、清热解毒。主治癌肿、热毒疮疖、急性黄疸型肝炎。《中华人民共和国药典》(1977 年版)载:"有降低谷丙转氨酶的作用。"田基黄,又名地耳草,味苦,性凉,归肝、胆经,功能利湿退黄、清热解毒、活血消肿。两药配伍,显著加强清热解毒消癌肿的功效。李雁将其作为治疗肝癌或肝功能不全的基础药对。常用剂量垂盆草 30 g,田基黄 15 g。

28. **银柴胡—地骨皮** 银柴胡味甘,性微寒,归肝、胃经,功能清虚热、除疳热。《本草从新》记载:"银柴胡治虚劳肌热骨蒸,劳虐热从髓出,小儿五疳羸热。"其清虚热而不耗损正气。地骨皮味甘,性寒,归肺、肝、肾经,功能凉血除蒸、清肺降火。《汤液本草》记载:"地骨皮泻肾火,降肺中伏火,去胞中火,退热,补正气。"其清伏热而不伤阴。二药合用可用于肿瘤患者低热不退、五心烦热者,李雁常将其用于癌性发热。常用剂量银柴胡 15 g,地骨皮 15 g。

29. 白鲜皮—地肤子 白鲜皮味苦,性寒,归脾、胃、膀胱经,功能清热燥湿、祛风解毒。《日华子本草》载其:"通关节,利九窍及血脉。"地肤子味辛、苦,性寒,归肾、膀胱经,功能清热利湿、祛风止痒。《神农本草经》载:"主膀胱热,利小便,补中,益精气。"《本草原始》言其:"去皮肤中积热,除皮肤外湿痒。"两药合用,苦能燥湿,寒可清火,常用于恶性肿瘤靶向治疗后皮肤瘙痒或皮疹属湿热蕴肤者。常用剂量白鲜皮 30 g,地肤子 15 g。

30. 浙贝母—瓜蒌 浙贝母味苦,性寒,归肺、心经,功能清热化痰止咳、解毒散结消痈。《本草还原》曰:"功专解毒,兼散痰滞。"寒痰湿痰禁用,而风热痰壅,气逆胸满,非象贝不为功。瓜蒌味甘、微苦,性寒,归肺、胃、大肠经,功能清热涤痰、宽胸散结、润燥滑肠。适用于多种癌症之痰热壅肺证。二药均为清化热痰的代表药,均可治疗热痰,又能清热散结,治瘰疬、乳痈、肺痈等。二药伍用,共奏清热化痰、行气散结之功。李雁常用此药对治疗各种癌肿结节和淋巴结肿大。常用剂量浙贝母 15 g,瓜蒌 15 g。

31. 合欢皮—夜交藤 合欢皮味甘,性平,归心、肝、肺经,功能解郁安神、活血消肿。《神农本草经》谓合欢皮:"主安和五脏,和心志,令人欢乐无忧。"夜交藤,又名首乌藤,味甘,性平,归心、肝经,功能养血安神、祛风通络。李雁常以合欢皮配伍夜交藤,以养心安神,尤适用于血虚不能荣养筋脉且有失眠症状的肿瘤患者。常用剂量合欢皮 15 g,夜交藤 15 g。

32. 辛夷—苍耳子 辛夷味辛,性温,归肺、胃经,功能散风寒、通鼻窍。《本草纲目》云:"主鼻渊,鼻鼽,鼻窒及痘后鼻疮。"苍耳子味辛、苦,性温,归肺经,功能散风寒、通鼻窍、祛风湿、止痛。《神农本草经》载:"主风头寒痛,风湿周痹,四肢拘挛痛,恶肉死肌。"二药相合,并走于上,散风宣肺而通鼻窍之力倍增。李雁常用此药对治疗鼻咽癌、鼻渊,常用剂量辛夷 9 g,苍耳子 9 g。

33. 黄芪—当归 黄芪味甘,性微温,归脾、肺经,功能补气升阳、固表止汗、利水消肿、生津养血、行滞通痹、托毒排脓、敛疮生肌。当归味甘、辛,性温,归肝、心、脾经,功能补血活血、调经止痛、润肠通便。《日华子本草》云:"主治一切风,一切血,补一切劳,破恶血,养新血及主癥癖"。二药相合,旨在气血双补。肿瘤患者往往气血两虚。该药对运用的关键在于二药的比例,黄芪与当归5:1配伍时,则补气生血;黄芪与当归1:1配伍时,则养血益气,托毒排脓;黄芪与当归1:2配伍时,则益气活血兼养血。常用剂量黄芪 30~45 g,当归 10~15 g。

34. 鸡内金—谷麦芽 鸡内金味甘,性平,归脾、胃、小肠、膀胱经,功能健胃消食、涩精止遗、通淋化石。张锡纯谓其："为消化瘀积之要药,更为健补脾胃之妙品,脾胃健壮。"《要药分剂》言："鸡肫皮能入肝而除肝热,入脾而消脾积。"谷芽味甘,性温,归脾、胃经,功能消食和中、健脾开胃。麦芽味甘,性平,归脾、胃、肝经,功能行气消食、健脾开胃、回乳消胀。三药合用,启脾之力增强,生长胃气,疏调肝气,开胃口增食欲。又可减轻肿瘤药物苦寒败胃之弊。常用剂量鸡内金15 g,谷麦芽各30 g炒用。

二、自拟经验方

1. 益肺散结方(抗癌1号方)

【方药】生黄芪30 g,生白术9 g,白茯苓15 g,陈皮9 g,生薏苡仁18 g,怀山药18 g,枸杞子18 g,女贞子18 g,北沙参15 g,麦冬15 g,石见穿15 g,石上柏15 g,白花蛇舌草15 g。

【功效】益气养阴,解毒散结。

【适应证】肺癌之气阴两虚证。

【方解】生黄芪、生白术、白茯苓益气健脾,含"培土生金"之意。陈皮理气健脾,使补而不滞、行而不伤。生薏苡仁、怀山药健运脾气。枸杞子、女贞子滋补肾阴,肺肾同补,金水相生。北沙参、麦冬养阴润肺,肺得滋润,则治节有权。以上诸药皆为扶正而设。石见穿、石上柏、白花蛇舌草清热解毒抗癌。诸药并用,辨证与辨病兼顾,扶正与祛邪并举,标本兼顾,使热毒清、痰瘀散、阴液复,共奏益气养阴润肺,软坚化痰解毒之功。

【常用加味】若咽喉肿痛者,加射干9 g、桔梗9 g;若口干者,加芦根15 g、玉竹15 g;若咳嗽咳痰者,加紫菀15 g、款冬花15 g;若痰多色白者,加紫苏子15 g、炒芥子15 g;若咳嗽咯痰浓稠者,加鱼腥草30 g、金荞麦30 g;若咳喘痰多伴胸胁胀满者,加桑白皮15 g、葶苈子15 g;若咯血者,加侧柏炭15 g、地榆炭15 g、仙鹤草30 g;若胸痛者,加徐长卿30 g、延胡索15 g;若自汗、盗汗者,加麻黄根15 g、糯稻根15 g。

2. 益中散结方(抗癌2号方)

【方药】生黄芪30 g,生白术9 g,白茯苓15 g,陈皮9 g,生薏苡仁18 g,怀山药18 g,枸杞子18 g,女贞子15 g,当归12 g,生地黄15 g,菝葜15 g,野葡萄藤15 g,藤梨根15 g,白花蛇舌草15 g,半枝莲15 g。

【功效】益气补血,解毒散结。

【适应证】消化道肿瘤之气血两虚证。

【方解】本方以生黄芪益气健脾为君药。臣以生白术、白茯苓、陈皮、生薏苡仁、怀山药健脾化湿,枸杞子、女贞子滋补肝肾,当归、生地黄养血和血。佐以菝葜、野葡萄藤、藤梨根、白花蛇舌草、半枝莲清热解毒、消肿散结。全方扶正与祛邪药对并然,共奏益气补血、解毒散结之效,脾运湿化、气血调畅,则脏腑调和、阴阳平秘。

【常用加味】若脘腹痞闷者,加藿香 9 g、佩兰 9 g;若食欲不振者,加炒麦芽 30 g、炒稻芽 30 g、焦山楂 15 g、焦神曲 15 g、炙鸡内金 15 g;若呃逆者,加丁香 9 g、柿蒂 9 g;若恶心呕吐者,加竹茹 9 g、旋覆花 9 g;若大便秘结者,加肉苁蓉 30 g、枳实 15 g;若大便溏薄泄泻者,加白扁豆 30 g、莲子肉 30 g;若腹胀痞满者,加厚朴 15 g、制半夏 15 g;若腹痛拒按者,加三棱 9 g、莪术 9 g;若伴有腹水者,加大腹皮 15 g、车前子 15 g;若胁痛、善太息者,加郁金 15 g、白芍 15 g。

3. 益中补血颗粒(补血升白方)

【方药】生黄芪 30 g,人参 5 g,党参 15 g,太子参 15 g,炒白术 15 g,陈皮 9 g,生薏苡仁 18 g,怀山药 18 g,紫苏梗 12 g,枇杷叶 12 g,竹茹 12 g,旋覆花 12 g,当归 12 g,枸杞子 18 g,女贞子 15 g,制首乌 15 g,黄精 15 g,生地黄 15 g,鸡血藤 30 g,石韦 30 g,大枣 15 g,三七 6 g。

【功效】补益气血,填精和胃。

【适应证】恶性肿瘤放化疗引起的气血亏虚证,症见神疲乏力,少气懒言,自汗,头晕目眩,心悸失眠,形体消瘦,纳差食少等。

【方解】生黄芪、人参、党参、太子参、炒白术、陈皮、生薏苡仁、山药补气健脾,复气血生化之源。紫苏梗、枇杷叶、竹茹、旋覆花和胃降逆止呕。当归、枸杞子、女贞子、制首乌补肝肾、益精血。黄精、生地黄益肾养阴。鸡血藤、石韦、大枣益中补血。参三七活血补气、养血通络。全方补益气血、填精和胃。诸药合用,对于化疗期间出现的脾肾亏虚、气血不足、中焦气机失调有良好的纠正作用,与化疗药物也有协同增效作用。

【常用加味】若化疗见血细胞减少者,加阿胶珠 15 g、鹿角胶 15 g;若化疗见肝功能不全者,加垂盆草 30 g、田基黄 15 g;若化疗见皮疹伴皮肤瘙痒者,加白鲜皮 30 g、地肤子 15 g;若化疗见肢体麻木者,加桂枝 9 g、桑枝 15 g;若化疗见脱发者,加制首乌 15 g、侧柏叶 15 g;若脘腹胀满伴呕吐泄泻者,加苍术 15 g、厚朴 15 g;若四肢不温、腰酸腿软者,加杜仲 15 g、续断 15 g、桑寄生 15 g;若低热者,加地骨皮 15 g、银柴胡 15 g;若烦躁失眠者,加酸枣仁 30 g、珍珠母 30 g、远志 15 g、茯神 15 g。

第四章

医案医话篇

肺岩（肺癌）案

宋某，男，84 岁。2019 年 9 月 5 日初诊。

病史：患者 2018 年 8 月 28 日于某医院行胸部 CT 检查，示：右肺下叶背段实性结节灶，边缘毛糙。附见：多发肝囊肿及实性低密度影，未治疗。2019 年 7 月 11 日至某医院复查胸部 CT，示：右肺下叶背段实性结节灶，较 2018 年 8 月 28 日明显增大，右侧胸腔少量包裹性积液，考虑恶性肿瘤，附见：多发肝囊肿及软组织肿块。刻诊：乏力，纳差，口干，动则喘息，二便调，夜寐可。

查体：舌质红，苔白，脉细。

处方：生黄芪 30 g，党参 15 g，人参 6 g，生白术 12 g，白茯苓 15 g，陈皮 9 g，麦冬 15 g，川石斛 12 g，枸杞子 18 g，紫苏梗 9 g，枇杷叶 9 g，竹茹 9 g，旋覆花 9 g，白花蛇舌草 15 g，半枝莲 15 g，猫人参 30 g，芦根 12 g，百合 15 g，合欢皮 15 g，炒谷芽 30 g，炒麦芽 30 g，焦山楂 15 g，焦神曲 15 g，炙鸡内金 15 g，7 剂。

【整理者按】

分析患者现有的影像学资料，病灶短期内明显增大，且出现包裹性积液，为癌毒内踞，致局部气血津液代谢障碍，出现局部水饮停聚，此为邪实；癌毒盘踞，消磨人体正气，暗耗气阴，故表现为乏力，纳差，口干，加之患者高龄，脾肾渐亏，肾不纳气，故可见动则喘息，此为正虚。综合分析，本证属本虚标实，虚多实少之证。正如李中梓《医宗必读·积聚》中所说："末者，病魔经久，邪气侵凌，正气消残，则任受补。"故治疗当以补益为主，针对目前的主要矛盾，补益又须注意到以下三个方面：① 补益应根据辨证结论，以补养气阴为主，治疗上应避免滋腻厚味之品，多选用平补、清补之品；② 患者纳差，脾胃虚弱，补益同时需尽可能恢复患者脾运，胃气存则生机不灭；③ 虽为疾病晚期，但邪气仍肆虐，故仍需辅以祛邪之法。

李雁谨察病机，审证求因，对症下药，纵观全方，扶正祛邪主次井然，方中生黄芪、党参、人参三者并用，配合茯苓、白术等则补气之功尤著，佐以麦冬、石斛、枸杞子、芦根、百合等清补之品养阴生津止渴，共奏益气养阴之功；考虑到患者脾胃虚弱，恐其运化不及，故又配伍紫苏梗、枇杷叶、竹茹理气降逆，炒谷芽、炒麦芽、焦山楂、焦神曲、鸡内金消食助运，脾胃健旺，则有助于补益药物的充分吸收；白花蛇舌草、半枝莲、猫人参，清热解毒、利湿抗癌，诸药合用，体现扶正祛邪并举，标本兼顾。

上述病例治疗中很好地体现了谨守病机、治随机转的治疗理念，肿瘤的治疗应根据病情灵活调整扶正、祛邪药物的比例。此外,补益亦有峻补、滋补、温补、平补和清补之异,需明确各种补益的适应人群,随证变法,方能取得满意疗效。

肺岩(肺癌伴纵隔淋巴结转移)案

范某,男,81岁。2010年7月5日初诊。

病史:患者2010年6月9日在某医院行胸部CT显示:① 左肺肿块,纵隔淋巴结肿大。② 肺气肿,肺大疱。③ 双侧少量胸腔积液。刻诊:精神一般,头晕头痛,乏力,胸胁疼痛,纳呆,时有恶心呕吐,大便干结,小便调。

查体:舌质暗红,苔白,脉弦数。

处方:生黄芪30 g,生白术15 g,白茯苓15 g,制半夏12 g,陈皮12 g,紫苏梗18 g,竹茹9 g,旋覆花18 g,枇杷叶18 g,北沙参15 g,天冬15 g,麦冬15 g,生薏苡仁30 g,怀山药30 g,白扁豆30 g,白花蛇舌草30 g,石上柏15 g,石见穿15 g,生牡蛎30 g,海藻15 g,夏枯草9 g,天龙6 g,川芎30 g,天麻15 g,制大黄30 g,芦荟1 g,炒麦芽30 g,炒谷芽30 g,焦山楂15 g,焦神曲15 g,7剂。

2010年7月12日二诊:患者恶心减少,胃口可,大便通畅,口渴,舌质淡红,脉弦数。方中去掉制大黄、芦荟。继续服用14剂。

【整理者按】

肺癌属于中医的"肺积""肺痿"的范畴,本质为本虚标实。如张景岳云:"凡脾肾不足及虚弱失调之人,多有积聚之病。"针对本案患者出现乏力纳呆、大便干结等症,四诊合参,气阴两虚是其主要的病机,故益气养阴法是其主要治法。结合肺癌的病理特点,在施以益气养阴法之时尤其需要重视肺、脾、肾三脏的作用。本方以香砂六君子汤为主进行加减,加北沙参、天冬、麦冬、怀山药、白扁豆健脾益肾,益气养阴,运用培土生金、金水相生的方法达到扶肺的功效;紫苏梗、竹茹、旋覆花、枇杷叶理气化痰、降逆止呕;白花蛇舌草、石上柏、石见穿、生牡蛎、夏枯草、海藻清热解毒,软坚散结;川芎、天麻行气活血止头痛;制大黄、芦荟泻下通便;炒麦芽、炒谷芽、焦山楂、焦神曲健胃消食。二诊后大便通畅,去掉制大黄、芦荟,就是张仲景所谓的"中病即止",减少对正气的损伤作用。

肺岩(肺癌)案

王某,女,56岁。2009年6月25日初诊。

病史:患者因咳嗽、咳血一月余,服用止咳、抗感染、止血药无效。2009年5

月在上海市某医院胸部 CT 示：左肺占位(具体报告不详)。同年 6 月在全麻下手术,术后病理显示腺癌。术后患者自诉体质虚弱,不能耐受放化疗治疗,纳差,睡眠差,经治疗效果不佳,为求进一步治疗来我院。刻诊：面色萎黄,神疲乏力,时有胸痛,发热,厌食,食而无味,睡眠差,大小便可。

查体：舌质红,苔薄,脉沉细数。

处方：黄芪 45 g,炒白术 15 g,白茯苓 15 g,陈皮 9 g,生薏苡仁 30 g,地龙 30 g,北沙参 30 g,麦冬 15 g,女贞子 15 g,石上柏 30 g,石见穿 30 g,白花蛇舌草 30 g,海藻 12 g,生牡蛎 30 g,天龙 3 条,蜈蚣 3 条,山药 30 g,全蝎 3 g,山慈菇 30 g,制黄精 30 g,八月札 12 g,炒麦芽 30 g,砂仁 6 g,炒谷芽 30 g,焦山楂 15 g,焦神曲 15 g,7 剂。

另嘱患者饮食禁忌,注意情志调理,合理生活方式。

2009 年 7 月 2 日二诊：患者自诉服药后诸症好转,目红,舌苔微黄、脉细数,加野菊花 15 g,蒲公英 15 g,继续服用 14 剂。

【整理者按】

患者症见面色萎黄、神疲乏力、胃纳欠佳,舌红、脉沉细数,故辨证以脾气亏虚、肺阴不足为主,兼有痰瘀毒内结,阴虚生内热,故可见发热之症。治以益气养阴,清热解毒,化痰理气活血。方中以四君子汤健脾益气,北沙参、麦冬、女贞子、制黄精、山药益气养阴,石上柏、石见穿、白花蛇舌草清热解毒,海藻、生牡蛎软坚散结,天龙、八月札行气活血化瘀,全蝎、山慈菇攻毒散结,炒麦芽、炒谷芽、焦山楂、焦神曲、砂仁健脾消食。二诊症见目红伴舌苔微黄,脉细数,肝开窍于目,证属兼夹肝火上犯,故投以野菊花、蒲公英清热平肝解毒。

肺岩(肺癌)案

郑某,女,55 岁。

2019 年 12 月 19 日初诊。

病史：患者于 2016 年 12 月 11 日在某医院行左肺癌根治术,术后病理：浸润性腺癌,切缘(一),LN(0/22),大小：1.2 cm×0.8 cm×0.8 cm,术后未行放化疗,后口服中药 1 年余。患者定期复查胸部 CT,病情稳定。2018 年 9 月 14 日患者复查胸部 CT 示：右肺胸膜下多发小结节,直径约 3 mm。刻诊：咳嗽咳痰,胸闷,引背不适,纳可,二便调,夜寐欠安。

查体：舌质红,苔白,脉细。

处方：生白术 15 g,白茯苓 15 g,广陈皮 9 g,生薏苡仁 20 g,怀山药 20 g,苍术 15 g,姜厚朴 15 g,柴胡 15 g,广郁金 15 g,炒白芍 18 g,制香附 12 g,炒枳壳 18 g,川芎 15 g,浮小麦 15 g,青礞石 30 g,海蛤壳 30 g,百合 15 g,合欢皮 15 g,焦栀子 15 g,川佛手 15 g,白豆蔻 3 g,炒当归 15 g,生姜 9 g,薄荷 9 g,白花蛇舌草 15 g,半枝莲 15 g,炒谷芽 30 g,炒麦芽 30 g,焦山楂 15 g,焦神曲 15 g,酸枣仁 30 g,珍珠母 30 g,远志 12 g,7 剂。

【整理者按】

早期肺癌的术后复发是西医学面临的一个难题,虽然早期肺癌根治性切除术后的 5 年生存率较高,但术后仍有复发转移的风险,西医学在早期肺癌术后防治方面的措施有限。因此,这方面是中医值得深入挖掘研究的课题。

本案患者早期肺癌术后未行放、化疗,体检发现多发小结节。作为一种疾病信号,加之患者目前咳嗽咳痰的症状,需给予一定的关注,正如张景岳所说"知命者其谨于微而已矣"。此时积极地运用中医改善患者症状,调节机体免疫环境失衡,是防止术后复发转移之关键。此外,中医药对于缓解临床症状,提高生活质量也是大有裨益的。

李雁在防治肺癌术后复发方面颇有心得,并将其病机总结为"正虚伏毒",形成了扶正祛邪的治疗大法。因术后耗伤气阴,肺脾气伤又会导致痰湿内生,与蛰伏之毒邪相结,合而为患。因此,李雁在扶正方面尤重益气养阴,祛邪则重在化痰解毒。本案患者咳嗽咳痰明显,并牵引至背部不适,故先以化痰祛邪,宣畅肺气为主,方中以青礞石、海蛤壳清热化痰降气,半枝莲、白花蛇舌草清热解毒,苍术、厚朴、陈皮为平胃散,有燥湿化痰之功;配合白茯苓、薏苡仁、山药健脾以治生痰之源,如此则标本兼顾。患者夜寐欠安,情绪颇为焦虑,故以逍遥散(柴胡、白芍、当归、薄荷、生姜、白术、白茯苓)养血疏肝健脾,佐以香附、枳壳、佛手等,又兼柴胡疏肝散之意,重在条达肝气。酸枣仁、珍珠母、远志、百合、合欢皮滋养与重镇并举,安神助眠之功益增。诸药并投,肝气得舒,脾气得健,痰毒能消,使机体阴阳归于平秘,免疫功能协调,则有助于达到术后防复之目的。

肺岩悬饮(肺癌合并癌性胸腔积液)案

刘某,女,56 岁。2015 年 8 月 21 日初诊。

病史:患者 2015 年 4 月因咳嗽、咯痰 2 周至上海市某医院就诊,行胸部 CT 提示:右肺上叶占位,考虑肺癌,右侧胸腔少量积液。2015 年 5 月 8 日在该医院行"VATS 右肺上叶切除术+淋巴结清扫术",术后病理示:右上叶尖后段腺癌,腺泡样及黏液腺癌混合型,伴坏死、中—低分化,侵脏层胸膜,肿块大小 6 cm×

4.5 cm×3.2 cm,LN 未见转移(分期：T2N0M1,Ⅳ期)。术后行 NC 方案化疗 4
程(具体不详),因无法耐受而暂停。8 月 1 日复查 B 超见右侧少量胸腔积液。
现患者为求进一步中医治疗前来门诊。刻诊：咳嗽,咯痰量多、色黄,气促胸闷,
纳少,二便调。

查体：舌淡、苔薄白,脉缓有力。

处方：生黄芪 30 g,炒白术 12 g,白茯苓 15 g,陈皮 9 g,北沙参 15 g,浙麦冬
15 g,枸杞子 18 g,女贞子 18 g,石上柏 15 g,石见穿 15 g,白花蛇舌草 15 g,生牡
蛎 30 g,鱼腥草 15 g,制天南星 15 g,八月札 12 g,猫人参 30 g,葶苈子 15 g,大枣
15 g,炒麦芽 30 g,炒谷芽 30 g,14 剂。另,肿节风片配合口服。

2015 年 9 月 4 日二诊：患者自诉咳嗽咯痰明显减少,气急未加重,胸腔积液
控制,精神体力改善。后继出现肺部新发结节,开始行"三维适形"放疗,共 30
次。现症见：咳嗽痰少而黏,午后潮热、盗汗,舌偏红少苔,脉细数。辨证为阴虚
内热、痰毒内蕴。治以养阴清热、化痰解毒。上方去生黄芪、炒白术、白茯苓、葶
苈子,加天冬 15 g,川石斛 15 g,北沙参加至 30 g,14 剂。

2015 年 9 月 18 日三诊：复查未见新发病灶,肿瘤标志物未升高。患者除便
溏外无其他不适主诉。于上方基础上加诃子 9 g,莲子肉 30 g。此后患者坚持每
月前来门诊复诊,予前方随症加减,病情至今稳定,生活质量提高。

【整理者按】

患者初诊时系肺癌术后、化疗后,一派气血亏虚,耗气伤阴之"失衡"象。李
雁通过扶正与祛邪,辨病与辨证标本兼顾,全方用药精炼,药症结合。使机体的
气血、阴阳在一定程度上得以恢复;二诊时,患者由于接受西医放疗,导致严重
"伤阴",机体的"阴阳平衡"再度被打破。患者由之前的气阴两虚型转变为一派
阴虚内热之象,病机发生了变化,李雁及时调整治法方药,以养阴清热为主,加大
北沙参用量,同时予天冬、麦冬、石斛等轻清生津之品共同滋阴润燥,清金降火,
补肺护胃;三诊时,证候未变治法同前,加诃子、莲子肉以健脾渗湿固肠止泻;此
例中,患者虽然不断经过手术、放疗、化疗等攻邪伤正治疗,但李雁通过把握调整
"阴阳平衡"为原则贯穿始终,使患者机体不断达到新的动态平衡。

肺岩(肺癌脑转移)案

黄某,女,63 岁。2015 年 9 月 18 日初诊。

病史：患者 2014 年 12 月发现右肺肿块,2015 年 2 月 22 日在上海某医院行
右肺上叶切除术。术后病理示：右肺上叶腺鳞癌,伴神经内分泌分化,侵及脏层

胸膜。术后以 GP 方案化疗 4 次，2015 年 3 月 21 日头颅 CT 检查示：颅内多发转移灶。后在该院行颅内放疗 10 次。刻诊：患者左眼失明，右眼仅有光感，右耳聋，行走不利，头晕心悸，时有恶心呕吐，纳差，二便调，夜寐安。

查体：右侧胸部见长约 12 cm 手术瘢痕，伤口愈合良好。舌红、苔白，脉细。

处方：生黄芪 30 g，生白术 15 g，白茯苓 30 g，生薏苡仁 30 g，制半夏 15 g，橘皮 12 g，白扁豆 30 g，莲子肉 15 g，竹茹 12 g，旋覆花 15 g，紫苏梗 15 g，枇杷叶 15 g，当归 9 g，枸杞子 30 g，蛇六谷 30 g，莪术 9 g，三棱 9 g，王不留行 12 g，白花蛇舌草 15 g，天龙 6 g，蜈蚣 3 g，天葵子 15 g，全蝎 6 g，僵蚕 12 g，蝉蜕 6 g，石见穿 15 g，炒谷芽 30 g，炒麦芽 30 g，焦山楂 15 g，焦神曲 15 g，天麻 15 g，莱菔子 30 g，7 剂。

2015 年 9 月 25 日二诊：药后头部闷重感减轻，食欲有所增加。上方加山茱萸 15 g 以补益肝肾，加川芎 30 g 以行气活血，继服 14 剂。

2015 年 10 月 9 日三诊：患者症情平稳，自觉心悸头晕减轻，恶心呕吐次数减少。嘱其继服中药。

后守上方随症加减服用，随诊 6 个月，复查头颅 CT，病灶与前比较稍有缩小，未见其他部位的转移，患者自觉生活质量有所提高。

【整理者按】

肺癌是一种全身属虚、局部属实的病证。针对本案中正虚的病机，药用生黄芪、生白术、白茯苓、生薏苡仁、当归、枸杞子以扶助正气，其中生黄芪、生白术、白茯苓、生薏苡仁健脾益气以固护后天之本；针对热毒痰瘀之邪，药用蛇六谷、白花蛇舌草、石见穿解毒散结，莪术、三棱、王不留行破血消肿，尤其是针对肺癌的脑部转移用半夏以解毒散结、化痰通络，用天龙、蜈蚣、全蝎、僵蚕以搜风通络、息风止痉，对缓解患者肿瘤的脑部转移引起的一系列症状有显著作用。患者服用诸药后未出现任何不适症状，故二诊继用，同时加山茱萸以补益肝肾、扶正培本，加川芎以行气活血止头晕。由于辨证准确，遣药得当，故取得了满意的临床疗效。

肺岩（肺癌脑转移）案

王某，男，57 岁。2019 年 10 月 27 日初诊。

病史：患者 2007 年 8 月 22 日在上海市某医院诊断为：右肺上叶肺癌 T4N2M1－Ⅳ期，2010 年 3 月 17 日在某医院行头颅 MRI 扫描＋增强显示：① 脑癌伴颅内多发转移；② 老年脑。2010 年 4 月 12 日在上海市某医院行脑部放疗 14 次。近来一直服用易瑞沙进行治疗。刻诊：精神可，面色黄，头晕，头痛，乏力,恶心呕吐,纳差,大小便调。

查体:舌淡,苔薄,脉细弱。

处方:生黄芪 30 g,炒白术 15 g,白茯苓 15 g,陈皮 12 g,紫苏梗 18 g,竹茹 9 g,旋覆花 9 g,枇杷叶 9 g,生薏苡仁 30 g,怀山药 30 g,白扁豆 30 g,天麻 15 g,蛇六谷 30 g,川芎 15 g,炒麦芽 30 g,炒谷芽 30 g,焦山楂 15 g,焦神曲 15 g,鸡内金 12 g,7 剂。

2019 年 11 月 5 日二诊:患者无明显头晕头痛,乏力,恶心呕吐,纳差,大小便调。舌淡苔薄脉细弱。原方继服 14 剂。

【整理者按】

肺癌脑转移根据临床表现可归属于中医学"眩晕""真头痛""厥逆"等范畴,古代中医对其症状及其成因早有论述,如"故邪中于项,因逢其身虚,其入深,则随眼系以入于脑,则脑转,脑转则引目系,目系急,急则目眩以转矣"(《灵枢·大惑论》);患者为晚期肺癌脑转移,中医认为"正气存内,邪不可干",正气虚是导致肺癌脑转移的根本原因。治疗上治以扶正祛邪,本方以黄芪四君子汤为主配合怀山药、白扁豆、生薏苡仁等健脾益肺,炒谷芽、炒麦芽、焦山楂、焦神曲、鸡内金消食导滞,健运脾胃以助黄芪四君子汤扶正之力;竹茹、紫苏梗、旋覆花、枇杷叶和胃降逆止呕;天麻、川芎行气通络治头晕头痛;蛇六谷具有活血化瘀、化痰消肿的功效,据现代研究其在抗肿瘤转移发挥重要的作用。现代研究结果显示蛇六谷含 50%～60%的魔芋葡甘露聚糖(KGM),20%～30%的淀粉,2%～5%的纤维素,5%～10%的粗脂肪,3%～5%的可溶性糖(单糖和寡糖)和 3%～5%的灰粉(矿物元素),KGM 是其主要的有效成分,也是发挥抗肿瘤作用的主要成分。二诊患者头晕头痛明显好转,继服原方以固其效。

肺积(肺结节)案

陈某,男,82 岁。2018 年 6 月 6 日初诊。

病史:2018 年 5 月 6 日患者以反复咳嗽为主诉,在上海市某医院查肺部 CT 平扫(01075119)示:右肺上叶尖段小结节,混杂磨玻璃密度结节影与周围组织分界清,可见分叶及毛刺征,长径约 2.6 cm,考虑恶性病变。右肺上叶胸膜下见点状结节影,左肺下叶大疱,两肺慢性炎症。2018 年上海市某医院肺功能报告:通气功能中度限制性减退伴气道阻塞,弥散功能明显受损,气道阻力大致正常。2018 年 6 月 6 日复查 PET - CT:右肺上叶后段不规则混杂磨玻璃结节(大小约 2.7 cm×2.8 cm),FDG 摄取轻度增高,考虑为早期肺癌可能性大。两肺上叶及右肺中叶慢性炎性小结节;两肺少许慢性炎症;左肺上下叶肺大泡;右肺门及气管前腔静脉后小淋巴。因患者年事高,肺功能差,不能耐受手术及放化疗治疗,故门诊求中医中药治疗。刻下:咳嗽咯痰,痰黄难咯,乏力,活动后气急,纳差,二便调,夜寐安。

查体:形体消瘦,舌淡红,苔薄,脉细。

处方:生黄芪 30 g,太子参 15 g,生白术 15 g,白茯苓 15 g,陈皮 9 g,生地黄 18 g,山药 18 g,北沙参 12 g,麦冬 15 g,枸杞子 18 g,女贞子 15 g,制黄精 15 g,白花蛇舌草 15 g,半枝莲 15 g,石上柏 15 g,石见穿 15 g,黄芩 15 g,鱼腥草 30 g,桔梗 9 g,浙贝母 15 g,白芥子 15 g,炙百部 15 g,炒谷芽 15 g,炒麦芽 15 g,焦山楂 30 g,焦神曲 30 g,鸡内金 15 g,7 剂。

2018 年 6 月 13 日二诊:咳嗽咯痰较前好转,纳差,胃脘胀满,二便调,夜寐安,舌淡红苔薄白,脉弦细。上方去党参,加木香 9 g,制香附 9 g 理气消胀。

2018 年 8 月 22 日三诊:头晕伴头痛时作,咳嗽咯痰,口干,舌淡红苔薄白,脉细,去木香、鱼腥草,加白芷 9 g,藁本 9 g 祛风止痛,鲜石斛 15 g 养阴生津。

2018 年 9 月 19 日四诊:胃脘不适,嘈杂反酸,舌淡红,苔薄白,脉细。去白芷、藁本、鲜石斛,加黄连 3 g,瓦楞子 15 g 制酸止痛。

2018 年 10 月 31 日五诊:咳嗽咯痰又作,纳差,腹胀,胃脘不适,反酸嘈杂,舌淡红苔薄白,脉细。去麦冬、生地黄、枸杞子、黄连,加海螵蛸 15 g、海蛤壳 15 g、桑叶 15 g、开金锁 30 g、紫苏梗 9 g,疏风清热化痰。

2018 年 12 月 12 日六诊:咳嗽咯痰减,纳一般,二便调,口唇疱疹,舌淡红,苔薄,脉细,加野菊花 15 g、紫花地丁 15 g,清热解毒消疮。

2018 年 3 月 6 日七诊:患者咳嗽咯痰减,纳一般,大便可,左耳鸣,小便余沥不尽,舌淡红苔薄,脉细。加杜仲 15 g 补益肝肾,车前草 15 g 利水通淋。

【整理者按】

肺结节患者早期缺乏临床症状,仅在体检时发现肺部症状。随病程进展,肺部结节可逐渐增大,患者可出现咳嗽、咳痰、胸闷、活动后气短、胸胁胀痛等不适。中医并无"肺结节"之名,根据患者症状表现可将其归属于"肺积""咳嗽"等范畴。通过临床观察发现,中医中药治疗肺结节可取得满意疗效。在肺结节形成早期,通过中药治疗对脏腑功能进行调理,或可起到截断肺结节进展的作用。

该老年男性患者,有胃切除手术病史,胃纳不佳,食后腹胀纳呆,脾胃失健,后天气血生化乏源,形体消瘦,正气亏虚。另外,有 40 余年吸烟史,油烟乃燥火之毒,耗伤肺阴,日久气阴双亏,肺失清肃,脾失健运,津液失于输布聚而为痰,日久痰毒瘀胶结,形成结节。患者伴咳嗽咯痰,痰黄难咯,为兼夹痰热之象,总属本虚标实之证。

李雁辨证论治结合丰富的临床经验,首诊处方仿黄芪六君子汤、沙参麦冬汤益气养阴为主,又因兼夹痰热,故以鱼腥草、黄芩、浙贝母、炙百部等清热化痰,石上柏、石见穿、半枝莲、白花蛇舌草等清热解毒散结,佐以炒谷芽、炒麦芽、焦山楂、焦神曲和胃消食,以期标本兼顾。由于患者脾胃功能虚弱,服药期间出现腹胀、胃脘不适等症状,故去党参、麦冬、生地黄、枸杞子等滋腻之品,予以木香、香附等理气通滞,黄连、瓦楞子制酸护胃,后症状好转,胃气得顺,脾运得健。肺结节患者正气亏虚,卫外不固,易复感外邪,肺失宣降,咳嗽反复,予以桑叶、苏梗疏风宣肺止咳,海蛤壳、开金锁加强清热化痰之力。久病及肾,肾虚耳鸣、尿频,予以杜仲补益肝肾,车前草利水,方随机转,用药灵活。

肺积(肺结节)案

任某,女,57 岁。2019 年 4 月 17 日初诊。

病史:患者 2019 年 1 月体检查胸部 CT 示:双下肺下叶可见小结节,较大径 4 mm,上纵隔大小约 10 mm×22 mm 低密度影。乳腺 B 超示:右乳 3 点钟见大小约 5 mm×3.5 mm。甲状腺 B 超示:右侧大小约 7 mm×5 mm,左侧约 8 mm×6 mm。后未行相关治疗。刻下:精神可,夜寐尚可,口苦,胃纳可,大便干结,小便调。

查体:舌质红,苔白,脉细。

处方:半枝莲 15 g,鱼腥草 30 g,黄芩 18 g,生牡蛎 30 g,海藻 15 g,夏枯草 30 g,石见穿 15 g,石上柏 15 g,黄芪 30 g,白花蛇舌草 15 g,山药 18 g,薏苡仁 18 g,陈皮 9 g,白茯苓 18 g,生白术 18 g,太子参 18 g,瓜蒌仁 30 g,枳实 15 g,焦栀子 15 g,鸡内金 15 g,14 剂。

2019 年 4 月 24 日二诊:患者诉口苦较前好转,精神尚可,胃纳可,夜寐欠佳,大便仍干结,小便调,舌红,苔白,脉细数。上方加酸枣仁 30 g,合欢皮 15 g,珍珠母 30 g,郁金 15 g,14 剂。

2019 年 5 月 8 日三诊:2019 年 4 月 17 日上海市某医院胸部 CT,示:左肺上叶微小 GGN,请定期随访;左肺下叶实性小结节,考虑陈旧性炎症;两肺少许慢性炎症薄层 im95 左肺上叶前段一枚磨玻璃结节,边界尚清,长径约 4.5 mm;左肺下叶见一实性小结节。两肺少许条索影及小斑片影。肺门及纵隔未见明显肿大淋巴结影。两侧胸腔未见积液。患者诉症状较前好转,精神可,胃纳尚可,夜寐尚可,二便调,舌红,苔白,脉细数。上方加蝉蜕9g,14剂。

【整理者按】

肺结节性质不明确,有恶性可能,其中孤立性肺小结节恶性概率高,相当一部分将发展为肺癌。肺癌起病隐匿,深伏肺脏,隐而难查,随着影像学的发展,肺结节的早期发现为肺癌的超早期治疗提供了可能。肺结节的诊治以复查随访为核心,中医药可以在随访期间发挥优势,中、低危类结节通过调节脏腑气血阴阳,"发于机先",起到治其未生、未成的目的,高危结节可在积极诊治的基础上调理机体平衡,协助治疗。另外,患者在复查随访期间精神紧张,中医药可以调畅情志,减轻思想负担。

中医中并无"肺结节"之名。《医宗必读·积聚》云:"正气不足,而后邪气踞之。"李雁认为肺结节属于本虚标实之证,肺为娇脏,主一身之气,素体虚弱,或年老体衰,或久病伤正,使肺脏受损,影响气的生成,易生气虚;肺失清肃,水液代谢受损,易致阴虚。气虚不足以行血和津液,阴亏不足以润脉,气不布津而痰凝,气结血阻而成瘀。从功能失调进而病及形质,从无形之邪结为有形之物。故在临床上,李雁在临床上以四君子汤加减为底,益气健脾为要,重在顾护胃气,培育后天之本,使得气血生化有源;并予黄芪、太子参,益气滋阴;配伍白花蛇舌草、半枝莲、石上柏、石见穿等药,旨在驱邪外出;并佐以牡蛎、海藻、夏枯草等药,旨在软坚散结。针对患者口苦、便艰之症,辨证属火热之邪,故在前药基础上加焦栀子清泻火邪,瓜蒌仁、枳实理气润肠通便,为李雁经验用药。全方扶正祛邪兼顾,理法方药俱全,故可见显著疗效。

瘿瘤(甲状腺结节)案

徐某,女,49岁。2019年4月1日初诊。

病史:患者2018年2月3日于上海某体检中心体检B超提示:甲状腺腺体增粗,回声欠均匀,呈网格状改变,甲状腺双侧叶见边界尚清的多发低回声区,最大位于左侧约8 mm×4 mm。为求中医药综合治疗来我院门诊。刻下:全身乏力,自觉咽中有物,吞之不下、吐之不出,胃纳可,二便调,夜寐安。

查体:舌质淡红,苔薄白,脉细。

处方:生黄芪30 g,生白术15 g,白茯苓15 g,陈皮9 g,苍术15 g,厚朴15 g,枸杞子18 g,女贞子18 g,制黄精18 g,白花蛇舌草15 g,半枝莲15 g,佛手15 g,桔梗9 g,浙贝母15 g,蝉蜕9 g,三七粉4 g,炒谷芽30 g,炒麦芽30 g,焦山楂15 g,焦神曲15 g,7剂。

2019年4月8日二诊：患者乏力，咳痰色白量多，容易咳出，咽中如有炙脔，食纳可，二便调，夜寐安，舌质淡红，苔薄白，脉细。原方加白芥子15 g，紫苏子15 g，炙百部15 g，14剂。

2019年4月22日三诊：患者乏力明显好转，仍诉咳痰，色白量多，容易咳出，咽中如有炙脔，食纳可，二便调，夜寐安，舌质淡红，苔薄白，脉细。复查B超：乳腺增生，甲状腺结节，大小约8 mm。原方加莱菔子15 g、射干9 g、红豆杉3 g、蛇六谷30 g、皂角刺15 g，14剂。

2019年5月7日四诊：患者咳痰明显好转，痰量减少，咽中异物感明显减轻，盗汗，食纳正常，二便调，夜寐安，舌质淡红，苔薄白，脉细。原方去芥子、厚朴、蝉蜕、莱菔子、焦山楂、焦神曲。加地骨皮15 g、银柴胡15 g，14剂。

2019年5月21日五诊：患者精神好转，少量白痰，咽中异物感逐渐减轻，无盗汗，食纳正常，二便调，夜寐安，舌质淡红，苔薄白，脉细。复查B超：甲状腺未探及结节样改变。原方去皂角刺、地骨皮、银柴胡，14剂。

【整理者按】

甲状腺结节属中医"瘿病""瘿瘤"等范畴。《素问·上古天真论》云：女子"七七，任脉虚，太冲脉衰少，天癸竭"，任脉气血衰弱，太冲脉开始衰退，天癸枯竭，机体衰老，气血不足，精气衰退。该患者先后天之本匮乏加之情志所伤，导致精亏血虚，气机失调，血运不畅，痰湿内停，邪毒聚积，日久而成瘿瘤。是故当以扶正固本，调节气机，祛湿化痰。

一诊本方予以生黄芪、生白术、白茯苓、陈皮健脾益气，意在补后天之本，使机体的气血、阴阳得以平衡，正气得以恢复。枸杞子、女贞子、制黄精补肾益精，培补先天之本。"肺为贮痰之器"，因此以白芥子、桔梗、浙贝母、蝉蜕宣肺化痰，消上焦之痰，"脾为生痰之源"，因此以苍术、厚朴燥湿健脾，除中焦之痰，又佐以佛手和中理气，加强化痰之效。白花蛇舌草、半枝莲少量清热解毒之品兼顾祛邪，但又不伤正气。佐以炒谷芽、炒麦芽、焦山楂、焦神曲消食导滞，使补而不滞。全方以健脾益气扶助正气，兼顾化湿除痰、清热解毒祛邪，辨病与辨证结合，扶正祛邪兼顾，全方用药精炼，药证相合。二诊患者仍然存在气血亏虚之象，痰易咳出，为气机调节较前顺畅的表现，加紫苏子、炙百部加强理气化痰。三诊患者乏力好转，仍有咳痰，咽中如有炙脔，患者正气得以恢复，因此加莱菔子、射干加强理气化痰基础上，加用红豆杉、蛇六谷、皂角刺清热解毒软坚散结之品，以清除体内邪毒。四诊患者咳痰明显好转，痰量减少，咽中异物感明显减轻，盗汗，因此在原方基础上去化痰散结之白芥子、厚朴、蝉蜕、莱菔子、焦山楂、焦神曲，加地骨皮、银柴胡退热除蒸止汗。五诊患者痰量少，咽中异物感逐渐减轻，盗汗消除，B超显示甲状腺未探及结节样改变，因此李雁去方中皂角刺，地骨皮，银柴胡。

该方既顾护培补先后天之本，又兼顾"生痰之源"和"贮痰之器"，用药体现了"辨证施治""治病必求根本"的原则。最后，从微观机体微环境角度来看，患者免疫功能失调，邪毒易袭，李雁待患者机体正气有所恢复后，予以少量软坚散结、清热解毒之品，以清除体内邪毒，从而获得良效。

石瘿（甲状腺癌）案

钱某，女，58岁。2017年3月6日初诊。

病史：患者2011年7月14日于上海某医院行左侧甲状腺癌根治性切除＋颈部淋巴结活检术。术后病理示：左甲状腺乳头状癌，颈部淋巴结炎。术后长期服用左甲状腺素钠片75 μg，每日1次，口服。2011年11月24日复查甲状腺彩超见：左侧颈血管旁淋巴结肿大，考虑 MT 转移不除外(17 mm×7 mm 低回声团块，内见环状强回声伴声影)，双侧颈部淋巴结。其间患者反复乏力易感，多次于我科住院行胸腺肽调节免疫及中药抗肿瘤治疗。2013年3月1日某医院复查彩超示：左侧颈血管旁（Ⅲ区）见一肿大淋巴结，内见钙化，首先考虑转移性。3月8日淋巴结穿刺病理：乳头状上皮性肿瘤。4月16日于某医院行颈部肿块切除术，术后病理诊断："左颈大块"淋巴结（1/13）枚见癌转移。2013年8月19日于某医院行[131]I 100mCi 口服治疗。服用[131]I后第三日给予左甲状腺素钠片口服替代治疗。刻诊：乏力，偶有头晕，无明显胸闷，时有心悸，无发热，无恶心，胃纳可，夜寐差，二便调。

查体：舌质淡苔薄白，脉弦细。

处方：皂角刺9 g，合欢皮9 g，僵蚕9 g，茯神15 g，橘核6 g，陈皮9 g，枳实9 g，龙葵15 g，蒲公英15 g，石菖蒲9 g，百合9 g，天麻9 g，钩藤15 g，白芷6 g，龙骨30 g，煅牡蛎27 g，羊乳根15 g，生白术9 g，芥子9 g，王不留行9 g，火麻仁9 g，玄参9 g，川芎9 g，生地黄9 g，川牛膝9 g，柴胡9 g，半夏6 g，郁金9 g，当归9 g，淮小麦18 g，炙甘草6 g，大枣9 g，7剂。

2017年3月14日二诊：患者乏力缓解，无头晕心悸，无发热，无恶心，胃纳可，夜寐差，二便调。上方继服7剂。

【整理者按】

甲状腺癌好发于女性，《圣济总录》谓瘿瘤"妇人多有之，缘忧郁有甚于男子也"，皆因女性偏于感性，不耐情伤，在脏腑气血变化的过程中内脏气机失于正常运行,不能行血疏津,久致血瘀痰凝,相互搏结于颈部而成石瘿。

该患者平素易怒,肝失疏泄,横逆犯脾,年事渐高,脾气转弱,脾虚则运化水湿乏力,津液失布,故生痰生湿,聚津为痰,痰毒胶结停于颈部,发为肿块则生本病。"肝失畅达,则气机瘀滞",故调气重在疏肝,选柴胡疏肝散加减。"脾为生痰之源",故化痰重在健脾。本方以四海舒郁丸作为治疗甲状腺癌痰气互结的主方,并根据气郁痰阻的寒热之别来加减用药,肝阳不足而无力疏泄所致气郁,用当归、川芎来升阳开郁,皂角刺、蒲公英软坚散结。甲状腺癌患者术后亦可出现痰瘀互结证,往往是因虚致瘀的结果。另手术大量耗伤气血津液、机体正气已虚的基础上形成痰瘀内结的虚实夹杂之证,不同于手术前的因实致瘀。故术后治疗此证当行益气养阴、化痰祛瘀之法,全方注重疏肝健脾、补益肝肾,同时选用清热解毒、化浊消瘀的中药。

噎膈(食管癌伴肺转移)案

郭某,男,59岁。2019年4月26日初诊。

病史:患者2018年10月18日因进食不畅于外院查血液生化检查示:神经元特异性烯醇化酶、癌胚抗原、CYFRA211、鳞状细胞癌相关抗原均升高。2018年10月23日于上海市某医院行PET-CT示:① 食管中下段弥漫性增厚,葡萄糖代谢均增高,考虑食管癌;② 右肺上叶小结节伴葡萄糖代谢轻度增高,考虑肺癌或转移均可能;③ 右声带稍饱满伴葡萄糖代谢轻度增高,考虑生理性代偿可能,占位病变不除外。2018年10月19日于上海市某医院全身麻醉下行支撑喉镜下声带新生物活检术,术后病理示:(舌根)黏膜慢性炎伴淋巴组织增生。(喉肿物)鳞状细胞癌。2018年10月25日于该院行颈部右侧Ⅱ区淋巴结、右侧锁骨上淋巴结穿刺,病理示:涂片中见多量核深染异型细胞,部分细胞呈梭形,胞浆嗜酸,倾向为转移性鳞癌。2018年11月3日起于该院行化疗+靶向治疗,具体方案:多西他赛(艾素)100 mg+尼妥珠单抗(泰欣生)300 mg,每3周1次。

刻诊:乏力,胸背痛,咳嗽痰多,鼻涕多,进食不畅,二便调,纳可,夜寐安。

查体:舌红,苔白,脉细。

处方:黄芪30 g,白术10 g,茯苓10 g,陈皮12 g,生薏苡仁20 g,山药20 g,生地黄10 g,当归10 g,女贞子10 g,八月札15 g,紫苏梗10 g,白花蛇舌草30 g,枇杷叶12 g,枸杞子18 g,夏枯草10 g,姜半夏12 g,野葡萄藤30 g,鸡血藤15 g,蜈蚣2条,菝葜30 g,天龙3条,藤梨根30 g,桑叶15 g,菊花15 g,黄芩15 g,鱼腥草20 g,紫苏梗9 g,桔梗9 g,玄参30 g,百合15 g,合欢皮15 g,炒谷芽30 g,炒麦芽 30 g,焦山楂 15 g,焦神曲 15 g,鸡内金 15 g,三七粉 4 g,7 剂。

2019 年 5 月 3 日二诊:患者呃逆,呕吐伴咳痰,乏力,夜寐差,咽部不适,舌质红脉细。方中去鱼腥草、葛根、生薏苡仁、山药、鸡血藤、八月札、桑叶,加竹茹 9 g,旋覆花 9 g,丁香 9 g,制天南星 15 g,柿蒂 9 g,14 剂。

【整理者按】

《诸病源候论》中"噎膈者,饥欲得食,但噎塞迎逆于咽喉胸膈之间,在胃口之上,未曾入胃即带痰涎而出",李雁认为癌症患者多本虚标实,气阴两虚为本,痰毒瘀互结为标。该方重用黄芪补气,合用生白术、白茯苓、陈皮、生薏苡仁、生山药、生地黄补气健脾、养阴生津,培补后天之本,当归、女贞子、枸杞子、鸡血藤滋阴补血,扶正同时不忘祛邪,以夏枯草、白花蛇舌草、菝葜、藤梨根、野葡萄藤清热解毒、化痰消积,蜈蚣天龙止咳定喘、散结消肿;三七粉活血化瘀。观患者咳嗽咳痰伴涕多,考虑兼夹风热外感,故在前方基础上加桑叶、菊花疏散风热,黄芩、鱼腥草清肺解毒止咳,百合、合欢皮养阴润燥,养心安神。全方药多力宏,恐脾虚难以运化,故以八月札、紫苏梗理气和胃,枇杷叶、姜半夏和胃降逆止呕,炒谷芽、炒麦芽、焦山楂、焦神曲、鸡内金消食和胃。

二诊时,患者自诉明显的呕吐咳痰,故加竹茹、旋覆花、丁香、柿蒂等降逆止呕之药,天南星燥湿化痰。

噎膈(食管癌)案

房某,男,63 岁。2016 年 7 月 1 日初诊。

病史:患者于 2014 年 5 月初因进食时咽喉部异物感,无恶心呕吐,无腹泻腹痛,无发热恶寒就诊于上海市某医院,行相关检查确诊为食管癌,后于 2014 年 5 月 13 日在某医院行食管癌根治切除术,术后病理示:食管鳞状细胞癌,中—低分化,癌组织浸润至黏膜下层,食管旁淋巴结(2/4),贲门系膜淋巴结(1/8),余淋巴结未见转移。免疫组化:肿瘤细胞 CK5/6(+),P63(+),CK13(部分+),P53(−),Ki67(50%+)。术后于 2014 年 6 月开始行化疗(具体方案不详),共 10 次,末次化疗时间 2015 年 3 月,未行放疗。刻诊:神志清,精神差,乏力,口干咽痒,左上腹疼痛不适,时反酸嗳气,无腹胀腹泻,纳可,二便调,寐可。

查体:舌淡红,苔薄黄,脉沉细。

处方:生黄芪 30 g,太子参 15 g,生白术 15 g,白茯苓 15 g,陈皮 9 g,生薏苡仁 18 g,山药 18 g,当归 9 g,枸杞子 18 g,女贞子 15 g,生地黄 15 g,苍术 15 g,厚朴 15 g,白花蛇舌草 15 g,半枝莲 15 g,菝葜 15 g,佛手 15 g,茵陈 15 g,瓦楞子

15 g,海螵蛸 15 g,川芎 15 g,芦根 15 g,炒谷芽 20 g,炒麦芽 20 g,焦山楂 20 g,焦神曲 20 g,14 剂。

2016 年 7 月 15 日二诊：患者精神可，咽喉不适，左上腹疼痛减轻，反酸嗳气缓解，口干，饮食可，眠可，二便调，舌淡红，苔薄白，脉沉细。上方去掉川芎，加玄参 30 g，菊花 9 g，射干 9 g，继续服用 14 剂。

【整理者按】

食管癌属于中医的"噎膈""反胃"范畴。《素问·至真要大论》曰："鬲咽不通，饮食不下……食则呕。"是其典型症状，即以吞咽困难、饮食不下为主症，其病位在食管，属胃气所主，又与肝、脾、肾密切相关。因此，治疗当以益气养血为主，辅以行气和胃，软坚散结，以期标本兼顾，扶正祛邪。本案患者为老年男性，年老体衰，加之肿瘤术后，日久脾肾两虚，易气血亏虚，气虚则运行不畅，则胃气不舒，不通则痛，故腹痛不适；胃气失和，不降反升，则嗳气呃逆；阴虚津亏，不能上乘于口，则口干，纵观患者舌苔脉象，亦为气血亏虚之证。治以当归补血汤为主方，生黄芪补气生血，当归补血活血，两者配伍使补而不滞，加之枸杞子、女贞子、山药补肝肾益精血；生白术、白茯苓、生地黄益气健脾，生津润燥，炒谷芽、炒麦芽、焦山楂、焦神曲、鸡内金健脾胃，此为扶正。患者素食肥甘、酗酒导致痰浊蕴结，故配以平胃散燥湿健脾，消胀除满，其中苍术苦辛温燥，最善燥湿健脾，厚朴苦温芳香，行气散满，助苍术除湿运脾，陈皮理气化滞，合厚朴以复脾胃之升降，瓦楞子、海螵蛸制酸止痛，白花蛇舌草、半枝莲、菝葜软坚散结以抗癌，此为祛邪。二诊时患者痛减，故去掉川芎，咽喉不适仍有，加玄参、菊花、射干养阴生津、清热利咽。

噎膈（食管癌）案

朱某，男，63 岁。2019 年 6 月 20 日初诊。

病史：患者于 2019 年 4 月初在某医院体检，2019 年 4 月 8 日胃镜：食管癌，距门齿 31～32 cm。2019 年 4 月 11 日某医院上腹部 CT 示：食管中下段管壁局限性增厚，增强有强化。于 2019 年 4 月 18 日在某医院行全麻下食管癌根治术。术后病理：（食管）浸润性癌，待免疫组化进一步明确类型；隆起型；肿块大小：2.2 cm×1.5 cm×1 cm，癌组织浸润至食管黏膜下层；胃黏膜示轻度慢性浅表性胃炎，未见癌累及；上下切缘及另送（吻合圈）均癌残留；胃周淋巴结及另送（7组、8组、10R组、16组、17组、右喉返神经旁）淋巴结均未见癌转移(0/3、0/3、0/1、0/1、0/2、0/3、0/2)。免疫组化：（食管）肿瘤细胞 CK5/6（＋），p63（＋），p40（＋），CK-L（部分＋），CK20（－），Villin（部分＋），Syn（－），CD56（部分＋），

CgA(一),MUC-6(一),结合 HE 切片,本例符合鳞状细胞癌,Ⅱ～Ⅲ级。术后未行放化疗。刻诊:进食梗阻感,食道反流,纳可,二便调,夜寐可。

查体:舌质红,苔薄白,脉细。

处方:生黄芪 30 g,生白术 15 g,白茯苓 15 g,陈皮 9 g,薏苡仁 18 g,山药 18 g,生地黄 10 g,当归 10 g,女贞子 10 g,八月札 15 g,紫苏梗 10 g,白花蛇舌草 30 g,枇杷叶 12 g,枸杞子 18 g,夏枯草 10 g,姜半夏 12 g,野葡萄藤 30 g,鸡血藤 15 g,蜈蚣 2 条,菝葜 30 g,天龙 3 条,藤梨根 30 g,白屈菜 15 g,瓦楞子 15 g,海螵蛸 15 g,百合 15 g,急性子 15 g,竹茹 9 g,旋覆花 9 g,甘草 9 g,炒谷芽 30 g,炒麦芽 30 g,焦山楂 15 g,焦神曲 15 g,鸡内金 15 g,7 剂。

2019 年 6 月 27 日二诊:患者食道反流好转,继续服用 14 剂。

【整理者按】

食管癌,古称"噎嗝",乃因饮食不当、情志失调、过度劳累或年老体虚,使脏腑失调、气血津液运行不利而形成。初起以邪实为主,气结、痰阻、血瘀兼杂,久而阴液亏损、阳气衰微,而成噎嗝重症。噎嗝的病位在食管,属胃气所主,但与肝、脾、肾密切相关。治疗食管癌"治病必求于本",针对疾病的根本原因进行治疗,以扶正培本、益气养阴、涤痰化瘀以及清热解毒为治疗法则。此案组方中黄芪、白术、山药、茯苓补中益气,扶助正气,并佐以生地黄、女贞子、百合滋阴,当归、枸杞子、鸡血藤养血,八月札、紫苏梗理气,组成了益气滋阴、养血理气的基本结构。针对癌毒内侵,采用白花蛇舌草、夏枯草、姜半夏、天龙、蜈蚣攻毒散结。野葡萄藤、藤梨根、白屈菜经现代研究具有抗消化道肿瘤的作用,疗效明确,增加用药的精准性。针对患者进食哽咽不顺,食管反流的症状,加入旋覆代赭汤加减,并加入瓦楞子、海螵蛸制酸止痛。全方标本兼顾,方药条理井然,故收佳效。

喉菌(喉癌)案

舒某,男,64 岁。2019 年 5 月 23 日初诊。

病史:患者 2018 年 11 月 9 日在某医院全麻下行部分喉切除+左侧淋巴结清扫,术后病理示:①(左颈)淋巴结转移性鳞癌,分化中至低(2018 年 2 月 18 日);②(部分喉)鳞癌,中至低分化,深达肌层,1.7 cm×1.1 cm×0.6 cm;另一灶:1.5 cm×1.4 cm×0.5 cm。术后行化疗(2019 年 1 月 7 日),方案:DDP 40 mg+5-Fu 1 000 mg(D1-3),共化疗 3 个疗程,末次化疗时间(2019 年 2 月 25 日),化疗结束后行原发灶+全颈放疗 30 次。刻诊:咳痰多而黏,气粗,纳可,二便调,夜寐差。

查体：舌红，苔白腻，脉细。

处方：生黄芪30g，生白术15g，白茯苓15g，广陈皮9g，生薏苡仁18g，怀山药18g，茅苍术15g，厚朴12g，广木香9g，西砂仁9g，姜半夏15g，白花蛇舌草15g，半枝莲15g，山豆根12g，射干9g，玉桔梗9g，白芥子15g，紫苏子15g，百合15g，炒谷芽30g，炒麦芽30g，焦山楂15g，焦神曲15g，鸡内金15g，7剂。

2019年5月30日二诊：患者诉咳痰明显减少，气粗仍有，舌苔腻，夜尿3~4次，夜寐可，纳可，治宗前法出入。另嘱配合服用藿香正气软胶囊每次2粒，每日2次，口服，加强和中化湿之功。

【整理者按】

患者历经手术、化疗、放疗诸法，邪气已去大半，但主诉咳痰多而黏，痰涎壅盛，闭阻气道，故为气粗，张介宾在《景岳全书·杂症谟·痰饮》中指出："痰即人之津液，由水谷所化。但化得其正，则形体强，营卫充，而痰涎本皆血气，若化失其正，则脏腑病，津液败，而血气即成痰涎。"患者此时出现咳痰量多，应从三个方面考虑：首先，癌毒盘踞喉间，气血不和，痰湿丛生；其次，局部放疗为热毒之邪，灼津成痰；第三，屡次戕伐使脾胃受损，水谷津液不归正化。以上三个方面互相影响，导致了痰涎壅盛，闭阻喉间。目前属本虚标实之证，治疗原则上应以补虚培本为主，正如张景岳所说"痰涎之作，必由元气之病""痰之可攻者少，而不可攻者多"，尤契合此时患者的病机。在补虚的基础上，佐以化痰、利咽、解毒诸法以期标本兼顾，是为正法。

方中以黄芪香砂六君子汤为主方，化湿健脾益气，以杜生痰之源，佐以生薏苡仁、山药化湿健脾；配合平胃散则燥湿化痰之力益增，三子养亲汤重在止咳化痰。佐以白花蛇舌草、半枝莲、山豆根清解热毒，山豆根合射干、桔梗兼具利咽消痰之效，百合宁心安神；山豆根苦寒，故以炒谷芽、炒麦芽、焦山楂、焦神曲、鸡内金和中护胃，开胃消食。诸药并投，共奏益气化湿、利咽解毒之功。

二诊，患者即诉咳痰显著减少，有桴鼓之应，然苔腻仍有，故去消食之品，加草果15g，配合藿香正气软胶囊以增加芳香化湿之力，冀收全功。

颃颡岩(鼻咽癌)案

陈某，男，42岁。2020年4月1日初诊。

病史：2019年12月患者因"反复痰中带血丝5月余"至宁波市某医院查鼻咽镜示：鼻咽部右侧有局部隆起。2019年12月31日在局麻下行"经鼻内镜鼻咽新生物活检术"。术后病理示：（鼻咽部新生物）非角化性癌，未分化型。

EGFR(＋＋＋),Ckpan(＋＋),EBER(＋＋＋),P40(＋＋＋)。2020 年 2 月 19 日至 2020 年 3 月 31 日行放疗 30 次。刻诊：口干多饮,纳差,口腔溃疡、二便调、夜寐可。

查体：舌质红,苔白,脉细。

处方：生黄芪 30 g,太子参 15 g,人参 6 g,炒白术 15 g,白茯苓 15 g,陈皮 9 g,北沙参 12 g,天冬 12 g,麦冬 12 g,枸杞子 20 g,制黄精 15 g,玄参 15 g,菊花 12 g,山豆根 9 g,射干 9 g,桔梗 9 g,白花蛇舌草 15 g,半枝莲 15 g,石见穿 15 g,蜀羊泉 15 g,百合 15 g,炒谷芽 30 g,炒麦芽 30 g,焦山楂 15 g,焦神曲 15 g,炙鸡内金 12 g,7 剂。

【整理者按】

本例就是比较典型的鼻咽癌放疗后出现热毒伤津的患者,以口干多饮、口腔溃疡、进食困难等一系列阴液耗伤为主要表现,故治疗应以益气养阴为主。本案用方以沙参麦冬汤为基础增损,并予生黄芪、太子参、人参、炒白术、白茯苓益气健脾,培土生金。北沙参、天冬、麦冬、玄参、百合滋阴增液,枸杞子、制黄精补肾填精。针对放疗热毒之性,在滋阴益气的同时,清热解毒泄其火毒亦不可或缺,故方中运用菊花、山豆根、白花蛇舌草、半枝莲、石见穿清泄其火毒,白花蛇舌草、半枝莲、石见穿又兼顾抗癌解毒之功;山豆根合射干、桔梗尚可利咽。值得注意的是,清热解毒泻火之药对于鼻咽癌放疗后患者当用而不可过用,正如吴鞠通《温病条辨》中所说"温病燥热,欲解燥者,先滋其干,不可纯用苦寒,服之反燥甚",故上述清热泻火药物需注意在配伍养阴润燥之品的前提下使用,才可谓兼顾标本。阴虚患者脾胃功能尚弱,故滋阴润燥的同时需注意配伍炒谷芽、炒麦芽、焦山楂、焦神曲等消导助运之品,使补而不滞。全方以甘凉滋润为主要配伍特点,同时兼顾清热解毒、利咽、助运,为治疗鼻咽癌患者放疗后提供了遣方用药的典范。

 头痛(脑瘤)案

徐某,女,57 岁。2019 年 5 月 8 日初诊。

病史：患者自诉 5 年前因头痛就医于上海某医院,行相关检查示：右前额部占位。2014 年 8 月 24 日行右前额肿瘤切除术,术后病理为脑膜瘤。术后未行其他治疗,定期随访至 2018 年 8 月 18 日,头颅 MRI 提示术区复发,并进一步行手术治疗,术后行 γ 刀治疗。2019 年 4 月 21 日复查头颅 MRI 显示为：鞍区右室占位,脑积水。刻诊：神疲乏力,恶心呕吐,面色萎黄,头胀痛,眠可,纳差,大小便调。

查体：舌红，苔少，脉弦细数。

处方：黄芪 30 g，生白术 15 g，白茯苓 30 g，制半夏 12 g，陈皮 9 g，紫苏梗 9 g，旋覆花 9 g，生薏苡仁 15 g，白扁豆 15 g，山药 15 g，苍术 15 g，西砂仁 6 g，竹茹 12 g，生地黄 15 g，蛇六谷 15 g，天龙 3 条，八月札 12 g，炒麦芽 30 g，炒谷芽 30 g，焦山楂 15 g，焦神曲 15 g，7 剂。

2019 年 5 月 15 日二诊：精神好转，头痛减轻，胃纳好转，恶心呕吐减轻，但近日微寒，舌红苔薄，脉浮弦细。原方加荆芥 9 g，防风 9 g，7 剂。

2019 年 5 月 22 日三诊：服药 1 周后，恶寒症状缓解，原方去荆芥、防风，加蜈蚣 3 条、全蝎 2 条，14 剂。

【整理者按】

患者属于脑瘤中晚期手术及放疗后，气阴两虚为主，邪实为标，虚实夹杂，根据症状和舌脉证，以脾肾两虚为主要矛盾。故治疗以健脾气、养肾阴、化痰解毒为治疗原则，方用参苓白术散为主加生薏苡仁、山药、炒麦芽、炒谷芽、焦山楂、焦神曲健脾益气、消食和胃、制半夏、陈皮、苍术、紫苏梗、旋覆花燥湿化痰、降逆止呕，八月札、西砂仁理气和胃，蛇六谷清热解毒、软坚散结的作用，现代药理研究证实葡甘露聚糖是其抗癌主要成分。二诊时患者微感风寒，用荆芥、防风轻清之品，防止发汗太过，伤正气。后来患者正气渐渐恢复，加入蜈蚣、全蝎加强攻毒散结的作用。

 脑瘤（脑膜瘤）案

徐某，女，70 岁。2010 年 4 月 28 日初诊。

病史：患者因持续头痛，癫痫发作，肢体无力，于 2004 年 8 月 22 日在上海某医院就诊，头颅磁共振成像（MRI）示：右侧额颞部见卵圆形肿块，大小约 6.6 cm×5.5 cm×4.3 cm，边界清楚，考虑脑膜瘤可能。遂于 2004 年 8 月 24 日在某医院全麻下行右侧额颞部脑膜瘤术，病理类型为 Ⅱ 级透明细胞型脑膜瘤。术后予丙戊酸钠缓释片、尼莫地平片和甲钴胺片治疗。2009 年 7 月 17 日因反复头痛，视力模糊于某医院就诊，进一步复查头颅 MRI 示：右侧岩斜区见一类圆形肿块，大小约 4.9 cm×3.1 cm×4.5 cm，考虑脑膜瘤复发，遂于 2009 年 8 月 18 日全麻下行右侧岩斜区脑膜瘤复发切除术，术后行 γ 刀 1 次，未进行化疗。2010 年 4 月 21 日于某医院进行 MRI 检查显示：鞍区右旁占位，大小约 4.3 cm×3.3 cm×3.2 cm，合并右侧脑室积水，结合病史考虑脑膜瘤复发。刻诊：乏力，肢体倦怠，时发癫痫，每日头痛，痛无定时，纳可，大便干结，夜寐可。

查体：舌淡红、苔白腻，脉濡弦。

处方：生黄芪 30 g，生白术 15 g，茯苓 30 g，制半夏 12 g，陈皮 9 g，紫苏梗 9 g，竹茹 9 g，枇杷叶 9 g，旋覆花 9 g，薏苡仁 15 g，白扁豆 15 g，怀山药 15 g，苍术 12 g，砂仁 6 g，枸杞子 15 g，女贞子 12 g，生地黄 15 g，白花蛇舌草 30 g，石见穿 15 g，全蝎 3 g，蜈蚣 3 条，地龙 3 条，八月札 12 g，全瓜蒌 30 g，枳实 15 g，厚朴 15 g，制大黄 30 g，炒麦芽 30 g，炒谷芽 30 g，焦山楂 15 g，焦神曲 15 g，7 剂。

2010 年 5 月 5 日二诊：二便调，纳可，头痛时作，乏力，夜寐安，舌质薄红苔白，脉同前。前方去竹茹 9 g，进一步观察疗效，14 剂。

2010 年 5 月 19 日三诊：头痛减，乏力，二便调，纳可，时作癫痫，舌质薄红苔白，脉同前。前方去全蝎、蜈蚣、砂仁，加川芎 15 g，14 剂。

2010 年 6 月 1 日四诊：癫痫偶有发作，二便调，纳可，乏力，舌质薄红苔白。前方去制半夏、川芎，加野菊花 15 g，蒲公英 15 g，7 剂。

2010 年 6 月 8 日五诊：头痛时作，乏力，舌质薄红苔白。前方去旋覆花、蒲公英，加川芎 30 g，炮姜 9 g，14 剂。

2010 年 6 月 22 日六诊：头痛于用药时减缓，纳可，二便调，乏力，舌质红，苔腻。前方加灵芝 15 g，14 剂。

门诊规律随访至 2011 年 5 月，患者于 2011 年 5 月 3 日于上海市中医医院复查头颅 MRI 示：右侧鞍上池见稍高密度灶，大小约 3.0 cm×2.8 cm×2.5 cm，大小与 2010 年 4 月 21 日比较，病灶明显缩小，建议随访。门诊定期随访至今，患者病情平稳，生活质量有所改善，且影像学无进展表现。

【整理者按】

本案是李雁治病求本，灵活辨证，从"痰瘀"治疗脑瘤的临证经验。患者脾胃素虚，肾精虚衰，后经手术峻攻之法后正气愈亏，余邪未清，至此因虚致病，因病更虚，导致术后病情缠绵反复。故首诊遣方以黄芪四君子汤为基础益气健脾，扶正固本。方中生黄芪、生白术、茯苓健脾益气，调补后天之本；配合炒谷芽、炒麦芽、神曲炭、焦山楂、炙鸡内金等通利之品健脾助运，砂仁、陈皮、八月札理气醒脾开胃，健脾、运脾、醒脾并举，立足根本矛盾且用药补而不滞。同时辅以薏苡仁、白扁豆、怀山药、苍术、紫苏梗、竹茹、枇杷叶、旋覆花健脾化湿，加强化痰之效，全方以健脾化痰为主。又因患者年老体弱，肾精不足，遂用枸杞子、女贞子滋补肝肾，先后天并补以提高防病抗瘤能力。患者头痛，癫痫时作，佐以全蝎、蜈蚣、地龙活血通络，平肝息风。全方健脾、化痰、散瘀三法合用，攻补兼施，重在扶正，兼顾祛邪,二者灵活应用,从源头上祛除肿瘤发生、发展的主要病因。二诊时患者头痛稍有好转,说明痰湿瘀毒之邪开始被驱除体外,因无其他新症状出现,故去除竹茹守方14剂继续观察疗效。三诊时患者头痛频率明显减少,癫痫时发,故去全蝎、蜈蚣、砂仁,加风药之川芎引药入脑,加强散湿化浊之力。四诊时患者自述服药期间头痛减缓,癫痫偶有发作,故去制半夏、川芎、加野菊花、蒲公英加强平肝息风之力。五诊时头痛复来,说明痰瘀之邪顽固胶着,故去旋覆花、蒲公英,加大剂量川芎、炮姜加强息风止痛之力。六诊时患者诸症好转,故加灵芝守方继进。随访用药期间头痛、癫痫、乏力等症状改善明显,MRI复查提示病灶显著缩小,且多次复查未见肿瘤进展,收效满意。

脑瘤(脑干胶质瘤)案

李某,女,4岁。2018年9月20日初诊。

病史:患儿2018年8月25日在某医院查头颅MRI示:脑干占位性病变。第四侧脑室受压。2018年8月31日至北京某医院就诊,考虑脑干弥漫性胶质瘤(DIPG),建议放疗。家属未同意行放疗,寻求中医治疗。刻诊:患儿步态不稳,斜颈,头歪斜,纳可,二便调,夜寐安。

查体:舌红,苔薄白,脉沉细。

处方:生黄芪9g,生白术5g,白茯苓9g,陈皮9g,生薏苡仁9g,怀山药9g,枸杞子9g,女贞子6g,制黄精9g,白花蛇舌草9g,蛇六谷9g,半枝莲9g,石见穿15g,炒谷芽9g,炒麦芽9g,炙鸡内金9g,7剂。

2018年11月8日二诊:步态不稳,斜颈,头歪斜,纳可,二便调,夜寐安。上方加莪术9g,继服14剂。

2019年11月23日三诊:可独立行走,头歪斜,喉中哮鸣音,纳可,二便调,夜寐安。上方加王不留行9g,淫羊藿15g,菊花9g,14剂。

2019年12月8日四诊:喉中哮鸣音较前好转,纳可,二便调,夜寐安。上方白花蛇舌草改为27g,加天葵子9g,14剂。

【整理者按】

脑瘤中医治疗多从脏腑理论体系出发,以治疗肝、脾、肾三脏虚损,攻逐痰、瘀、湿为主。该例为小儿,先天不足,素体虚弱,脾虚失于健运,加之肾精不足、肝肾亏虚,易聚湿成痰,痰瘀互结,变生癌毒,痰、瘀、癌毒相互胶结,上犯清窍,瘀阻脑络,日久积滞形成有形之肿块。病位在脑,病性总属本虚标实,多因虚而得病,因虚致实。全身属虚,局部属实。中医从整体论治观出发,采用扶正固本、解毒抗癌等多种手段。

患儿初诊时，李雁以扶正为主兼以祛邪，用黄芪六君子汤加减，黄芪、茯苓、白术、生薏苡仁、山药健脾益气，培补后天；陈皮理气，使其补而不滞；枸杞子、女贞子、制黄精补肾滋阴补先天益于正气恢复；诸药皆为扶正而设，佐以炒谷芽、炒麦芽、鸡内金等消食导滞，避免中焦壅滞；扶正之余，勿忘祛邪。脑瘤痰凝、血瘀、癌毒聚为其标邪，故以白花蛇舌草、蛇六谷、半枝莲清热解毒抗癌，诸药并用，辨证与辨病兼顾，攻补兼施。

患儿复诊时，李雁先后加用莪术、王不留行，莪术能破血消积，与王不留行合用具有活血化瘀、消肿止痛之功效。患儿再次复诊时，出现喉中哮鸣音，李雁先加用淫羊藿温阳通窍、除湿化痰，使阳气畅达。后又加用菊花清热解毒，菊花体轻达表，气清上浮，可载药上行。患者复诊，家人代诉，喉中痰鸣声较前好转。李雁祛邪力度加大，白花蛇舌草改为 27 g，加用王不留行、天葵子等清热解毒、活血化瘀抗肿瘤目的在于控制肿瘤生长。小儿脏腑清灵，整个用药剂量与成人有所区别，整个治疗体现了"治实当顾虚，补虚勿忘实"，全程攻补兼施，初诊、复诊不同阶段各有所侧重。

脑瘤（胶质母细胞瘤伴脑膜瘤）案

凌某，女，62 岁。2019 年 8 月 22 日初诊。

病史：患者 3 个月前无明显诱因下出现右手无法正常写字，于 2019 年 5 月 23 日在上海某医院行头颅增强 MRI 示：左侧顶叶脑镰旁占位，考虑恶性多形胶质母细胞瘤可能。左侧枕部脑膜占位，倾向脑膜瘤可能。后行手术，具体过程不详。术后病理：（左侧顶叶）胶质母细胞瘤，WHO Ⅳ 级，IHC：GFAP（＋），OLIG2（＋），Neu－N（－），CD34（血管＋），Ki－67（约 10％＋），P53（＋），EMA（－），IDH1（－）。（左侧枕叶）非典型脑膜瘤，WHO Ⅱ 级，肿瘤浸润脑组织。IHC：EMA（＋），PR（＋），Ki－67（约 10％＋），Vim（＋），GFAP（－）。2019 年 7 月 8 日起口服替莫唑胺化疗 30 次，同时行放疗 30 次，末次时间：2019 年 8 月 22 日。患者 8 月 9 日复查头颅增强 MRI 示：较术后片左顶叶积液、积血减少，局部边缘不均匀强化伴结节，肿瘤复发？术区硬膜下出血吸收。刻诊：乏力，口干，时有头晕，胃纳可，二便调，夜寐差。

查体：舌质红，苔薄白，脉细。

处方：生黄芪 30 g，生白术 15 g，白茯苓 15 g，陈皮 9 g，北沙参 15 g，麦冬 15 g，川石斛 15 g，女贞子 15 g，枸杞子 18 g，生地黄 15 g，制黄精 15 g，白花蛇舌草 15 g,半枝莲 15 g,蛇六谷 30 g,制半夏 15 g,制天南星 12 g,王不留行 9 g,天葵子 12 g,天麻 15 g,川芎 15 g,红豆杉 3 g,杜仲 15 g,炒谷芽 30 g,炒麦芽 30 g,焦山楂 15 g,焦神曲 15 g,7 剂。

2019 年 8 月 29 日二诊:乏力,纳可,二便调,夜寐差,舌脉同前,原方加玉竹 15 g,14 剂。

2019 年 9 月 12 日三诊:乏力,口干,夜寐差,纳可,二便调,前方加川石斛 15 g、鲜石斛 15 g,28 剂。

2019 年 10 月 10 日四诊:夜寐差,乏力,纳可,二便调,舌暗脉涩前方去天麻,加三棱 9 g,莪术 9 g,14 剂。

2019 年 10 月 24 日五诊:夜寐差,乏力,纳可,二便调,前方去玉竹,加酸枣仁 30 g,珍珠母 30 g,远志 15 g,14 剂。

2019 年 11 月 7 日六诊:夜寐可,乏力减轻,纳可,二便调,前方去红豆杉、鲜石斛,加菟丝子 15 g,14 剂。

患者头颅增强 MRI 影像学随访变化情况如图(图 4-1)。

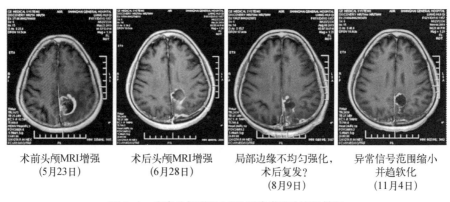

术前头颅MRI增强　　术后头颅MRI增强　　局部边缘不均匀强化,　　异常信号范围缩小
（5月23日）　　　　　（6月28日）　　　　　术后复发?　　　　　　并趋软化
　　　　　　　　　　　　　　　　　　　　　（8月9日）　　　　　　（11月4日）

图 4-1　患者头颅增强 MRI 影像学随访变化情况

【整理者按】

李雁认为脑瘤的产生与多种因素相关,总属本虚标实之症。本虚者,重在脾、肾二脏,脾运失司,则痰浊内生,加之中焦升降失司,致浊邪犯上,蒙扰清空;肾气亏虚,则骨枯而髓虚,为邪所害;标实者,因情志怫郁,或饮食偏嗜,或外感六淫邪毒而致痰浊、瘀血、毒邪等病理产物丛生,互结于脑窍,发为脑瘤。综上,脑瘤的病位在脑,与脾、肾、肝三脏密切相关,以脾肾亏虚为本,痰、瘀、毒邪为标,急症可见风邪为患。治疗大法当以补益脾肾为主,根据主要邪气之不同,灵活施以涤痰、祛瘀、解毒、息风诸法。

上述验案是李雁谨守病机,运用药对治疗脑瘤学术思想的充分体现。本案患者两种病理的脑瘤并存,且术后化疗亦难以阻遏其猖獗进展之势,影像学提示有复发之趋势。此时若邪毒不去,则长驱直入,正气必将速溃。故针对术后体虚,益气养阴的同时,不可偏废攻邪之法。脑瘤病理因素以痰、瘀、毒三邪为主,本案患者瘀毒之象不显,且有脾虚之见证,故以治痰为主,方中重用蛇六谷、制半夏、制天南星、天葵子等化痰散结,配合白花蛇舌草、半枝莲清热解毒,王不留行、川芎活血化瘀,以上化痰、行瘀、解毒三法兼顾。扶正则着眼于患者术后气阴两虚,故以基本药对生黄芪、生白术、白茯苓、女贞子、枸杞子益气养阴,配合生地黄、制黄精加强益肾填精之力,北沙参、麦冬、川石斛益胃生津。另佐以谷芽、麦芽、焦山楂、焦神曲、陈皮等消导流通之品和胃助运,使补而不滞,伐而不伤。全方谨守病机,遣方以药对为主,灵活化裁加味,故可收桴鼓之效。

脑瘤(听神经瘤)案

　　患者,男,80岁。2015年11月27日初诊。

　　病史:反复头晕不适,于2015年10月13日至某医院行头颅MRI检查示:左侧桥小脑角区见半圆形肿块影,大小约36 mm×26 mm×33 mm,多房囊样改变并囊内多发液平。影像学诊断:左侧内听道及桥小脑角区肿块,考虑听神经瘤、肿瘤囊变(图4-2)。未行手术治疗,间断门诊口服甲钴胺、强力天麻杜仲胶囊,症状改善不明显。刻诊:左侧头胀,头晕,左侧面部麻木,记忆力差,睡眠、饮食及二便正常。

　　查体:舌质淡红,苔薄白,脉细。

　　处方:生黄芪30 g,太子参15 g,生白术12 g,白茯苓15 g,陈皮15 g,生薏苡仁18 g,炒白芍18 g,当归9 g,枸杞子18 g,女贞子15 g,生地黄15 g,制黄精15 g,葛根15 g,天麻15 g,川芎18 g,石见穿15 g,天南星30 g,夏枯草18 g,天葵子15 g,全蝎9 g,蜈蚣9 g,天龙3 g,僵蚕9 g,三七9 g,桃仁9 g,红花3 g,佛手15 g,炒麦芽20 g,炒谷芽20 g,焦神曲15 g,焦山楂15 g,水煎服,每日1剂,分早晚饭后1小时服用。另予:鸦胆子油软胶囊,每日2次,每次4粒,巩固疗效。

　　2015年12月25日二诊:服药后左侧头胀及左侧面部麻木减轻,时有头晕,左侧内眼睑红肿疼痛,舌质偏红,苔薄稍黄,脉弦细。证属气血亏虚,风痰瘀阻挟热。上方加野菊花15 g,紫花地丁15 g,继服。

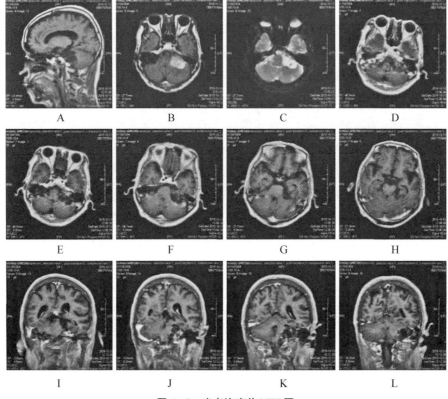

图 4 - 2　患者治疗前 MRI 图

注：左侧桥小脑角区见以岩骨尖为基底的半圆形肿块影，大小约 36 mm×26 mm×33 mm，脑干轻度受压右偏。病变向左侧内听道生长，左侧内听道扩张。T1WI 平扫矢状面(A)表现为囊泡状低信号；静脉注射 46.9％钆喷酸葡胺 15 mL 增强 T1WI 横断面(D～H)及冠状面(I～L)扫描表现为多房囊样改变并囊内多发液平，上层液体低信号、下层液体等信号，囊性成分不强化，实性囊壁成分强化；横断面 T2W - FLAIR(B)呈不均匀等高信号；DWI(b=1 000)(C)表现为弥散受限。

2016 年 3 月 25 日三诊：左侧内眼睑红肿疼痛痊愈，左侧头胀减轻，左头面部时有麻木感，时有头晕，二便正常，上方减野菊花、紫花地丁，加五灵脂 15 g、白蒺藜 15 g、白芷 9 g、制首乌 30 g、制白附子 9 g，继服。

2016 年 6 月 7 日四诊：上方共服 30 剂，左侧头胀好转，左头面部麻木感消失，偶有头晕，睡眠、饮食、二便均正常，舌脉同前。检查：神志清，双眼底（一）。颅神经：左面部感觉基本正常，伸舌灵活，语言正常。共济运动及四肢活动均正常。上方加熟地黄 15 g，余药不变，继服。

2016 年 5 月 11 日到上海市某医院行头颅 MRI 复查示：左侧桥小脑角区见以岩骨尖为基底的半圆形肿块影，大小约 26 mm×20 mm×19 mm，多房囊样改变并囊内多发液平，上层液体 T1W 低信号，下层液体 T1W 等信号，T2WI - FLAIR 呈等、稍低信号，DWI 表现为弥散受限，增强后囊性成分不强化，实性囊壁成分强化,病变向左侧内听道生长,左侧内听道扩张。影像学诊断:左侧内听道及桥小脑角区肿块,考虑听神经瘤,伴肿瘤囊变。与 2015 年 10 月 13 日 MRI 比较,肿块明显缩小、囊内液平消失,从增强及 T2WI - FLAIR 看,以囊性成分减少为主,且结合水成分明显减少(图 4 - 3)。经过中医药综合治疗,患者肿瘤减小,临床症状基本消失,病情得到控制。

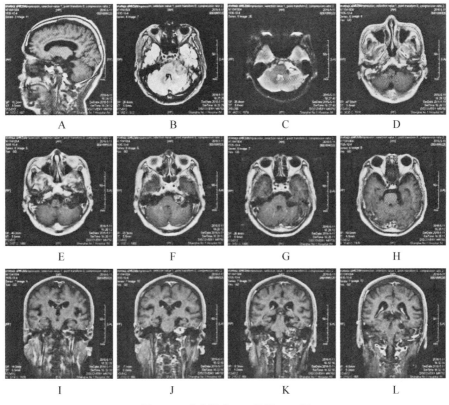

图 4 - 3　患者治疗 210 日后 MRI 图

注:左侧桥小脑角区半圆形肿块影,大小约 26 mm×2 mm×19 mm。病变向左侧内听道生长,左侧内听道扩张。T1WI 平扫矢状面(A)表现为囊泡状低信号,增强 T1WI 横断面(D～H)和冠状面(I～L)表现为囊性成分不强化,实性囊壁成分强化;横断面 T2W - FLAIR(B)呈不均匀低、等信号;DWI(b=1 000)(C)表现为弥散受限。与 2015 年 10 月 13 日 MRI 比较,肿块明显缩小、囊内液平消失,从增强 T1WI 图像及 T2WI - FLAIR 图像看,以囊性成分减少为主,且结合水成分明显减少。

【整理者按】

　　本例患者主要表现为头晕、头胀、面部麻木,伴记忆减退,舌质淡红苔薄白,脉细,证属气血不足,阴虚髓减而脑海失荣,风阳上扰,痰、瘀、毒互结而阻滞脑络。脑海失荣故头晕、记忆减退、脉细;邪痹脑络故头胀、面部麻木。基本方组成中,用生黄芪、太子参、生白术、白茯苓、陈皮、生薏苡仁、当归、枸杞子益气养血、健脾化痰;用女贞子、生地黄、制黄精滋阴补肾。针对风、痰、瘀、毒碍于脑络而络深难及,则用天麻、葛根、川芎祛风散邪、引药入脑;用蛇六谷、石见穿化痰祛瘀、软坚散结,夏枯草、天葵子清热散结,桃仁、红花、三七祛瘀通络,天龙、蜈蚣、全蝎、僵蚕搜风剔邪、通络解毒;佛手、炒谷芽、炒麦芽、焦山楂、焦神曲健脾和胃。诸药合用,共奏益气养血、滋阴补肾、化痰散结、通络祛瘀、清热解毒、引经祛风之功。全方扶正祛邪,既辨证施治,又针对脑部肿瘤的特殊部位和病机而用药。后续复诊过程,均根据患者病证变化而加减用药。经过 7 个多月的治疗,收获良效。

目前国内外文献尚未见对中医药治疗听神经瘤的报道。本案例临床观察表明,中医药治疗听神经瘤,如能切中病机、准确辨证、恰当用药,能够起到缩小肿瘤从而控制肿瘤生长的作用,并在改善症状、提高患者生活质量等方面发挥良好作用。

恶核(淋巴瘤)案

朱某,男,58 岁。2019 年 2 月 1 日初诊。

病史:患者 2018 年初自扪及颈部左侧肿物,大小约 1.5 cm,无明显压痛,皮肤无红肿,未予重视。近 2 月自觉肿物明显增大,于 2018 年 8 月 20 日行淋巴结穿刺活检术,术后病理示:T 细胞淋巴瘤。术后行化疗 6 程,末次化疗时间为 2019 年 1 月 21 日。其间定期复查病情,疗效评估为:SD。刻诊:耳鸣,易乏力,易流泪,胃纳可,眠可,二便调,小便量多。

查体:舌红,苔白,脉细。

处方:生黄芪 30 g,太子参 15 g,党参 15 g,生白术 15 g,天冬 15 g,陈皮 9 g,生薏苡仁 18 g,山药 18 g,当归 9 g,枸杞子 18 g,女贞子 18 g,生地黄 15 g,制黄精 15 g,蛇六谷 30 g,白花蛇舌草 15 g,半枝莲 15 g,玄参 15 g,全蝎 9 g,蜈蚣 5 g,七叶一枝花 15 g,橘核 9 g,浙贝母 15 g,三棱 9 g,莪术 9 g,佛手 15 g,蝉蜕 9 g,红豆杉 9 g,炒谷芽 30 g,炒麦芽 30 g,焦山楂 20 g,焦神曲 20 g,鸡内金 15 g,7 剂。

2019 年 2 月 8 日二诊:患者耳鸣不显,乏力,易流泪,胃纳可,眠可,二便调。舌红苔白,脉细。上方去蝉蜕,继服 7 剂。

【整理者按】

中医无淋巴瘤病名,但可据淋巴结肿大的证候,将其归入"失荣""石疽""瘰疬""恶核"或"阴疽"范畴。"正气存内,邪不可干;邪之所凑,其气必虚",此处防御外邪之正气实为"卫气"。淋巴组织中的淋巴液不仅是淋巴细胞等免疫细胞的载体,也是大分子蛋白质、细菌、癌细胞等的载体,淋巴液的正常回流并通过淋巴结的滤过作用,才可维持机体内环境的稳定。有学者认为淋巴液由组织液进入淋巴毛细管而成,其也是构成人体和维持人体生命活动的基本物质,当属中医之津液范畴,因此淋巴组织具有通行津液的功能,是脾肺之布散津液的场所,其生理特性是以通为用。

故本病以气津运行失常、痰浊瘀毒胶结为基本病机,病性多虚多寒。患者易乏力,为气虚之见证,夜尿多,卫气为阳,为阳气不足,气化失司。又因气虚导致气结。"虚邪之入于身也深,寒与热相搏,久留而内著……有所结,气归之,卫气留之,不得反,津液久留,合而为肠瘤。已有所结,气归之,津液留之,邪气中之,凝结日以易甚,连以聚居,为昔瘤,以手按之坚"。因虚致实,本虚标实。李雁以益气养血、软坚散结为治则。方中黄芪、党参、太子参、白术、山药补脾肺之气;当归、枸杞子、女贞子、生地黄、制黄精养血填精;白花蛇舌草、半枝莲、全蝎、蜈蚣解毒抗癌;橘核、浙贝母、三棱、莪术活血化瘀、软坚散结;佐以佛手解郁;加蝉蜕缓耳鸣,冀收全功。

恶核(淋巴瘤)案

周某,男,71岁。2019年11月14日初诊。

病史:患者因"间断发热20余日"至常州市某医院就诊。2019年11月5日查PET-CT示:① 双颈部Ⅱ~Ⅴ区、双侧锁骨区,双腋窝、纵隔内(2R、3A、5、6区)、腹主动脉、双侧髂总及左侧髂外动脉旁(L3平面以下)、双侧腹股沟区(左侧为甚)多发肿大淋巴结伴FDG代谢增高,考虑恶性病变(倾向淋巴瘤),建议左侧颈部淋巴结活检;② 鼻部皮肤FDG代谢增高灶,请结合临床;③ 余部位未见FDG代谢异常增高灶,予头孢他啶+盐酸莫西沙星+更昔洛韦抗感染治疗,未行其余治疗。刻诊:时有低热,纳可,口干,二便通调,夜尿频,夜寐欠安。

查体:舌质红,苔薄,脉细。

处方:生黄芪30 g,人参5 g,太子参15 g,生白术15 g,白茯苓15 g,陈皮9 g,生薏苡仁18 g,山药18 g,北沙参15 g,天冬15 g,麦冬15 g,枸杞子20 g,女贞子12 g,生地黄15 g,玉竹15 g,川石斛15 g,夏枯草15 g,昆布15 g,生牡蛎30 g,皂角刺15 g,石见穿30 g,露蜂房12 g,王不留行12 g,蜈蚣3 g,浙贝母9 g,山慈菇15 g,蛇六谷30 g,天龙6 g,炒谷芽15 g,炒麦芽15 g,焦山楂15 g,焦神曲15 g,鸡内金15 g,7剂。

2019年11月21日二诊:患者诉服中药后大便日4~5次,不成形,纳可,低热止,口干。上方加炮姜 15 g,木香 9 g,黄连 3 g,14 剂。

【整理者按】

淋巴瘤在中医属"痰毒恶核"的范畴。宋代王怀隐《太平圣惠方》提及"夫恶核者,为肉里忽有核,累如梅李,或如小豆粒,皮肉惨痛,左右走身中,猝然而起……毒入腹胀,闷烦恶寒,即煞人",与淋巴瘤症状和体征颇为相似。

中医学认为,痰是淋巴瘤发生发展中的一个重要病理因素,患者正气亏虚,加之外感邪毒,或饮食失调,或情志内伤,致使水湿内停,聚湿成痰,痰随气走,留滞于经络皮肤,乃发为本病。本案患者症见低热、口干、夜尿频、夜寐欠安等阴虚内热的表现,似乎应以益气滋阴清热入手,但从结合辨病的角度来看,患者全身淋巴结肿大,属中医有形之痰的范畴,滋阴益气属扶正培本,然健脾祛痰、软坚散结亦是治疗中重要的一个方面,二者不可或缺。

因此,化痰软坚散结之品再配合养阴清热药,作为遣方用药的主要思路。从具体药物来看,山慈菇、石见穿、夏枯草兼具清热之力,王不留行、蛇六谷兼有化瘀之功,天龙、蜈蚣、蜂房尚有攻毒散结之效。诸药配伍,以化痰散结为主,兼顾清热、化瘀、攻毒,考虑周全。免疫增效以黄芪四君子汤为主,重在健脾益气,以杜绝生痰之源。配合北沙参、天冬、麦冬、生地黄、玉竹等滋阴生津,枸杞子、女贞子补肾益精,兼顾了肺、胃、肾三脏之阴。佐以谷芽、麦芽、焦山楂、焦神曲、鸡内金消导流通,使补而不滞。二诊,患者低热平,但出现大便稀溏,次数增多,考虑为养阴药副作用所致,对于脾胃素虚的患者,养阴药多用有滑肠之弊。但考虑到患者仍有口干见证,阴虚尚未改善,养阴之法不可弃用,故大剂炮姜寒温并用,温脾止泻,香连丸亦有止泻之功。

乳岩(乳腺癌)案

卢某,女,66 岁。2008 年 2 月 26 日初诊。

病史:2007 年 8 月 9 日在某医院行左乳癌改良根治术,术中见多枚淋巴结肿大,术后病理示:左乳浸润性导管癌,腋窝淋巴结(9/11)可见肿瘤转移。2007 年 8 月 17 日开始行化疗(TE 方案),2007 年 9 月至 2007 年 11 月行 TE 方案化疗,2007 年 12 月行左胸壁、锁骨上、内乳放疗 25 次。刻诊:呃逆,反酸,腰酸,纳可,二便调,夜寐安。

查体:舌质红,苔白,脉细。

处方:生黄芪 30 g,焦白术 15 g,白茯苓 15 g,制半夏 15 g,陈皮 15 g,紫苏梗 18 g,竹茹 15 g,旋覆花 18 g,代赭石 30 g,枇杷叶 18 g,生薏苡仁 30 g,桔梗 9 g,

白扁豆 30 g,当归 9 g,枸杞子 15 g,丁香 9 g,柿蒂 9 g,佛手 15 g,八月札 12 g,芦根 15 g,白茅根 15 g,炒谷芽 30 g,炒麦芽 30 g,焦山楂 15 g,焦神曲 15 g,7 剂。

2008 年 3 月 4 日二诊:患者服药之后呃逆、反酸明显缓解。方中去掉旋覆花、代赭石、柿蒂、丁香,继续服用 7 剂。

【整理者按】

乳腺癌属于中医的"乳岩"范畴。隋代的《诸病源候论》提出了六淫外侵致乳岩的理论,认为"有下于乳者,其经虚,为风寒气客之,则血涩结……无大热,但结核如石"。清代《医宗金鉴》指出,乳岩皆缘抑郁不舒,或性急多怒损伤肝脾所致。患者初诊时放化疗后,此时中医治疗以扶助正气、减轻放化疗副作用为主,方中以六君子汤加减益气扶正,当归、枸杞子养阴补血扶正,以旋覆代赭汤合丁香柿蒂散加减降逆止呕,并配合焦三仙健运中焦,乳房位于肝经循行部位,易肝郁气滞,肝郁气滞也为乳岩病的基础病因病机,因此加佛手、八月札等疏肝理气,同时加芦根、白茅根,通利小便,使邪有出路。纵观全方,以益气养阴扶正为主,同时降逆止呕、健运中焦,同时针对疾病病机,疏肝理气,调畅情志,标本兼治。二诊时患者呃逆、反酸等缓解,去掉旋覆花、代赭石、柿蒂、丁香。此时患者放化疗刚结束,治疗上仍以扶助正气为主,避免过多使用攻邪药,以免损伤正气。

乳岩(乳腺癌)案

马某,女,41 岁。2018 年 6 月 7 日初诊。

病史:患者 2018 年 4 月 13 日自扪及左乳肿物,压痛明显,遂就诊于肿瘤医院,查体示浅表淋巴结未及肿大,左乳外上象限可触及一约 2.0 cm×1.5 cm 肿块,质硬,边界较清,活动度尚可,压痛(-),完善相关检查之后于 2018 年 5 月 16 日行左乳癌改良根治术,术后病理示:(左乳腺)浸润性导管癌(Ⅱ),LN(0/21),反应性增生,ER(+)、PR(-)、Her-2(-)、EGFR(-)。术后行 CTF 方案化疗 1 个周期。刻诊:神志清,精神可,乏力,咽干,发热无恶寒,无咳嗽咳痰,无腹胀腹痛,无胸闷心慌,胃纳差,大便干,小便调,寐差。

查体:舌红,苔薄黄,脉沉弦数。

处方:生黄芪 30 g,茯苓 18 g,白术 15 g,陈皮 9 g,枸杞子 15 g,黄芩 10 g,生地黄 15 g,蜂房 9 g,夏枯草 15 g,白花蛇舌草 30 g,半枝莲 30 g,法半夏 10 g,白芍 15 g,瓜蒌皮 10 g,延胡索 10 g,橘核 20 g,郁金 10 g,柴胡 10 g,知母 10 g,柏子仁 10 g,火麻仁 10 g,酸枣仁 18 g,炒谷芽 20 g,炒麦芽 20 g,焦山楂 15 g,焦神曲 15 g,鸡内金 15 g,7 剂。

2018年6月14日二诊：患者胃纳及夜寐改善，原方继续服用7剂。

【整理者按】

乳腺癌属于中医的"乳岩"范畴。陈实功《外科正宗》指出："忧郁伤肝，思虑伤脾，积想在心，所愿不得不志者，致经络痞涩，聚结成核。"其病位在乳腺，由肝、脾两伤，气郁凝结而成。此病案患者乏力咽干，便干，夜寐欠佳，舌红，苔薄黄，脉沉弦数，病证结合，当属肝郁脾虚，且有郁而化热之象。组方中黄芪益气补虚，白术健脾益气，两药配伍，可增强补气健脾的作用。白术又可与利水渗湿，健脾安神之茯苓相配对，则湿去不伤脾，补脾不留湿。白花蛇舌草清热解毒，利湿通淋；陈皮理气健脾、燥湿化痰，和消痞散结、降逆止呕之半夏配伍使化痰的效果更显著。瓜蒌皮清热化痰；延胡索与橘核、夏枯草同归肝经，共同起到理气活血散结止痛的作用；柴胡、郁金疏肝理气，郁而化热，故用生地黄、黄芩、知母清热，火麻仁、柏子仁润肠通便，酸枣仁宁心安神，炒谷芽、炒麦芽、焦山楂、焦神曲、鸡内金健脾消食助运化。全方补而不腻，攻而不过，攻补兼施，相得益彰。

乳岩（乳腺癌）案

王某，女，47岁。2019年4月29日初诊。

病史：患者2018年9月19日在上海某医院行左乳癌切除术，术后病理示：（左乳）浸润性导管癌Ⅲ级伴高级别导管内癌，肿块直径2.5 cm，左侧腋窝淋巴结LN(9/14)见癌转移。免疫组化：ER(95％＋)，PR(95％＋)，Her－2(2＋)，余不详。术后行8周期化疗，25次放疗（具体不详）。目前内分泌治疗中。刻诊：咽不适，左胸放疗处皮肤瘙痒，胃纳可，二便调，夜寐欠安。

查体：舌质红，有齿印，苔薄白，脉细。

处方：生黄芪30 g，太子参15 g，生白术15 g，白茯苓15 g，陈皮9 g，生薏苡仁18 g，山药18 g，枸杞子18 g，制黄精15 g，三棱9 g，莪术9 g，百合15 g，珍珠母15 g，合欢皮15 g，白花蛇舌草15 g，半枝莲15 g，望江南15 g，炒谷芽30 g，炒麦芽30 g，7剂。

2019年5月6日二诊：患者咽部不适缓解，皮肤瘙痒减轻。方中去掉三棱、莪术，继续服用14剂。

【整理者按】

古代针对乳腺癌的病名有"乳癌""乳岩""奶岩"等。清代张璐《张氏医通》曰："乳岩属肝脾二脏久郁，气血亏损。"本案患者长期情志抑郁，肝气不疏，气血瘀滞乳络;且素体脾虚,加之肝逆犯脾,脾失健运,不能正常运化水谷精微,水湿不化,酿生痰浊,痰瘀皆为有形实邪,一旦形成,停留某处,必然加重气机郁滞,"痰瘀"与"气滞"互为因果,日久而成乳岩。该患者经受手术、放疗、化疗所伤,加之癌肿内耗,对于整个机体而言必是元气大伤、气血两虚。首诊患者咽喉不适、放疗处皮痒为放疗伤阴所致;气血不足,心神失养,故夜寐欠安。舌脉亦为脾虚之象。四诊合参,辨证属气血亏虚,癌毒内结。本方以四君子汤加减化裁,以复气血生化之源。本方重用生黄芪与太子参益气健脾,两者皆味甘,入脾、肺经,生黄芪为补益脾气之要药,太子参为补气药中清补之品,益气兼生津,此处用于手术、放疗、化疗后气血两虚者为妙。白术既助芪、参补益脾胃之气,更以其苦温之性健脾助运。茯苓、生薏苡仁、山药既助白术健运脾气,更以其甘淡之性渗湿利浊,与陈皮合用,使补而不滞,健脾以资化血之源、实脾以抵御肝逆。久病及肾,制黄精、枸杞子入肾经养肾阴。百合、珍珠母、合欢皮养阴安神。辅以三棱、莪术破血化瘀,白花蛇舌草、半枝莲、望江南清热解毒,炒谷芽、炒麦芽消食助运。全方共奏益气养血、解毒散结之效。

乳岩(乳腺癌)案

阚某,女,61岁。2019年2月22日初诊。

病史:患者2018年10月30日于上海某医院在局部麻醉+静脉麻醉下行右乳象限切除术,术后病理示:(右乳)导管内癌中级别,乳头状型,见坏死,伴微小浸润大于或等于3处。淋巴管内癌浸润(一),血管内癌浸润(一),神经周围癌浸润(一)。肿瘤间质反应:淋巴细胞、浆细胞、组织细胞反应(+),纤维组织增生反应(+)。2018年10月30日免疫组化,8号,肿瘤细胞:ER(98%强+),PR(90%强+),CerbB-2(+),Ki67(10%+),E-cadherin(+),CK5/6(-),AE1/AE3(+),chgA(-),Syn(-),P53(散在弱+);肌上皮细胞:P63灶性(-)。7号,肿瘤细胞:AE1/AE3(+),肌上皮细胞:P63灶性(-)。放疗30次,未行化疗。目前内分泌治疗中。刻诊:神清,精神差,胃纳差,大便2~5日一行,小便正常。

查体:舌质偏红,苔薄白,脉细。

处方:生黄芪30 g,生白术15 g,白茯苓18 g,太子参15 g,陈皮15 g,薏苡仁18 g,山药18 g,枸杞子18 g,女贞子15 g,生地黄15 g,制黄精15 g,白花蛇舌草15 g,半枝莲15 g,望江南15 g,海藻15 g,夏枯草15 g,生牡蛎30 g,金钱草15 g,枳壳15 g,制大黄30 g,瓜蒌仁30 g,枳实15 g,青皮9 g,炒谷芽15 g,炒麦芽

15 g,焦山楂 15 g,焦神曲 15 g,炙鸡内金 15 g,7 剂。

2019 年 3 月 1 日二诊:患者诉病情较前好转,大便 2 日一行,纳可,舌红,苔薄白,脉细。上方去制大黄,加郁李仁 30 g、决明子 12 g,继续服用 14 剂。

【整理者按】

乳腺癌中医将其归为"乳石痈""乳岩"等的范畴。《素问·评热病论》曰:"邪之所凑,其气必虚。"《医宗金鉴》曰:"乳岩有肝脾两伤,气血凝结而成。"《外科真诠》曰:"宜节饮食,息恼怒、庶免乳岩之变。"综上,乳岩的病因病机总体归为正气亏虚、七情内伤、饮食不当三个因素。本案患者初诊时神清,精神差,胃纳差,大便 2~5 日一行,小便正常,舌质偏红苔薄白,脉细。故辨证患者以气阴亏虚为主。患者正气亏虚,内外邪气侵袭机体,形成乳岩;且气虚日久,阴虚化生不足,再加上患者行手术治疗,再次耗伤气阴,导致气阴亏虚,出现乏力,舌质偏红;脾气亏虚,则脾气无以运化食物,纳呆食少和积滞;舌质红,苔薄白,脉细,皆为气阴亏虚之象,故以益气养阴为主。方药以益气养阴法基本方化裁,防止乳腺癌术后患者用药过热、过燥,遂用太子参以补气养阴,枸杞子、女贞子、生地黄以补血养阴;薏苡仁、茯苓、山药、陈皮健脾;黄芪、白术补气同时兼以健脾;枳壳、枳实、青皮等理气消积;制大黄泻热通便,数药配合,益气同时兼以理气消积;半枝莲、生牡蛎、夏枯草、白花蛇舌草等以解毒散结,补益气血同时兼顾对本病的治疗;鸡内金、炒谷芽、炒麦芽、焦山楂、焦神曲以健脾开胃消食,诸药合用,共奏益气养阴、解毒散结之功。二诊时患者大便较前好转,遵"中病即止"的治疗原则,故去大黄,以免伤胃伤气血,改用郁李仁、决明子等润肠通便。

积聚(肝癌)案

杨某,男,46 岁。2019 年 5 月 10 日初诊。

病史:患者 2019 年 4 月 10 日因肝区疼痛于某医院就诊,肝脏超声示:① 肝脏实质性占位伴门脉右后支内栓子形成可能。② 肝内回声增粗,符合慢性肝病表现。2019 年 4 月 12 日于上海市某医院行肝脏超声造影,提示:① 肝右后叶异常增强区域(考虑 MT)伴门脉右后支富血供栓子(癌栓)。② 肝右叶血管瘤。2019 年 4 月 17 日化验示:乙肝病毒表面抗原:(+),乙肝病毒表面抗体:(−),乙肝病毒 e 抗体:(+),乙肝病毒核心抗体:(+),甲胎蛋白:2.3 ng/mL,癌胚抗原:1.7 ng/mL,糖类抗原 199:12.9 U/mL。2019 年 4 月 19 日于某医院行特殊肝段切除术(右半肝切除术)+胆囊切除术+肝十二指肠韧带骨骼化清扫术,术后病理:(肝右叶)胆管细胞癌,Ⅲ 级,伴坏死,癌组织侵犯肝被膜。脉管内见癌栓,肝切缘未见癌累及,周围肝组织未见结节性肝硬化,送检肝十二指肠韧带淋巴结 1 枚,未见癌转移。术后化验:总胆红素 27.2 μmol/L,直接胆红素 14.3 μmol/L,谷丙转氨酶(ALT)236 U/L,谷草转氨酶(AST)64 U/L,白蛋白 34 g/L。刻诊:头晕,乏力,声哑,咳痰,口干,二便调,纳可,夜寐安。

查体:全身皮肤黏膜无黄染,无肝掌,无蜘蛛痣。左锁骨上,未及肿大淋巴结。腹壁平坦,腹部静脉不显露。未见胃肠轮廓及蠕动波形。无压痛,无反跳痛。肝脾肋下未及。腹部未及活动性包块。墨菲征(-),移动性浊音(-)。双下肢无水肿。舌红,剥苔,脉细。

处方:生黄芪 30 g,生白术 15 g,白茯苓 15 g,陈皮 9 g,生薏苡仁 18 g,生山药 18 g,炒白芍 15 g,麦冬 15 g,枸杞子 18 g,北沙参 15 g,白花蛇舌草 15 g,半枝莲 15 g,菝葜 15 g,藤梨根 15 g,蛇六谷 30 g,当归 9 g,佛手 15 g,川石斛 15 g,炒谷芽 30 g,炒麦芽 30 g,垂盆草 15 g,7 剂。

【整理者按】

肝为刚藏,主升发,体阴而用阳。肝癌在中医理论体系中当属"积聚""黄疸""胁痛""鼓胀",《素问·藏气法时论》有云:"肝病者,两胁下痛引少腹,令人善怒。"

李雁认为,原发性肝癌发生、发展的根本原因是正气虚衰,邪毒内侵,聚而成瘤,因此治疗当自始至终不忘"扶正"。王三虎认为肝癌是一个积变的过程,前期虽有瘀、毒、痰、火,但仅是量变,燥湿相混才是促使质变的主要矛盾。其发病机制为气机升降失调,津液分布不均。从该患者的舌象可看出一二,舌体深红而舌苔少津裂纹,为剥苔,提示阴虚。上方以四君子汤加减化裁,生黄芪、生白术、白茯苓、陈皮、生薏苡仁、生山药、炒白芍、麦冬、北沙参补气健脾,养阴生津,培补后天之本。白花蛇舌草、半枝莲、菝葜、藤梨根、蛇六谷清热解毒,化痰消积。垂盆草、藤梨根都具有利湿退黄的功效,菝葜利湿去浊,因肝癌患者多有腹水、黄疸,加佛手行气开郁,川石斛、枸杞子、当归、北沙参补肾滋肝,炒谷芽、炒麦芽健脾和胃,助消化。可见李雁的治疗特色为扶正为先,适时祛邪。

黄疸(胆管癌)案

何某,女,53 岁。2020 年 2 月 14 日初诊。

病史:患者 2019 年 4 月 9 日因右上腹隐痛不适伴皮肤巩膜黄染于某医院就诊,查上腹部 CT 示:肝门部胆管及胆总管壁增厚,异常强化伴肝内外胆管扩张,考虑胆管细胞癌,门脉右支侵犯,后于某医院行胆囊切除术＋腹膜 LN 切除术＋

胆总管切开＋T管引流。术后病理：中分化腺癌,部分为黏液腺癌,侵及全层,肝门 LN(一)。2019 年 6 月 27 日至 2019 年 8 月 15 日行局部放疗联合 PD-1 共 4 个疗程。2019 年 9 月开始行 GEMOX 方案共 5 次,末次化疗:2019 年 12 月 21 日。刻诊:时有恶心呕吐,胃纳欠佳,大便欠畅,口渴,小便调。夜寐尚安。

查体:舌质淡红,苔白,脉弦数。

处方:生黄芪 30 g,生白术 15 g,藤梨根 15 g,炒党参 12 g,白茯苓 15 g,广陈皮 9 g,生薏苡仁 18 g,怀山药 18 g,夏枯草 10 g,生地黄 15 g,枸杞子 18 g,女贞子 15 g,炒当归 9 g,制黄精 15 g,白花蛇舌草 15 g,菝葜 15 g,野葡萄藤 15 g,天龙 3 条,蜈蚣 2 条,垂盆草 30 g,田基黄 15 g,茵陈 15 g,金钱草 30 g,白屈菜 15 g,百合 15 g,炒谷芽 30 g,炒麦芽 30 g,焦山楂、焦神曲 15 g,炙鸡内金 15 g,7 剂。

2020 年 2 月 28 日二诊,偶有腹胀,黄疸,面色少华,双下肢酸痛,倦怠乏力,胃纳可,二便调,夜寐欠安,舌质红,苔白,脉细。初诊方加炒枳壳 12 g,重楼 20 g,仙鹤草 30 g,继续服用 7 剂。

2020 年 3 月 6 日三诊,腹胀减轻,便血,黄疸,面色少华,双下肢酸痛减轻,倦怠乏力减轻,胃纳可,二便调,夜寐欠安,舌质红,苔白,脉细。二诊方加山慈菇 10 g,地榆炭 20 g,炒槐花 20 g,继续服用 28 剂。

【整理者按】

肝内胆管癌虽实际病变在肝、胆,但发病本质是脾虚,脾虚是肝癌发生发展的始动内因,正如李东垣在《脾胃论》中所说:"脾病,当脐有动气,按之牢若痛。动气,筑筑然坚牢,如有积而硬,若似痛也,甚则亦大痛,有是则脾虚病也。"故本病属本虚标实之症,加之该患者屡经手术、放化疗等治疗后,正气大伤,气血两虚,然仍有余毒肆虐,湿毒未清,故李雁治疗上以黄芪六君子汤为基础,配合山药、薏苡仁共奏益气健脾之功,生地黄、枸杞子、女贞子、制黄精兼顾肾虚,百合、当归滋补阴血,以上诸药扶正以培本。祛邪方面,重在疏利肝胆、利湿解毒,方中选用垂盆草、田基黄、茵陈、金钱草四药,既有清利湿热、导邪外出之功,又可疏肝利胆,配合野葡萄藤、藤梨根、白花蛇舌草等药又可清热解毒抗癌,天龙、蜈蚣攻毒散结,且取虫药通络之功,佐以谷芽、麦芽、焦山楂、焦神曲、炙鸡内金护胃和中。二诊时患者诉首诊症状仍有且偶有腹胀,故于首诊方中加炒枳壳理气消滞,加重楼清热解毒,加仙鹤草补虚又解毒。三诊时患者腹胀减轻,便血,故予地榆炭、炒槐花凉血止血,山慈菇加强清热解毒之效。纵观全程用药,扶正祛邪并举,扶正侧重调补气血脾胃,祛邪重在湿毒,共奏益气养血、清热利湿解毒之功。

伏梁(胰腺癌)案

黄某,女,58岁。2020年4月13日初诊。

病史:患者2020年3月26日至上海某医院行上腹部MRI示:胰头上缘肿块影,考虑肿大淋巴结,肝门区、胰头旁及腹膜后多发肿大淋巴结影;肝内多发转移灶。2020年4月8日穿刺活检病理提示低分化腺癌浸润,形态可符合低分化肝内胆管癌或转移性胰胆管腺癌。刻诊:右背疼痛不适,胸闷,右下腹胀满不适,乏力,动辄汗出,胃纳可,二便调,夜寐差。

查体:舌质红,苔白,脉细。

处方:生黄芪30g,生白术15g,白茯苓15g,陈皮9g,枸杞子18g,制黄精15g,白花蛇舌草15g,半枝莲15g,菝葜15g,藤梨根15g,红豆杉3g,佛手15g,枳壳18g,苍术15g,厚朴15g,炒白芍15g,木香9g,砂仁9g,炒谷芽30g,炒麦芽30g,焦山楂15g,焦神曲15g,炙鸡内金15g,7剂。

2020年4月20日二诊:患者诉拟行化疗,肝区疼痛不适,背疼痛不适,胸闷,胃纳可,二便调,夜寐差。舌质红,苔白,脉细。方中加虎杖15g、蜀羊泉15g、人参须9g,继续服用14剂。

2020年5月4日三诊:患者已行第一疗程化疗,肝区疼痛减轻,腹胀感减轻,胸闷,胃纳可,二便调,夜寐可。舌质红,苔薄白,脉细。二诊方去苍术、木香、砂仁,加当归9g、麦冬18g,继续服用14剂。

【整理者按】

胰腺癌在中医学中无确切病名,现代医家认为胰腺癌可归为"伏梁""痞气""黄疸"等范畴,如《难经·五十六难》载:"脾之积,名曰痞气,在胃脘,覆大如盘,久不愈,令人四肢不收,发黄疸。"故现代医家对胰腺癌的病机认知主要观点在于以脾虚为本,癌毒侵袭为标。本患者首诊方以香砂六君子汤为主进行加减,加苍术、厚朴化湿温中,重用黄芪益气健脾,此乃治疗脾虚之本;患者腹部胀满不适故以佛手、枳壳理气宽中,行气消胀;患者动则汗出故以黄精、枸杞子益气养阴,以免津液耗损过多;菝葜祛风湿消肿痛;白花蛇舌草、半枝莲、藤梨根、红豆杉清热解毒、消肿散结;炒麦芽、炒谷芽、焦山楂、焦神曲健胃消食。二诊时患者拟行化疗,故予以人参须益气扶正,虎杖散瘀止痛,蜀羊泉清热解毒;三诊时肝区疼痛、腹胀感减轻,去苍术、木香、砂仁,加当归、麦冬养阴补血养阴。纵观全程,可见李雁用药扶正与祛邪兼顾,患者症状亦逐渐改善。

噎膈(胃癌伴腹腔淋巴结转移)案

卜某,男,63 岁。2017 年 4 月 15 日初诊。

病史:患者 2017 年 6 月初因胃胀、消化不良至某医院查胃镜示:①(胃角-胃体)低分化腺癌。②(胃体)腺癌。③食管 25～35 cm 炎性坏死组织,可见异型细胞残影。病理送至某医院会诊示:低分化腺癌。上腹部 CTA 示:食管中下段占位,胃底贲门区多发肿大淋巴结。后于 2017 年 7 月 7 日在某医院化疗 1 次,具体方案及用药不详。2018 年 8 月 2 日在某医院行 PET-CT 检查:胃小网膜囊、腹主动脉旁及肠系膜间隙多发淋巴结转移,骨转移。于 2017 年 8 月 3 日开始行放疗,具体放疗剂量不详,目前仍在放疗中。化疗后出现 Ⅱ 度骨髓抑制(2017 年 8 月 18 日)。血常规:白细胞 3.43×10^9/L,血红蛋白 110 g/L,血小板 69×10^9/L。刻诊:进食梗阻感,流质饮食,夜寐一般,小便可,大便干结。

查体:舌红,苔微黄,脉细弦。

处方:生黄芪 30 g,焦白术 9 g,白茯苓 12 g,陈皮 9 g,生薏苡仁 18 g,山药 18 g,紫苏梗 9 g,枇杷叶 9 g,竹茹 9 g,旋覆花 9 g,制黄精 15 g,制首乌 30 g,生地黄 15 g,当归 9 g,女贞子 9 g,党参 15 g,知母 9 g,山茱萸 15 g,姜半夏 9 g,鸡血藤 30 g,石韦 30 g,大枣 15 g,火麻仁 30 g,制大黄 9 g,枳实 12 g,麦冬 15 g,炙鸡内金 12 g,炒谷芽 30 g,炒麦芽 30 g,焦山楂 15 g,焦神曲 15 g,7 剂。

【整理者按】

患者化放疗后,脾胃之气衰弱,气血生化乏源。方中生黄芪、党参、白术益气健脾扶正固本,可增强网状内皮系统吞噬能力,促进健康淋巴细胞的转化功能,调动患者内在抗病能力,可使后天脾胃功能得以正常运化,促使患者病情稳定、日渐好转,即"有胃气则生"。紫苏梗、枇杷叶顺气和胃,竹茹、旋覆花降逆止呕,能预防放化疗而致呕吐症状。制黄精、生地黄、当归生血养血。石韦大枣汤能增强单核-巨噬细胞系统功能,可改善白细胞低下,临证可加鸡血藤、女贞子等。鸡血藤、石韦作为对药使用于癌症放化疗引起的血细胞减少。火麻仁、制大黄、枳实取麻子仁丸之意,"脾主为胃行其津液者也",脾胃虚弱,津液不得四布,故见大便干结,可给予火麻仁,其质润多脂、润肠通便,制大黄泄热通便;枳实通降胃肠气机,辅以麦冬益阴增液,使腑气通、津液行,共奏通便之效。半夏、茯苓、甘草健脾利湿、理气和中、调理脾胃,亦有抗癌作用。谷芽、麦芽、焦山楂、焦神曲可改善食欲,促进消化。

积聚(胃癌)案

颜某,男,59岁。2007年4月9日初诊。

病史:患者2006年2月27日因确诊胃癌于某医院行化疗,方案为:CF+氟尿嘧啶,后又行局部化疗,方案为:5-Fu+DDP+注射用奥沙利铂,但出现消化道不良反应,恶心,呕吐,遂求诊于中医门诊。刻诊:乏力,面色苍白,纳差,二便调,夜寐安。

查体:舌淡红,苔白,脉细。

处方:生黄芪30g,太子参15g,炒白术15g,白茯苓15g,制半夏12g,陈皮12g,当归9g,枸杞子15g,女贞子15g,生地黄15g,川芎15g,炒白芍12g,生薏苡仁30g,怀山药30g,石韦12g,鸡血藤30g,红枣15g,制黄精15g,制首乌15g,阿胶10g,肥知母9g,竹茹12g,旋覆花18g,紫苏梗9g,枇杷叶18g,八月札12g,广木香9g,炒谷芽30g,炒麦芽30g,焦山楂15g,焦神曲15g,灵芝15g,山茱萸9g,白茅根30g,7剂。

【整理者按】

胃癌属于中医学"积聚""反胃""胃脘痛"等范畴,《济生方》云:"夫积者,伤滞者也,伤滞之久,停留不化,则成积矣。"本病案中患者已经确诊为胃癌,就诊时已为手术之后,且已行多次化疗,加之疾病日久,气血更虚;其面苍白,纳差,舌淡红,苔白,脉细,四诊合参,确诊其为气血虚弱为主,故治疗以益气养血为主,以李雁经验方补血升白方加减。方中太子参、黄芪、白术、茯苓、生薏苡仁益气健脾;川芎、当归、白芍、阿胶、红枣补血养血;血虚日久,必伤及阴,故又加枸杞子、女贞子、生地黄养阴;一派补养之药,难免滞气生痰,故又加半夏、陈皮、广木香、枇杷叶、紫苏梗等理气化痰,和胃降逆止呕;焦三仙入药,消食和胃。纵观全方,布局缜密,步步紧扣病机,用药适度。

积聚(胃癌)案

谢某,男,41岁。2018年3月15日初诊。

病史:患者2017年8月因中上腹饱胀不适2月余,就诊于某医院行胃镜检查示:贲门前壁见一隆起型病灶(具体不详)HP(+)。活检示:贲门管状腺癌,后于2017年9月1日于某医院行腹腔镜下胃癌根治术后(全胃切除+食管空肠Roux-en-y,吻合+D2淋巴结清除术),术中见肿瘤位于贲门处,直径约1cm,浅表凹陷型,肿瘤未侵犯到浆膜,未侵及邻近脏器,胃周未及明显肿大淋巴结。病理报告回示:胃贲门小弯腺癌2~3级表浅凹陷型,侵至黏膜下层,脉管神经束未见侵犯,淋巴结(0/21),于2017年9月22日开始行替吉奥化疗,末次化疗时间2018年3月12日。刻诊:神志清,精神可,乏力,胃脘隐痛,脚麻,口干,发热,无恶寒,无咳嗽咳痰,无腹胀腹痛,无胸闷心慌,胃纳差,眠可,二便调。

查体:舌红,苔薄黄,脉弦。

处方:生黄芪30 g,焦白术9 g,白茯苓18 g,陈皮9 g,生薏苡仁18 g,山药18 g,紫苏梗9 g,枇杷叶9 g,竹茹9 g,旋覆花9 g,制黄精15 g,制首乌30 g,生地黄15 g,当归9 g,焦山楂15 g,焦神曲15 g,女贞子9 g,党参15 g,大枣15 g,知母9 g,山茱萸15 g,半夏9 g,鸡血藤30 g,石韦30 g,炒谷芽30 g,炒麦芽30 g,麦冬15 g,川石斛15 g,刀豆子15 g,炙鸡内金15 g,7剂。

【整理者按】

从胃癌病因来看,患者发病与嗜食腌制、烧烤及高脂饮食等密切相关,而这些食物最易酿生痰浊湿热。大量的研究已证实,幽门螺杆菌感染是胃癌发生的起始因素和Ⅰ类致病因子,而中医认为幽门螺杆菌属"湿邪"范畴,其感染后患者最常见湿热内蕴的表现。痰浊湿热内蕴,热邪易伤阴,痰湿易耗气,既表现出口干、纳少、胃胀、舌红少津、脉细等阴虚之征,又夹杂烧心、嘈杂、口苦、苔黄腻等"痰浊湿热"之象。

胃为"燥土",胃阴的濡润对于其受纳、腐熟功能的发挥至关重要,可避免其燥化太过而成"胃家实"。临床上,胃阴不足常常是胃癌发生的病理基础,而当胃癌生成之后,又进一步耗伤胃阴。另外,各种治癌手段叠用,其阴损及阳、阴液精气俱损,最终致正气大伤,邪盛无制,造成肿瘤复发、扩散、转移,进入"邪盛正衰"的难复之境。

该患者神志清,精神可,乏力,胃脘隐痛,脚麻,口干,发热无恶寒,无咳嗽咳痰,无腹胀腹痛,无胸闷心慌,胃纳差,眠可,二便调。舌红,苔薄黄,脉弦。四诊合参,辨证当属胃虚有热之证,治以益气健脾,滋阴益胃清热。生黄芪、焦白术、白茯苓、陈皮、生薏苡仁健脾益气,竹茹、半夏、旋覆花降逆止呕,女贞子、制黄精、制首乌补肝肾,川石斛滋胃阴,鸡血藤、生地黄、当归活血,大枣、麦冬、知母、山药滋阴清热和胃,焦山楂、焦神曲、炒谷芽、炒麦芽、炙鸡内金健脾胃,全方以补养脾胃为主,兼顾防治化疗相关不良反应,体现李雁临证多维思辨的学术观点。

锁肛痔(直肠癌)案

康某,男,61岁。2021年9月8日初诊。

病史：患者 2021 年 1 月肠镜检查示，升结肠近回盲部见息肉，距肛门 12～16 cm，可见菜花样肿物，遂 2021 年 1 月 5 日在某医院行直肠疝根治术，术后病理示：肿瘤位于直肠，大小 3.5 cm×2 cm×0.4 cm，浸润性腺癌，浸润至浆膜下层，脉管内癌栓（＋），神经侵犯（＋），切缘（－），未见淋巴结转移。免疫组化：MLH1(Eso5)(＋)，MSH2(＋)，MSH6(＋)，PMS2(＋)，HER2(H)，CD44(部分＋)，E-cad(＋)，BRAF(－)，SATB2(＋)，CDX2-88(＋)，HES-1(＋)，Ki-67(＋，70％)。基因检测结果：$KRAS$ 基因突变。术后行化疗，共 4 个疗程，方案 XELOX。目前化疗已结束。刻诊：大便日行 5～6 次不成型，胃纳可，小便调，夜寐欠安。

查体：舌淡红，苔薄，脉细。

处方：生黄芪 30 g，党参 15 g，太子参 15 g，人参须 9 g，生白术 15 g，白茯苓 15 g，陈皮 9 g，怀山药 30 g，生薏苡仁 30 g，当归 9 g，枸杞子 18 g，女贞子 15 g，生地黄 15 g，制黄精 15 g，白花蛇舌草 15 g，半枝莲 15 g，菝葜 9 g，藤梨根 15 g，红豆杉 3 g，蜀羊泉 15 g，酸枣仁 30 g，珍珠母 30 g，炒谷芽 30 g，炒麦芽 30 g，焦山楂 15 g，焦神曲 15 g，14 剂。

2021 年 9 月 21 日二诊：大便日行 3～4 次，皆成型，量不多，足麻，胃口可，舌质淡红，苔薄，脉细。方中加三七粉 4 g，继续服用 14 剂。

【整理者按】

《外科大成》记载："锁肛痔，肛门内外如竹节锁紧，形如海蜇，里急后重，便粪细而带匾，时流臭水。"该患者肿瘤已见转移，正气本虚，经过手术、放化疗等治疗后正气更虚，治疗上因重在扶正益气兼顾解毒散结。故本方以四君子汤为主方进行加减，重在健脾益气，山药、薏苡仁健脾化湿，枸杞子、女贞子、生地黄、制黄精补益肾阴，增强免疫功能，患者夜寐欠安，故予以酸枣仁、珍珠母安神定惊。白花蛇舌草、半枝莲、菝葜、藤梨根、红豆杉、蜀羊泉有抗癌解毒之效，炒谷芽、炒麦芽、焦山楂、焦神曲、炙鸡内金有和胃消食、顾护胃气之效。二诊时患者大便次数较前减少并成形，足麻，故加用三七粉活血散瘀通络。全方扶正祛邪兼顾，旨在于提高患者免疫力，提高生活质量，理法方药清晰，故二诊即初见疗效。

脏毒（十二指肠癌）案

徐某，男，52 岁。2023 年 3 月 8 日初诊。

病史：患者 2021 年 2 月 5 日在某医院行腹腔镜下十二指肠切除术，术后病理示：乳头状腺癌，局部高级别上皮内瘤变，大小 1.8 cm×1.5 cm×0.4 cm，中分化浸润(一),脉管内癌栓(一),神经侵犯(一),切缘(一),未见淋巴结转移。
2023年1月28日复查CT示:① 胰十二指肠术后,术后结构错乱,肠系膜脂肪间隙模糊伴多发小淋巴结;② 腹膜后淋巴结,肝肾囊肿,副脾同前。刻诊:夜寐差,易醒,多梦,夜尿7~8次,大便日行2~5次,溏结不调,胃纳可。

查体:舌淡红,苔白,脉细。

处方:生黄芪30 g,党参15 g,太子参15 g,人参须9 g,生白术15 g,白茯苓15 g,陈皮9 g,怀山药30 g,生薏苡仁30 g,酸枣仁30 g,珍珠母30 g,远志12 g,夜交藤15 g,百合15 g,合欢皮15 g,浮小麦12 g,柴胡15 g,郁金15 g,木香9 g,砂仁9 g,桔梗9 g,白扁豆30 g,白花蛇舌草15 g,半枝莲15 g,炒谷芽30 g,焦山楂15 g,焦神曲15 g,7剂。

2023年3月22日二诊:患者夜寐较前改善,仍易醒多梦,夜尿7~8次,大便日行2次皆成型,胃口可,舌质淡红,苔白,脉细。方中去掉制柴胡、郁金,加炮姜15 g,继续服用14剂。

【整理者按】

肠癌属于"肠风""脏毒""下痢"等范畴。《外科正宗·脏毒》所言:"蕴毒结于脏腑,火热流注肛门,结而为肿,其患痛连小腹……或泻或秘。"认为是火毒蕴结脏腑,下注肛门,伴见腹痛、排便困难,阻滞气机,日久肠内结块连于小腹而变生脏毒。《外证医编》又云"正虚则成岩"。故李雁认为肠癌的中医诊治扶正祛邪需兼顾。观本案患者以大便日行2~5次,溏结不调为主证,舌淡红,苔白,脉细。四诊合参,当属脾虚湿盛之证。《素问·阴阳应象大论》载"清气在下,则生飧泄",故治疗大法应以健脾升清、渗湿止泻为主,以参苓白术散为主方进行加减,重在健脾益气、渗湿止泻,患者夜寐差,易醒,故予以酸枣仁、珍珠母、远志、夜交藤、百合、合欢皮安神定惊,加用柴胡、郁金疏肝解郁。白花蛇舌草、半枝莲有抗癌解毒之效,炒谷芽、炒麦芽、焦山楂、焦神曲、炙鸡内金有和胃消食、顾护胃气之功。二诊时患者大便情况较前明显改善,苔仍白,故去柴胡、郁金,加用炮姜以加强温中健脾。

脏毒(结肠癌伴肺转移)案

陈某,女,68岁。2019年3月20日初诊。

病史:患者2018年3月23日某医院下腹部CT检查示:回盲部肠壁增厚,可符合恶性肿瘤改变,伴肠周多发淋巴结。2018年3月26日于全麻下行3D腹腔镜右半结肠癌根治术+化疗泵置入术+肠粘连松解术,术后病理示:(右半结肠)溃疡型中分化腺癌,肠旁淋巴结8枚,5枚见癌转移(5/8)。术后予艾力(伊立替康)+卡培他滨(卓伦)行化疗治疗,共化疗8次。2019年2月22日于某医院复查胸部CT示:右肺上叶结节(具体不详)。2019年3月1日于全麻下行胸腔镜右肺上叶楔形切除术,右肺中叶切除术。病理诊断:肺组织内见腺癌浸润,结合既往病史及免疫酶标首先考虑为肠癌转移。术后未行相关放化疗治疗。刻诊:神疲乏力,少气懒言,精神欠佳,胃纳差,夜寐可,二便调。

查体:舌淡红,苔薄白,脉沉细弱。

处方:生黄芪30 g,太子参15 g,生白术15 g,茯苓15 g,陈皮15 g,薏苡仁15 g,炒山药18 g,当归15 g,枸杞子18 g,女贞子15 g,生地黄15 g,制黄精15 g,白花蛇舌草30 g,半枝莲30 g,菝葜15 g,藤梨根15 g,鸡血藤30 g,石韦30 g,大枣15 g,炒谷芽30 g,炒麦芽30 g,六神曲15 g,焦山楂15 g,鸡内金15 g,7剂。

2019年3月27日二诊:患者精神状态较前明显好转,仍有神疲乏力,少气懒言,胃纳稍改善,夜寐可,二便调,舌淡红,苔薄白,脉沉细弱。方中去鸡内金,加野葡萄藤15 g,干蟾3 g,继续服用14剂。

【整理者按】

结肠癌在中医学中属于"肠风""脏毒""肠蕈""肠积""积聚"等病的范畴。李雁继承并发扬了国医大师刘嘉湘的学术观点,认为大肠癌的形成大多由于脾气不足,运化不能,湿浊蕴结体内,日久郁而化热,湿热下注,浸淫肠道导致气血运行不畅,瘀滞凝结而成肿块。故治疗上以益气健脾为要。正如《灵枢·五变》曰:"人之善肠中积聚者……皮肤薄而不泽,肉不坚而淖泽。如此,则肠胃弱,恶则邪气留止,积聚乃伤。"本案患者肠癌合并肺转移,术后出现神疲乏力,少气懒言,精神欠佳,胃纳差,结合舌脉当属脾胃气虚,气血不足之证,虚多实少,故李雁以经验方补血升白方为主方,重用黄芪益气健脾,培育后天之本,使得气血生化有源,并佐以当归、枸杞子、女贞子、生地黄、制黄精、鸡血藤等药,旨在补益气血,增强患者正气;通过配伍白花蛇舌草、半枝莲、菝葜、藤梨根、野葡萄藤、干蟾等药,旨在驱邪外出,增强抗肿瘤的效果。正如《素问·刺法论》所云:"正气存内,邪不可干。"理法方药俱全,故二诊即见显著疗效。

锁肛痔(直肠癌伴腹膜转移)案

衡某,女,49岁。2022年12月14日初诊。

病史:患者2021年7月于仁济医院行"直肠癌+附件及大网膜、部分腹膜切除术",术后病理示:"部分肠管",腺癌Ⅱ级,隆起型,2.5 cm×2 cm×0.5 cm,

侵至浆膜层,切缘(一),LN(0/1),左右附件及膈顶均见腺癌组织累及,免疫组化:CK(＋),SATB2(＋),Villim(＋),Ki-67(80%),P53(－),CK7(－),PMS2(＋),MLH1(＋),MSH2(＋),MSH6(＋),SATB2(＋),NapsmA(－),CA125(－),P16(＋),ER(－),PR(－),基因检测:NRAS 未见突变,BRAF 野生型,PMMR、KRAS 突变型。术后于 2021 年 8 月 19 日至 2022 年 2 月 16 日化疗 9次,方案:CapeOX＋贝伐单抗。2022 年 11 月 4 日于某医院复查 CT 示:①直肠癌术后,腹膜增厚伴结节,需考虑转移可能;②肝小囊肿,胆囊小结石;③右肺上叶见直径 3~5 mm 磨玻璃结节灶。刻诊:胃觉饱胀不易饿,大便干结,2 日 1行,胸闷气急,夜寐尚安。

查体:舌淡红,苔白,脉细。

处方:生黄芪 30 g,党参 15 g,生白术 15 g,陈皮 15 g,怀山药 15 g,薏苡仁15 g,当归 12 g,枸杞子 18 g,女贞子 15 g,制首乌 15 g,制黄精 15 g,鸡血藤 30 g,石韦 30 g,大枣 15 g,山茱萸 15 g,三七粉 4 g,鹿角胶 15 g,白花蛇舌草 15 g,半枝莲 15 g,佛手 12 g,枳壳 15 g,香附 9 g,百合 12 g,白及 15 g,炒谷芽 30 g,炒麦芽30 g,山楂炭 15 g,神曲炭 15 g,鸡内金 12 g,14 剂。

2023 年 1 月 4 日二诊:患者盗汗甚,受寒后稍头痛,入睡难,大便仍干结,胃纳较前改善,小便调。舌质淡红,苔薄白,脉细。方中加菊花 15 g、荆芥 9 g、防风9 g、麻黄根 15 g、瘪桃干 30 g,继续服用 14 剂。

2023 年 2 月 1 日三诊:盗汗减少。胃纳可,大便每日 2~3 次,夜寐安,舌质淡红,苔薄白,脉细,上方去菊花,继续服用 14 剂。

【整理者按】

该患者时有胃部饱胀,结合舌脉,考虑脾虚失运,使大肠传导失司,气机失调,出现痰湿留滞肠腑,而形成本病,正如《灵枢·五变》云:"人之善病肠中积聚者……则肠胃恶,恶则邪气留止,积聚乃伤。脾胃之间,寒温不次,邪气稍至,蓄积留止,大聚乃起。"患者即将进行化疗,李雁建议其中医药治疗与化疗同时进行,故治疗上李雁重在益气扶正,和胃健脾,旨在对抗化疗带来的副作用。本方以四君子汤为主方,意在补后天之本,使机体的气血、阴阳得以平衡,正气得以恢复;枸杞子、女贞子、山茱萸、制黄精、鹿角胶补肾益精,培补先天之本,鸡血藤、石韦、大枣、三七粉用于化疗后骨髓抑制,白花蛇舌草、半枝莲清热解毒,软坚散结,兼顾祛邪,但又不伤正气。佛手、枳壳、香附理气和胃,佐以炒谷芽、炒麦芽、焦山楂、焦神曲消食导滞,使补而不滞。二诊时,胃纳较前改善,但受寒后头痛,盗汗甚,大便干结,故予以菊花、荆芥、防风祛风散寒解表,瘪桃干、麻黄根敛汗、散收结合。三诊时盗汗明显较少,胃纳可,大便干结缓解,故去菊花。全方标本兼顾,以扶正为主,明显减轻了化疗过程中毒副作用。

锁肛痔(直肠癌伴肺转移)案

王某,女,53岁。2019年3月15日初诊。

病史:患者2016年4月20日于某医院全麻下行腹腔镜直肠癌根治术+保护性造口,术后病理示:直肠隆起型中分化腺癌,肿瘤大小2 cm×2 cm×2 cm;中分化腺癌切缘:阴性,侵及全层至肠周脂肪,自检肠周淋巴结3/10枚见淋巴结转移。2018年11月23日在某医院全麻下行"胸腔镜下左下肺病灶楔形切除术+淋巴结清扫术",术后病理:左下肺转移性肠腺癌,肿块大小1.7 cm×0.8 cm,(第5组)2枚,(第6组)1枚,(第7组)3枚,(第10组)4枚呈慢性炎症表现,均未见癌转移,免疫组化结果:TTF-1(-),NapsinA(-),CK20(部分+),CDX-2(+),CK7(-),Villin(+),Syn(-),Ki-67(80%+),MLH1(+),PMS2(+),MSH2(+),MSH6(+)提示无错配修复基因缺陷(pMMR),直肠癌化疗6次,转移性肺癌化疗6次,未行放疗,间断口服中药治疗。刻诊:神疲乏力,气短,夜寐尚可,纳可,二便调。

查体:舌质红,苔薄白,脉细弱。

处方:生黄芪30 g,生白术12 g,白茯苓15 g,天冬15 g,麦冬15 g,北沙参30 g,石上柏30 g,石见穿30 g,白花蛇舌草30 g,夏枯草15 g,海藻12 g,昆布12 g,牡蛎30 g,天龙3条,蜈蚣2条,菝葜15 g,白屈菜15 g,山茱萸15 g,炒谷芽15 g,炒麦芽15 g,焦山楂15 g,焦神曲15 g,炙鸡内金15 g,皂角刺15 g,合欢皮15 g,7剂。

2019年4月8日二诊:气短较前好转,现夜寐欠安,神疲乏力仍有,纳可,二便调,舌红,苔薄白,脉细。上方去蜈蚣、昆布,加野葡萄藤15 g、酸枣仁30 g、珍珠母30 g、五味子15 g,14剂。

2019年5月17日三诊:病情有所好转,夜寐仍有不安,难以入睡,神疲乏力,纳可,二便调,舌红,苔薄白,脉细。上方加茯神15 g、远志15 g、陈皮15 g、夜交藤15 g,14剂。其间复查情况,2019年5月5日胸部CT平扫检查:左下肺转移瘤术后改变,左肺少许纤维灶,左侧少量胸腔积液。较前片2019年1月27日相仿。

患者自2019年3月15日经李雁诊治服用中药后,不寐、神疲乏力等症状消失,口干、口苦、大便不调等症状也明显好转,现仍维持中药治疗,定期随访。

【整理者按】

结直肠癌属中医"癥瘕""积聚""肠风""脏毒""下痢""锁肛痔"等病证范畴，另一方面，肺与大肠相表里，两者生理、病理相互影响，联系密切。正如《灵枢·经脉》所云："肺手太阴之脉，起于中焦，下络大肠，还循胃口，上膈属肺……大肠手阳明之脉……络肺下膈，属大肠。"而肿瘤转移属于中医学"流注""传舍"等范畴，中医认为癌肿转移主要病因在于正气亏虚、正不胜邪，从而导致癌毒浸淫、易于复发转移，并在病变过程中形成痰浊、瘀血等病理产物，进一步成为影响癌瘤转移的重要因素。

该患者诊断为直肠癌术后、化疗后，肺转移手术治疗后行 6 周期化疗，患者病程长，正气渐亏。本病为直肠癌肺转移，大肠与肺相表里，肺脏娇嫩，癌毒属火热之毒，故肺之津液易耗，以致肺阴不足。《医宗必读·积聚》云："积之成也，正气不足，而后邪气踞之。"结合患者临床症状，结合舌脉，证属气阴两虚，癌毒内蕴，治疗当以益气养阴、软坚散结为主。本方以四君子汤为主进行加减，重用黄芪益气健脾，加天冬、麦冬、北沙参滋阴润肺，石上柏、石见穿、白花蛇舌草、白屈菜有抗癌解毒之效，皂角刺、菝葜化痰消肿，夏枯草、海藻、昆布、牡蛎化痰软坚、散结消肿，天龙、蜈蚣通络破瘀，能起到破老血、死血之效，炒谷芽、炒麦芽、焦山楂、焦神曲、炙鸡内金有和胃消食、顾护胃气之功，所谓"留得一份胃气，便存一份生机"，既能促进药物的吸收，亦能调和抗癌解毒之药。二诊时，患者夜寐不佳，难以入睡，前方去昆布、蜈蚣，加以野葡萄根、酸枣仁、珍珠母、五味子补益气血，养心安神定惊。三诊时，患者仍有持续的入睡困难，夜寐差，故上方加茯神 15 g、远志 15 g、夜交藤 15 g 等养心安神。患者 2019 年 5 月复查胸部 CT，转移灶并无明显变化，扶正祛邪之法贯穿于全程，对控制病情发展起到了积极作用。

肠覃（肠息肉）案

蔡某，男，74 岁。2019 年 8 月 8 日初诊。

病史：患者 2017 年 11 月 23 日在某医院行肠镜检查示：结肠多发息肉，遂在肠镜下行结肠多发息肉切除术，后定期复查。2019 年 7 月 10 日患者因反复腹痛、腹泻，行肠镜检查后再次查出结肠多发息肉，遂于 2019 年 7 月 12 日再次行肠镜下息肉摘除术。2019 年 7 月体检发现右肺上叶小结节。刻诊：腰酸甚，胃纳可，二便调，大便 1 日 2～4 次，夜寐可。

查体：舌质红，苔薄，脉细。

处方：生黄芪 30 g，生白术 15 g，党参 12 g，白茯苓 15 g，陈皮 9 g，生薏苡仁

18 g,怀山药 18 g,枸杞子 18 g,女贞子 15 g,当归 9 g,制黄精 15 g,白花蛇舌草
15 g,菝葜 15 g,野葡萄藤 15 g,藤梨根 15 g,生地黄 15 g,夏枯草 10 g,天龙 3 条,
蜈蚣 2 条,石上柏 15 g,石见穿 15 g,炮姜 15 g,广木香 9 g,黄连 3 g,盐杜仲 15 g,
炒谷芽 30 g,炒麦芽 30 g,焦山楂 15 g,焦神曲 15 g,7 剂。

【整理者按】

大肠息肉属中医"肠覃"的范畴,早在《灵枢·水胀》中就有较为详细的记载,
目前认为该病关键的病理因素为"湿""热""瘀""虚",本虚的脏腑定位主要在脾。
中医治疗并非只着眼于局部的瘤体,而是秉持整体观念,从纠正患者的偏颇体质
角度入手,如《素问·至真要大论》所说"谨察阴阳所在而调之,以平为期",努力
改造机体生长息肉(结节)的环境和土壤,从根源上杜绝息肉(结节)的复发。本
例患者李雁辨证为脾肾不足,兼局部邪实,故以四君子汤为主,枸杞子、女贞子、
生地黄、杜仲益肾填精,扶助正气;结合辨病,加以藤梨根、野葡萄藤、菝葜等清热
解毒,软坚散结,对消化道肿瘤具有较强的针对性;石上柏、石见穿清热解毒抗
癌,为治疗肺结节的经验用药。考虑到全方攻邪药物较多,总体药性偏于寒凉,
顾及患者大便溏薄次多,故于诸寒凉药中反佐炮姜,一则制约诸苦寒药,恐其败
胃之弊,一则配合香连丸兼具止泻之功,可谓用心良苦。

癥瘕(卵巢癌伴淋巴结转移)案

张某,女,59 岁。2019 年 8 月 30 日初诊。

病史:患者 2018 年 11 月 7 日行全麻下卵巢肿瘤减积术,术后病理示:(腹
主动脉旁)淋巴结(3/3 枚)见癌转移。(盆腔巨大肿块)卵巢高级别浆液性癌,伴
坏死,脉管内见癌栓;输卵管未见明显病变。已行 6 次 AP 方案化疗(静脉紫杉
醇+腹腔顺铂),未行其余治疗。现为求中医中药治疗,遂至我科门诊就诊。刻
诊:口干欲饮,腰痛,双下肢午后浮肿,胃纳欠佳,二便可,夜寐欠安。

查体:面色少华,口唇色淡,舌质红,苔薄白,脉细。

处方:生黄芪 30 g,白术 20 g,茯苓 20 g,陈皮 12 g,当归 10 g,枸杞子 20 g,
女贞子 20 g,生地黄 20 g,制黄精 20 g,白花蛇舌草 15 g,半枝莲 15 g,蛇六谷
30 g,白屈菜 20 g,藤梨根 15 g,百合 20 g,合欢皮 15 g,酸枣仁 30 g,珍珠母 30 g,
远志 12 g,石菖蒲 12 g,炒谷芽 30 g,炒麦芽 30 g,焦山楂 20 g,焦神曲 20 g,鸡内
金 15 g,7 剂。

2019 年 9 月 6 日二诊:面色少华,口干,腰痛,双下肢午后浮肿好转,胃纳尚
可,二便可,夜寐尚可,舌质红苔薄白,脉细。前方加山慈菇 15 g,夏枯草 15 g,红

豆杉 3 g,35 剂。

2019 年 12 月 2 日三诊：面色少华,口干,腰痛,双下肢无浮肿,胃纳可,二便可,夜寐可,舌质红苔薄白,脉细。前方减酸枣仁、远志,加瓜蒌仁 30 g、玄参 20 g,21 剂。

【整理者按】

卵巢肿瘤最早见于《灵枢·水胀》中对石瘕的描述:"石瘕生于胞中,寒气客于子门,子门闭塞,气不得通,恶血当泻不泻,衃以留止,日以益大,状如杯子,月事不以时下,皆生于女子。"但此处未提及其恶性情况。后世张仲景在其著作《金匮要略》中将妇人杂病的病机总体概括为"虚""积冷"和"结气"三类,对于卵巢肿瘤而言,其病机也不离上述三大因素,并与寒凝、气滞、血瘀、痰湿、食积、情志、冲任督带失调密切相关。内外因相互作用,气血痰湿郁于冲任胞宫,日久成积,发为癥瘕。此患者正处于卵巢癌术后化疗后,手术为创伤性治疗,常损及正气,加之术中亡血失津,气随血伤;又受药毒侵袭,药毒扰乱脾胃气机,则脾运不健而胃纳差;药毒入营血而损阴分,可致红细胞和血红蛋白减少,气阴两伤更甚。

本方以益气养阴、解毒安神为大法,予黄芪四君子汤加减化裁。方以黄芪、白术、茯苓、陈皮益气健脾,复气血生化之源,取"养正积自除"之意;当归、枸杞子、女贞子、地黄、制黄精补肾滋阴养血,兼以清热;辅以白花蛇舌草、半枝莲、蛇六谷、白屈菜、藤梨根解毒散结,缓攻余邪;合欢皮、酸枣仁、远志、石菖蒲、百合养心安神;焦三仙、炒谷芽、鸡内金是李雁方中必备之品,顾护脾胃,防养阴药滋腻碍胃。纵观全方,诸药合用,共奏益气养阴、解毒安神之功。二诊时诸症好转,故加用山慈菇、夏枯草、红豆杉以增抗癌解毒之效。三诊时见夜寐改善,但仍有口干,故减酸枣仁、远志,加瓜蒌仁、玄参以清热生津,润肠通便。

癥瘕(卵巢癌肛门处占位)案

王某,女,65 岁。2020 年 7 月 6 日初诊。

病史:患者于 2019 年 6 月 5 日外院确诊卵巢恶性肿瘤,在江苏某医院行卵巢癌根治术,术后病理示:(盆腔巨大肿块)卵巢高级别浆液性癌,脉管内见癌栓;伴盆腔广泛转移。故未完全切除转移灶,2020 年 3 月患者因大便习惯改变,肛门处肿胀感,随复查盆腔 MRI,发现肛门口占位。未行手术及放化疗。刻诊:乏力,偶有小腹隐痛,胃纳可,二调,夜寐可。

查体:面色白,口唇色淡,舌红,苔白,脉弦。

处方:生大黄 10 g,天花粉 12 g,乳香 2 g,没药 2 g,干蟾皮 20 g,蜂房 10 g,

天龙6g,蜈蚣3g,山慈菇15g,京三棱12g,莪术12g,青黛6g,冰片2g。7剂,外敷。

夏枯草12g,海藻12g,昆布15g,生牡蛎30g,天龙6g,蜈蚣3g,半枝莲30g,白花蛇舌草30g,干蟾皮30g,红藤15g,苦参15g,八月札12g,乌梅12g。7剂,灌肠。

【整理者按】

此案为卵巢癌伴肛门部转移,腹腔类肿瘤可归属"癥瘕"病的范畴,观患者小腹隐痛,伴面色白,口唇色淡,舌红,苔白,脉弦,整体辨证属气血亏虚,但局部肛门处邪实积聚,致使腑气不通,证属气滞血瘀,邪热毒聚,故为虚实兼夹之证。宗《内经》"小大不利治其标"的治疗原则,当以通利腑气为先,考虑到患者目前存在气血亏虚不耐攻伐以及局部邪气壅滞的矛盾,李雁灵活思辨,投以外治之法以活血化瘀、清热解毒。外敷方中以生大黄泻肠中湿热瘀结之毒;三棱、莪术、乳香、没药破血行气,化瘀止痛;蟾皮、蜂房、天龙、蜈蚣以毒攻毒,为散结消痈的常用药物。灌肠处方中红藤,苦参清热燥湿,解毒消痈;夏枯草、海藻、昆布、生牡蛎、天龙、蜈蚣、半枝莲、白花蛇舌草、干蟾皮散结消痈;邪热毒聚,气滞血瘀,故用八月札理气散结,方中另有乌梅一味,《神农本草经》记载其有去"死肌……蚀恶肉"之功效,后世李时珍《本草纲目》中亦记载:"肠风下血,僵蚕炒去嘴足,乌梅肉焙各一两,为末,米糊丸梧子大。每服百丸,食前白汤下,一日三服",均提示乌梅具有潜在治疗肠道息肉(肿瘤)的作用,也是临床治疗肠道息肉类疾病的经验用药,值得进一步深入研究。

癥瘕(宫颈癌)案

朱某,女,63岁。2019年5月9日初诊。

病史:患者1月余前因"绝经后出血1次"至上海市某医院行阴超检查,示:前位子宫,上下径26mm,前后径24mm,左右径30mm,宫腔线分离3mm,子宫肌层回声不均匀。子宫前壁近内口见低回声区,大小9mm×8mm×10mm,边界欠清晰,内部回声欠均匀。妇科检查:外阴:已婚式。阴道:畅,少量白色分泌物,无异味。宫颈:常大,表面欠光滑,宫颈9点~12点处可见菜花样赘生物,直径约2cm,表面污秽,质脆,触之易出血,穹隆无侵犯。子宫CT示:子宫顶部类圆形异常强化灶:肌瘤? 请结合临床及B超、增强MRI检查。为明确疾病诊断及病理,于2019年3月27日在全麻腹腔镜下行广泛全子宫+双侧附件切除术+盆腔淋巴结清扫术+经尿道两侧输尿管支架置入术,术后病理示:"宫颈"镜下见灶区原位癌,累及腺体,局灶区微浸润,LN(-),目前术后第一次化疗结束。未曾服中药。刻诊:乏力体倦,胃纳欠佳,偶有恶心,无呕吐,二便调,夜寐可。

查体:舌质红,苔薄,脉细。

处方:生黄芪30 g,炒白术9 g,白茯苓18 g,广陈皮9 g,生薏苡仁18 g,紫苏梗9 g,枇杷叶9 g,姜竹茹9 g,旋覆花9 g,制黄精15 g,制首乌18 g,生地黄15 g,炒当归9 g,女贞子12 g,潞党参15 g,大枣15 g,姜半夏9 g,山茱萸15 g,鸡血藤30 g,石韦30 g,炒谷芽30 g,炒麦芽30 g,焦山楂15 g,焦神曲15 g,鸡内金15 g,14剂。

【整理者按】

本例患者宫颈癌术后,正气已虚,气血受损,术后序贯化疗在攻伐体内残存癌毒的同时,也使得正气愈加亏耗,气血生化无源,故骨髓抑制是化疗常见的不良反应,患者常表现为乏力体倦,甚则合并感染,继发出血等,药毒内侵,脾肾受损,髓亏血枯所致,故此时补益脾肾,恢复造化之机为第一要策,关于补虚之法,古有"补脾"与"补肾"之论争,须知补益不可胶柱鼓瑟,化疗后患者脾胃功能尚弱,不耐滋腻厚味之品,故李雁遣方重在健运脾胃,兼顾滋养先天,方中以生黄芪、党参、炒白术、白茯苓、生薏苡仁健运脾气,恢复中焦运化之职,当归、鸡血藤、山茱萸、大枣滋补阴血,以上诸药气血并补,方中重用石韦与大枣相伍,是治疗放、化疗后白细胞下降的经验用药。佐以制首乌、生地黄、制黄精、女贞子补肾填精,因肾藏精,主骨生髓,精旺可以化血,尤其是对久病或长期使用化疗药物的患者,补肾为治本之法,若病程后期伤及肾阳,以致命门火衰,生化乏源者,李雁常应用鹿角胶、巴戟天、菟丝子等温肾阳,益精血之品以起沉疴。

患者胃纳欠佳,偶有恶心,乃药毒扰乱中焦气机,脾胃失和,胃气上逆所致,故针对化疗患者,方中常配伍理气和胃降逆之品,如紫苏梗、姜竹茹、枇杷叶、旋覆花、代赭石等,皆为临证常用之品,炒谷芽、炒麦芽、焦山楂、焦神曲、鸡内金开胃消食,有助于患者化疗后食欲的恢复。

本案体现了中医药联合化疗治疗肿瘤的临证思路,化疗最常见的不良反应为消化道的症状,如恶心呕吐,腹泻等;最严重的不良反应是骨髓抑制,当二者并见之时,需考虑到患者消化系统功能疲弱,补益应以健脾为主,以清补、平补为宜,适当佐以运脾和胃、降逆止呕之品,不应追求速效,而求缓缓图之,否则大队滋腻并投,患者虚不受补,适得其反。

"绝经后出血"是值得临床医生引起警惕的一个症状,属中医"经断复来"的范畴,《医宗金鉴·妇科心法要诀》指出,"若已断,或一年或三五年复来者,当审其有故无故,是何邪所干,随证医治",通过西医学技术如妇科检查、阴超、CT、宫腔镜等明确出血原因及来源,根据病因行针对性治疗。此外,根据目前对宫颈癌研究认识的不断深入,证实了宫颈癌是可以预防的肿瘤,有性生活的妇女应每年完善宫颈防癌筛查和 HPV 病毒的检查,临床医生应充分做好宣教工作,这也是"上工治未病"理念的体现。

癥瘕(宫颈癌)案

贺某,女,39 岁。2019 年 4 月 15 日初诊。

病史:患者于 2019 年 2 月无明显诱因下出现阴道不规则出血,2019 年 4 月 11 日在某医院行阴道镜活检示:宫颈上皮来源恶性肿瘤,病理:鳞形细胞癌伴多量坏死,部分伴腺样分化。免疫组化:P63(+),CK5/6(+),P16(+),CAM5.2(+),CK7(+),CK8(+),ER(−),PR(−)。2019 年 4 月 17 日某医院 PET-CT:宫颈明显增粗呈块状,最大横截面约 6.2 cm×6.0 cm;左侧髂血管旁软组织影,大小约 1.6 cm×0.9 cm。宫颈肿块,为恶性肿瘤(MT),两侧髂血管旁 LN 转移不排除。未行手术及放化疗,现为求中药治疗就诊,刻诊:腰酸,少腹隐痛,纳欠佳,夜寐尚可,阴道出血少量,二便调。

查体:舌质红,苔薄,脉细。

处方:生黄芪 30 g,生白术 10 g,白茯苓 15 g,广陈皮 10 g,薏苡仁 18 g,炒山药 18 g,当归 9 g,枸杞子 18 g,女贞子 15 g,生地黄 15 g,杜仲 15 g,桑寄生 15 g,沙苑子 15 g,墨旱莲 15 g,白花蛇舌草 15 g,苦参 12 g,半枝莲 15 g,山慈菇 15 g,蛇六谷 30 g,黄柏 12 g,苍术 15 g,炒谷芽 30 g,炒麦芽 30 g,焦山楂 20 g,焦神曲 20 g,鸡内金 15 g,7 剂。

2019 年 4 月 22 日二诊:患者诉阴道出血量减,小腹隐痛,腰酸,纳欠佳。前方加干蟾 12 g,麦冬 15 g,14 剂。加强消肿解毒止痛,养阴生津之功。

【整理者按】

根据病史、体征及辅助检查,李雁认为患者宫颈癌诊断明确,属中医学"崩漏""癥瘕"范畴,未行手术治疗,分期不详,以阴道不规则出血,小腹疼痛,腰膝酸软为主要症状,四诊合参,患者素体虚弱,邪毒瘀阻血络,痰湿蕴结胞宫日久所致而形成毒邪,加之阴道出血数月,致五脏虚弱,气血亏虚,冲任损伤,与肝、脾、肾三脏关系最为密切,故李雁拟益气养血、滋阴清热、消肿散结方药主治。方中补阳药少而滋阴药多,非纯阴纯阳之旁类,在于微微生火,以生肾气之意,且避免了补阳药味温燥伤阴。以生黄芪、茯苓、白术补益脾气;当归为养血调经之良驹;沙苑子、杜仲补益肝肾之阴阳;枸杞子、女贞子、墨旱莲共滋补肝肾之阴,补肾益精,以滋先天之本,且后者有凉血止血之功;黄柏、苦参清热燥湿解毒;针对癌肿,辅以半枝莲、山慈菇、蛇六谷、白花蛇舌草以清热解毒,消肿散结;炒谷芽、炒麦芽、焦山楂、焦神曲、鸡内金消食导滞,使补而不滞,健脾益气。

此病例中,该患者宫颈癌伴髂血管淋巴结转移可能,李雁将"邪正盛衰、阴阳平衡"理念贯穿始终,认为脾胃为后天之本,气血生化之源,血随气而升降,气虚而不能固摄经血约制其水,湿浊下坠,当以大补气血,佐以升提,以升举脾胃之气,顾护正气。而肾为先天之本,一身阴阳之本,肝肾之阴亏损,阴虚不能济阳而虚火内生,水虚不能润泽五脏而热象丛生,根据"虚者补之"的原则,治拟滋补肝肾,佐以清热解毒,攻邪消瘤。综上,体现了李雁以"扶正祛邪"治疗恶性肿瘤的中医治疗理念。

癥瘕(宫颈癌)案

周某,女,65岁。2017年6月19日初诊。

病史:患者2017年4月因阴道出血至上海某医院就诊,查阴道超声发现宫颈占位,后行电子阴道镜结合活检示:宫颈鳞状细胞癌。2017年4月10日查盆腔MR增强符合子宫颈癌表现。2017年4月11日至某医院行PET-CT示:"宫颈"见团片样低密度影,呈环样偏左侧生长,FDG高代谢,范围大小53 mm×48 mm,右侧于直肠壁、前方于膀胱后壁分界欠清,向下至阴道上段水平、双侧伏见区未见明显占位及代谢增高灶;盆腔、腹股沟未见明显代谢增高淋巴结显示。2017年4月14日于某医院行紫杉醇210 mg+顺铂120 mg化疗1个周期,后因患者胸闷不适无法耐受,未行第二周期化疗。2017年4月21日于某医院开始行放疗,45 Gy/30次,2017年6月19日放疗结束。2017年6月3日于上海某医院复查盆腔磁共振增强示:宫颈部形态尚可,与2017年4月10日片示相比,原肿块基本消失。近两周患者乏力明显,为求进一步诊治,至我院就诊。刻诊:乏力,胃纳一般,二便尚可,夜寐可。

查体:舌质偏红,苔薄白,脉细。

处方:生黄芪30 g,生白术9 g,白茯苓18 g,陈皮10 g,生薏苡仁18 g,山药18 g,紫苏梗9 g,枇杷叶9 g,竹茹9 g,旋覆花9 g,制黄精15 g,制首乌30 g,生地黄15 g,当归9 g,女贞子20 g,党参15 g,大枣15 g,知母30 g,炒麦芽30 g,焦山楂20 g,焦神曲20 g,鸡内金15 g,炒谷芽30 g,山茱萸15 g,姜半夏9 g,鸡血藤30 g,石韦30 g,百合15 g,合欢皮15 g,鹿角片15 g,7剂。

2017年6月19日二诊：患者大便每日2～5次，质干，纳可，夜寐可，乏力，舌质红，少苔，脉细。

处方：生黄芪30 g，太子参18 g，党参15 g，生白术15 g，白茯苓15 g，陈皮9 g，生薏苡仁18 g，怀山药18 g，当归15 g，枸杞子18 g，制黄精15 g，白花蛇舌草15 g，生地黄15 g，半枝莲15 g，女贞子15 g，山慈菇15 g，炮姜15 g，凤尾草15 g，炒麦芽30 g，焦山楂20 g，焦神曲20 g，鸡内金15 g，炒谷芽30 g，木香9 g，黄连15 g，白头翁15 g，14剂。

【整理者按】

患者年过六旬，正气渐衰，肾阴亏损，精血不足，以致冲任失养。患者已本虚为主，故以怀山药、枸杞子、女贞子、制黄精、生地黄用以滋补肝肾、补气养阴，补益精血，方中生黄芪、生白术、白茯苓、当归、生薏苡仁益气补血、健脾利湿。以上诸药皆为扶正而设，佐以陈皮、炒谷芽、炒麦芽、焦山楂、焦神曲、鸡内金等消食导滞之品，使补而不滞，行而不伤，全方颇具灵动之感，避免"呆补"之弊。扶正之余，不忘祛邪，宫颈癌致病多有痰凝、毒聚之邪，故以白花蛇舌草、半枝莲清热解毒抗癌，黄连、白头翁、凤尾草、山慈菇清热利湿、凉血解毒。诸药并用，辨证与辨病兼顾，扶正祛邪并举，共奏健脾补血、清热利湿之功。

本案患者前期先行放化疗治疗手段后，再服用中药治疗，因此其获得较好的临床疗效。李雁抓住了患者肿瘤本虚之病本，患者虽然有湿热症状，但宫颈癌本质乃因虚致实，因虚可变生他证，正虚是该病的内在因素，也是病情发展、演变之关键所在，故扶正补虚之法应贯穿疾病治疗始终，以防传变。

癥瘕（子宫内膜癌）案

陈某，女，53岁。2019年5月31日初诊。

病史：患者因围绝经期不规则阴道出血，经期延长，经量增多就诊于某医院，经阴道超声（TVS）发现子宫内膜癌，遂于2018年9月27日于某医院行腹腔镜下全子宫伴双侧附件切除术＋腹腔镜下盆腔淋巴结清扫术＋腹腔镜下肠粘连松解术，术后病理示：子宫内膜样癌Ⅰ级，浸润子宫浅肌层（＜1/2），下缘未达宫颈内口，未见脉管内癌栓，周围子宫内膜呈增生反应，没有淋巴结转移。后于上海某医院放疗25次。未行其余治疗，患者为求中医药治疗，来我院就诊。刻诊：阴道不规则出血，经期延长，出冷汗，乏力，纳可，二便调，食用荤菜则晚眠。

查体：舌红，剥苔，脉细。

处方：生黄芪30 g，生白术15 g，白茯苓15 g，陈皮9 g，生薏苡仁18 g，生山药18 g,生地黄15 g,当归9 g,女贞子15 g,枸杞子18 g,制黄精15 g,白花蛇舌草15 g,半枝莲15 g,酸枣仁30 g,党参15 g,珍珠母30 g,合欢皮15 g,夜交藤15 g,浮小麦15 g,五味子15 g,瘪桃干30 g,麻黄根15 g,糯稻根15 g,佛手15 g,木香9 g,枳壳15 g,炒谷芽30 g,炒麦芽30 g,焦山楂15 g,焦神曲15 g,14剂。

【整理者按】

子宫内膜癌是发病率仅次于宫颈癌的女性恶性肿瘤,其发病与大量的雌激素长期刺激有关,常合并肥胖、高血压、糖尿病。早期子宫内膜癌患者双合诊时并无太多异常表现,仅表现为阴道不规则出血或合并积脓。阴道超声(TVS)检查是子宫内膜癌患者首选的影像学检查方法,其敏感性为80.5%,并且具有安全、价格低廉、便捷、无创伤、操作简单、易被患者接受的特点。手术治疗对于早期子宫内膜癌患者的预后具有重要意义。对于病变局限于子宫体的患者,手术方式推荐为经腹筋膜外全子宫及双附件切除加盆腔及腹主动脉淋巴结切除。同时,通过放疗进一步加强局部病灶的控制。

李雁认为,肿瘤发生发展的过程中,存在正气与病邪两个对立的方面,如何正确处理两者的关系,是非常重要的,正气虚则扶正为主祛邪为辅,邪气盛则祛邪为主扶正为辅,做到扶正不助邪,祛邪不伤正。该患者早期子宫内膜癌术后,加之数次放疗,邪气已除大半,刻下症见阴道不规则出血,经期延长,出冷汗,乏力,舌红,剥苔,脉细。四诊合参,证属气阴两虚,以正虚为主要矛盾,故以扶正为主,方中黄芪、白术、茯苓、生薏苡仁、陈皮、山药、当归、枸杞子、女贞子、生地黄、制黄精、党参益气养阴补血;佐以佛手、合欢皮、木香、枳壳疏肝理气,症见失眠,则加入酸枣仁、夜交藤、珍珠母、五味子养血安神;症见出冷汗,则加入浮小麦、五味子、瘪桃干、麻黄根、糯稻根对症止汗;炒谷芽、炒麦芽、焦山楂、焦神曲开胃消食,全方共奏益气养阴、安神敛汗之功。

肾积(肾癌)案

朱某,男,61岁。2019年5月23日初诊。

病史:患者于2019年2月常规体检彩超发现左肾中级占位,约3.1 cm×3.5 cm。后就诊于某医院,查MRI示:左肾囊实性占位,左肾周少许渗出。2019年3月11日于某医院在全麻下行经腰多孔机器人辅助腹腔镜左肾部分切除术,术后病理:肉眼所见:部分肾坏死,6.5 cm×5 cm×2.8 cm,切面可见一病变区域,范围4.5 cm×4 cm×2.7 cm,灰褐色,可见出血坏死,距最近手术切缘0.2 cm,病理诊断:"左肾肿瘤"透明细胞性肾细胞癌,WTO/ISUP分级Ⅱ级,切缘未见肿瘤累及；免疫组化结果：Ki－67：5％阳性，P504s（部分阳性），CD10（＋），Vimentin（＋），TFE3（－），E－Ca（＋），CD117（－），EMA（＋），HCK（－），CK7（－）。刻诊：乏力，纳可，大便调，夜尿 3～4 次，夜寐差。

查体：舌质红，苔白，脉弦。

处方：生黄芪 30 g，黑大豆 30 g，生牡蛎 30 g，大枣 15 g，生白术 15 g，白茯苓 15 g，陈皮 9 g，薏苡仁 18 g，山药 18 g，枸杞子 18 g，女贞子 15 g，制黄精 15 g，白花蛇舌草 30 g，半枝莲 15 g，木馒头 15 g，百合 15 g，合欢皮 15 g，茯神 15 g，炒谷芽 30 g，炒麦芽 30 g，7 剂。

2019 年 5 月 30 日二诊：患者乏力改善，夜尿仍频。上方加山茱萸 9 g，继续服用 14 剂。

【整理者按】

肾癌因其常见症状腰痛、血尿、肿块，可将其归属于中医学的"腰痛""血尿""肾积"等范畴。正气不足，肾元亏虚为肾癌发生的主要原因，"正气存内，邪不可干"，肾为先天之本，肾元不足，则肾脏功能衰退引起邪客于肾而发病，而肾气不足是发病的关键。观患者乏力、夜尿频多，加之肾脏术后，肾气受损。在治疗上，扶正祛邪为治疗原则，扶正包括益气、养阴、温阳、补血等，祛邪包括清热解毒、消肿散结等，同时顾护胃气，健运脾胃，以资后天之本，气血生化之源。针对关键病机肾气不足，以黄芪、黑大豆、生牡蛎、大枣为主方，补肾气，泻肾浊，扶正为主，兼顾祛邪，标本兼治。胃气旺盛与否是疾病胜复的关键，故辅以白术、茯苓、陈皮、薏苡仁、山药等养中气，护胃气，以滋养后天之本，增强机体抗邪及恢复的能力。肾中阴阳为一身阴阳之根本，故针对肾中阴阳的调理尤为重要，但是讲究平补，切勿峻补，以免引起阴阳偏盛偏衰，予以枸杞子、女贞子、黄精等滋补阴气。邪气是发病的外在因素，在扶正的基础上祛除有形实邪，选用白花蛇舌草、半枝莲等。夜尿频加入木馒头补肾固精，夜寐差加入合欢皮、茯神等养心安神。二诊时患者夜尿仍频，加山茱萸，取其酸收固涩之性以补肾缩尿。

肾积（肾癌）案

赵某，男，56 岁。2020 年 5 月 9 日初诊。

病史：患者腰部疼痛 3 年，未予重视，后出现血尿、头晕、下肢水肿等。体格检查：腰部叩击痛，腰部有肿块。曾作 B 超显示：左肾肿块。血清免疫检查显示：癌胚抗原（CEA），神经元特异性烯醇化酶明显升高。CT 显示：左肾占位病变。刻诊：腰部疼痛，血尿，小便不畅，中脘闷胀，口渴欲饮。

查体：舌淡红，苔黄腻，脉滑沉数。

处方：生黄芪 30 g，生白术 15 g，白茯苓 30 g，生薏苡仁 30 g，山药 30 g，白扁豆 30 g，苍术 15 g，荷叶 12 g，藿香 9 g，黑大豆 30 g，生牡蛎 30 g，海藻 15 g，天龙 6 g，白花蛇舌草 15 g，陈皮 9 g，枸杞子 30 g，生地黄 30 g，广木香 9 g，茵陈 30 g，石韦 30 g，砂仁 3 g，大枣 15 g，小蓟 15 g，大蓟 15 g，炒谷芽 30 g，炒麦芽 30 g，焦山楂 15 g，焦神曲 15 g，14 剂。

2020 年 5 月 25 日二诊：患者血尿，腰痛明显缓解。方中去小蓟、大蓟，继续服用 14 剂。

【整理者按】

肾积病位在肾，涉及肝、脾、下焦。主要病机是肾虚湿毒，属于本虚标实之症。临床以血尿、腰部肿块和腰部疼痛为三大主要症状。散见于"血尿""腰痛""癥积"等论述中。本案为脾肾亏虚、湿毒积聚所致。湿毒化热伤络，故出现腰部疼痛伴有血尿；湿热下注，影响膀胱气化功能，则出现小便不畅；湿热毒之邪氤氲，留扰中上二焦，则出现中脘闷胀，口渴欲饮，故治必以健脾益肾、清热利湿解毒，达到脾肾双补、湿去毒解之目的。处方以四君子汤加减，黄芪、生白术、山药、白扁豆、白茯苓健脾利水，以先天补后天之肾；枸杞子、生地黄、黑大豆补肾固本；针对湿热毒邪，投以海藻、生牡蛎、白花蛇舌草、天龙等软坚散结、清热解毒，茵陈、石韦、大蓟、小蓟清热利湿，凉血止血；炒谷芽、炒麦芽、焦山楂、焦神曲、砂仁、广木香消食和胃理气；全方共奏健脾益肾、清热利湿、凉血止血、软坚散结解毒之效。二诊时血尿缓解，去小蓟、大蓟，继续巩固疗效，冀收全功。

癃闭（前列腺癌）案

郭某，男，75 岁。2020 年 3 月 10 日初诊。

病史：患者因腰痛 3 个月，于 2020 年 2 月 28 日至上海市某医院行 PET-CT 检查示：前列腺前方外周带不规则突出，FDG 代谢异常增强，考虑前列腺癌，侵犯膀胱及精囊腺，双侧盆壁及腹膜后淋巴结转移，全身多发骨转移（脊柱多处、右肩胛骨、胸骨、多发肋骨、骨盆）。遂就诊于某医院。2020 年 3 月 3 日行活检穿刺示：前列腺恶性肿瘤，腺泡型腺癌，神经侵犯（＋），于 3 月 6 日行多西他赛化疗 1 次，并予内分泌治疗及骨转移治疗。刻诊：腰痛甚、乏力甚、大便干结，入夜右侧胸痛，纳可，二便调，口干，夜寐可。

查体：舌质红，苔少裂纹，脉细。

处方：生黄芪 30 g，炒白术 12 g，白茯苓 15 g，北沙参 30 g，天冬 15 g，麦冬

15 g,石见穿 30 g,石上柏 30 g,白花蛇舌草 30 g,夏枯草 15 g,海藻 15 g,昆布
15 g,生牡蛎 30 g,天龙 3 条,蜈蚣 2 条,徐长卿 30 g,炒白芍 15 g,乳香 3 g,没药
3 g,延胡索 15 g,瓜蒌子 30 g,枳实 15 g,重楼 15 g,炒谷芽 30 g,炒麦芽 30 g,焦
山楂 15 g,焦神曲 15 g,炙鸡内金 12 g,7 剂。

【整理者按】

中医认为,前列腺癌伴骨转移的发生与肾气不足密切相关,肾虚不能主骨生
髓,邪毒易乘虚而入而侵蚀骨骼,蚀骨淫筋,导致气滞血瘀,经络受阻,发为骨转
移伴癌痛。故对于此类患者扶正固本重在填补肾精,使正气充实不为外邪所侮,
同时配合西医学的治疗兼顾清理癌毒,化瘀止痛。该患者除腰痛乏力以外,兼具
大便干结、口干、舌质红、苔少、脉细等阴伤之候,故扶正需兼顾气阴,方中以生黄
芪、白术、白茯苓补气健脾,北沙参、天冬、麦冬养阴增液,上述诸药为扶正所设,
以实后天之本。石见穿、石上柏、白花蛇舌草、夏枯草、重楼清热解毒,海藻、昆
布、牡蛎软坚散结,天龙、蜈蚣攻毒散结。此外,针对癌痛,李雁常选用徐长卿、乳
香、没药、延胡索等化瘀止痛之品,配合芍药缓急止痛。此类药物虽属活血化瘀
之品,只要辨证准确,且患者正气尚盛,尚耐攻伐,同时在排除各种出血禁忌证的
前提下,便可对症投之,这也体现了中医治疗肿瘤辨证与对症的有机结合,临床
往往可取得较好的疗效。

溺血(膀胱癌)案

章某,男,46 岁。2019 年 5 月初诊。

病史:患者 2 年前出现肉眼血尿反复,口服药物无效,故至上海某医院就
诊,2017 年 2 月 6 日超声提示:膀胱实性占位,大小约 18 mm×17 mm。进一步
膀胱镜显示:膀胱多发占位(3 个),最大 1.2 cm。2 月 10 日尿脱落细胞:见少数
癌细胞。遂于 2 月 17 日在全麻下行 TURBT 术,术后病理:(膀胱肿瘤,
TURBT)高级别浸润性尿路上皮癌,部分伴腺样分化,部分呈微乳头形态,浸润
黏膜固有层。同年 3 月 28 日再次行经尿道膀胱电灼术,术后行灌注化疗 18 次。
2019 年 5 月 5 日复查 PET - CT 示:膀胱左侧后壁复发,多发淋巴结,腹外斜肌、
左侧腰大肌、臀肌多发转移,现行 Gem+DDP 化疗第二疗程。刻诊:乏力,口苦
口黏,肢体倦怠,胃纳差,大便干结,小便调,夜寐可。

查体:舌红,苔黄腻,脉濡。

处方:生黄芪 30 g,生白术 20 g,白茯苓 20 g,广陈皮 12 g,生薏苡仁 20 g,怀
山药 20 g,茅苍术 20 g,姜厚朴 12 g,广藿香 10 g,干佩兰 10 g,白豆蔻 3 g,枸杞子

30 g,女贞子 20 g,制黄精 20 g,制大黄 30 g,全瓜蒌 30 g,炒枳实 12 g,潞党参 20 g,白花蛇舌草 15 g,半枝莲 15 g,炒谷芽 30 g,炒麦芽 30 g,焦山楂 20 g,焦神曲 20 g,鸡内金 12 g,7 剂。

【整理者按】

《素问·灵兰秘典论》云"膀胱者,州都之官,气化则能出矣",膀胱气化失司,则易致水湿之邪积聚,湿邪蒙上滞中,变生多种病变。本例患者膀胱癌术后,又经历多次化疗,2019 年 5 月复查提示多发转移,从整体角度来看,属正虚毒炽。瘀毒邪气聚于膀胱,膀胱气化不行,湿邪内生,蒙上滞中流下,遍及三焦。"内不能运水谷之湿,外复感时令之湿,发表攻里,两不可施……徒清热则湿不去,徒祛湿则热愈炽",故治法当祛湿、清热并举,以祛湿为主,兼顾清热,考虑到患者化疗的现状,故扶正之法亦不能偏废,治拟化湿清热、益气养血为主。李雁对本例患者的用药很好地诠释了上述理论,从刻下症状来看,以湿邪困阻中焦为主,故方中以生白术、白茯苓、怀山药健脾祛湿,苍术、厚朴为平胃散之意,两药为苦温燥湿治法之代表,豆蔻、广藿香、佩兰叶芳香化湿,以上诸药作用于中焦,健脾、苦温、芳化三法并举,治法完备。广藿香尚有发散之功,亦入肺经,故兼顾上焦;生薏苡仁淡渗利湿,治在下焦;湿郁化热,故以白花蛇舌草、半枝莲清热利湿,更佐以陈皮、炒谷芽、炒麦芽、焦山楂、焦神曲、鸡内金等理气消导之品,上述诸药皆为治湿所设,可谓重点突出。生黄芪、女贞子、制黄精、枸杞子合党参、白术、茯苓益气养血,制大黄、全瓜蒌、炒枳实泻下通便,为对症用药。诸药并投,共奏化湿清热、益气养血之功。

胞积(膀胱癌)案

倪某,男,85 岁。2023 年 2 月 22 日初诊。

病史:患者 2022 年 10 月 8 日在某医院摄 CT 示:① 右肺上叶微小结节,2 mm×3 mm,主动脉及冠脉病变;② 膀胱右后壁占位,双侧腹股沟淋巴结增大;③ 胆囊腺肌症。遂 2022 年 10 月 10 日在该院行膀胱肿瘤电切术,术后病理示:膀胱低级别尿路上皮癌,大小 1 cm×1.5 cm。④ 双侧少量胸腔积液。刻诊:夜尿 4～5 次,时有血尿,尿痛,夜寐欠安,时有肠鸣,大便溏,不成形,双眼干涩,小便调。

查体:舌质淡红,苔薄白,脉细。

处方:生黄芪 30 g,太子参 15 g,人参须 9 g,党参 15 g,生白术 15 g,白茯苓 15 g,陈皮 9 g,怀山药 30 g,生薏苡仁 30 g,藿香 9 g,佩兰 9 g,苍术 15 g,厚朴

12 g,莲子 15 g,白豆蔻 3 g,滑石 15 g,白花蛇舌草 15 g,半枝莲 15 g,生蒲黄 9 g,知母 15 g,木馒头 15 g,郁金 15 g,白茅根 15 g,皂角刺 15 g,红豆杉 3 g,茵陈 15 g,佛手 15 g,木香 9 g,川石斛 15 g,炒麦芽 30 g,炒谷芽 30 g,焦山楂 15 g,焦神曲 15 g,14 剂。

2023 年 3 月 12 日二诊：患者大便成形,时有尿痛,夜尿 4～5 次,夜寐差,舌质淡红,苔薄白,脉细。方中加酸枣仁 30 g,珍珠母 30 g,百合 15 g,海螵蛸 12 g,地龙 15 g,继续服用 14 剂。

2023 年 3 月 29 日三诊：患者尿痛,夜尿 4～5 次,夜寐仍欠安,入夜口干,大便成形,舌质淡红,苔薄白,脉细。方中去滑石、知母,加三七 9 g,继续服用 14 剂。

2023 年 4 月 19 日四诊：患者夜尿 3～4 次,尿痛较前改善,夜寐仍欠安,口干较前改善,大便溏,舌质淡红,苔薄白,脉细。方中去地龙,继续服用 14 剂。

【整理者按】

膀胱癌属于中医"胞积"的范畴。本方以参苓白术散为基础方进行加减,加入藿香、佩兰、白豆蔻芳香化湿,苍术、厚朴除湿运脾,共奏益气健脾、化湿和中之效。患者夜尿多,大便溏,故予以石斛、木馒头补肾固精。患者时有尿痛,夜尿次数多,良由湿热下注所致,《经》曰："其下者,引而竭之。"故以滑石、知母、茵陈、白茅根清利湿热,加入生蒲黄活血化瘀,止血利尿。正如《神农本草经》之蒲黄："主心腹膀胱寒热,利小便,止血,消瘀血。久服轻身益气。"加入木香、佛手、郁金使补益药补而不滞;白花蛇舌草、半枝莲、白茅根、皂角刺、红豆杉清热解毒利湿,加强抗癌的作用。更佐以炒谷芽、炒麦芽、焦山楂、焦神曲、鸡内金等理气消导之品使补而不滞。二诊时大便即成形,睡眠不佳则加酸枣仁、珍珠母、百合安神助眠,尿痛则加地龙通经活络,夜尿仍多则再加以海螵蛸收敛固涩。三诊患者仍尿痛,则予以三七活血通络止痛,去滑石、知母。四诊患者夜尿次数减少,尿痛明显改善,则去地龙。患者病情复杂,重点在于湿邪的化解。

第五章

匠心传承篇

李雁的学术传承人遍布全国,主要如下。

主要传承人

上海市

吴建春(1983—),男,医学博士、副主任医师、硕士生导师,目前就职于上海市中医医院肿瘤一科,李雁上海市名老中医学术经验研究工作室负责人,美国纪念斯隆凯特琳癌症中心访问学者,上海市浦江人才,上海市卫生健康委员会优秀青年人才,兼任上海市中医药学会肿瘤分会常务委员,中华中医药学会免疫分会委员等学术职位。擅长肺癌、乳腺癌、肠癌、胃癌、卵巢癌、宫颈癌、甲状腺癌等常见肿瘤的中西医综合治疗,以及肿瘤术后、放化疗、靶向治疗不良反应的综合调理,肺结节、甲状腺结节等癌前病变的防治。主持国家自然科学基金2项,省部局级项目6项,以第一作者、通讯作者发表论文25篇,其中SCI收录14篇,参编专著2部,授权发明专利2项,荣获上海市科技进步奖二等奖、上海市卫生系统第18届"银蛇奖"提名奖等多项奖励。

骆莹滨(1987—),男,博士,副主任医师,目前就职于上海市中医医院肿瘤一科,上海市卫生健康委员会"医苑新星"青年医学人才,兼任中华中医药学会肿瘤学分会青年委员、中华中医药学会免疫学分会青年委员、上海中医药学会肿瘤分会青年委员等学术职位。擅长肺癌、乳腺癌、胃癌、肠癌、肝癌、甲状腺癌、卵巢癌等常见肿瘤的中西医结合治疗,以及肿瘤术后、放化疗后、免疫靶向治疗后的中医调理。主持并参与国家自然科学基金等各级项目6项,发表学术论文20余篇,参编专著2部,获发明专利3项,主要成果获上海市科技进步奖二等奖、上海市中西医结合科学技术奖三等奖。

王宇立(1994—),男,硕士,主治医师,目前就职于上海市中医医院肿瘤二科,上海市科委"扬帆计划"青年人才,擅长中医药防治常见呼吸系统、消化系统肿瘤,配合放化疗、靶向以及免疫治疗以增效减毒。目前以第一作者发表学术论文20篇,其中SCI收录6篇,主持国家级、省部级及校局级课题各1项,参编专著2部,获发明专利1项,曾获全国《黄帝内经》知识大赛一等奖、上海市优秀毕业生、上海市住院医师规范化培训优秀住院医师等。

许荣忠(1990—),男,博士,主治医师,目前就职于上海市中医医院肿瘤二科,兼任上海市传统医学工程协会常务理事,上海市传统医学工程协会肿瘤专业委员会秘书长,擅长中西医综合防治恶性肿瘤,包括胃癌、肺癌、肠癌、肝癌、乳腺癌、脑胶质瘤等多种癌症。主持并参与国家自然科学基金等各级项目5项,以第一作者、通讯作者发表学术论文16篇,其中SCI收录4篇,参编专著2部。

徐璞(1983—),女,硕士,澳大利亚注册中医师、针灸师,目前任职于上海市闵行区投资促进中心,招商总监。

孙俊杰(1980—),男,硕士,上海百昇堂健康管理有限公司创办人,北京中推医学研究院授课专家,全国卫生产业企业管理协会健康服务适宜技术分会健康服务专家委员会特邀专家,副主编教材1部,授权发明专利4项。

徐静(1982—),女,硕士,副主任医师,目前就职于上海市中医医院肿瘤五科,擅长肺癌、乳腺癌、甲状腺癌、卵巢癌等常见肿瘤的中西医综合治疗,以及肿瘤术后、放化疗后、免疫靶向治疗后的中医调理。主持并参与国家自然科学基金等各级项目4项,发表学术论文6篇,参编著作3部,获发明专利2项。

梁婷(1982—),女,硕士,主治医师,目前就职于上海市瑞金康复医院,擅长高血压、糖尿病、慢性肾小球肾炎、脑中风后遗症、慢性支气管炎、消化性溃疡、月经不调等。发表多篇学术论文,参与多项课题。

方媛(1987—),女,硕士,主治医师,目前就职于上海市中医医院肿瘤二科,擅长消化系统、呼吸系统等常见肿瘤的中西医结合治疗,以及肿瘤术后、放化疗后、免疫靶向治疗后的中医调理。主持局级项目2项,参与多项国家自然科学基金及省部级项目,发表学术论文20余篇,参编专著2部。

杨佳(1989—),女,博士,主治医师,目前就职于上海中医药大学附属龙华医院肿瘤二科,兼任中华中医药学会肿瘤分会青年委员、上海市传统医学工程协会委员等学术职位,主持国家自然科学基金2项,近5年发表论文6篇,申请专利1项,荣获龙华医院"卓越医师""三八红旗手"等称号。

滕文静(1990—),女,博士,主治医师,目前就职于上海市中医医院肿瘤五科,上海市科委"扬帆计划"青年人才,兼任上海市传统医学工程协会青年委员、上海中医药学会体质分会青年委员,上海中医药学会肿瘤分会青年委员等学术职位。擅长乳腺癌、肺癌、肺结节、甲状腺癌、前列腺癌、子宫癌等常见肿瘤的中西医结合防治。主持省部级课题1项,并参与国家自然科学基金等多项课题,发表学术论文19篇,参编专著1部,获专利2项。

曹亚娟(1986—),女,博士,主治医师,目前就职于上海市肺科医院中西医结合科,兼任中国中西医结合学会呼吸病分会青年委员,中医药健康科普分会专家常务委员,中国中医药信息学会膏方分会理事等学术职位。擅长中西医结合治疗呼吸道常见疾病,如支气管肺癌、慢性阻塞性肺炎、流行性病毒感染。发表学术论文 16 篇,参编专著 1 部,授权发明专利 1 项,曾获 CSCO 中西医结合优秀青年创新奖。

陈皖晴(1991—),女,博士,医师,目前就职于上海市中医医院肿瘤五科,上海市科委"扬帆计划"青年人才,上海市抗癌协会传统医学专业委员会委员,聚焦乳腺癌转移、乳腺癌相关伴随疾病的中西医综合防治的临床和基础研究,擅长乳腺癌、甲状腺癌、子宫癌等常见肿瘤的诊治。主持国家自然科学基金、上海市科委项目各 1 项,发表学术论文 8 篇,其中 SCI 收录 4 篇,获发明专利 1 项。

张博(1990—),男,博士,主治医师,目前就职于上海市中医医院肿瘤二科,擅长肺癌、食管癌、肝癌、胃癌、胰腺癌等常见肿瘤的中西医综合治疗。发表学术论文 4 篇,其中 SCI 收录 1 篇,参编专著 1 部。

王茜(1992—),女,博士,主治医师,目前就职于上海市中医医院肿瘤二科,擅长肺癌、食管癌、肝癌、胃癌、胰腺癌等常见肿瘤的中西医综合治疗。发表学术论文 3 篇。

崔亚静(1993—),女,博士,医师,目前就职于上海市中医医院肿瘤一科,擅长肺癌、卵巢癌、宫颈癌等常见肿瘤的中西医综合治疗。发表学术论文 2 篇,参编专著 2 部。

梅娜(1995—),女,博士,医师,目前就职于上海市中医医院肿瘤五科,擅长肺癌、乳腺癌、甲状腺癌等常见肿瘤的中西医结合治疗以及肺结节等癌前病变的中医治疗,发表学术论文 5 篇。

刘涵荫(1988—),女,硕士,主治医师,目前就职于上海市杨浦区中医医院,擅长慢性肾脏病及肾恶性肿瘤的中西医结合治疗。主持局级课题 1 项,发表学术论文 3 篇,SCI 收录 1 篇,获实用新型专利 1 项。

周利红(1983—),男,博士,副教授,副研究员,硕士生导师,现就职于上海中医药大学附属曙光医院肿瘤科,美国纪念斯隆凯特琳癌症中心访问学者,兼任世界中联肿瘤精准医学专委会常务理事兼副秘书长,中华中医药学会肿瘤分会青年委员,中国中医药研究促进会肿瘤分会委员等学术职位。长期从事中西医结合防治肿瘤的临床和基础研究。主持国家自然科学基金、上海市自然科学基金等 9 项,入选上海市青年科技启明星、上海中医药大学杏林青年学者等人才计划。以第一作者、通讯作者发表学术论文 23 篇,授权发明专利 8 项,主要成果获教育部科技进步奖二等奖,上海市科技进步奖二等奖等 11 项。

蒋海燕(1982—),女,博士,副主任医师,目前就职于上海市中西医结合医院肿瘤科,兼任上海市抗癌协会中西医结合分会青年委员,擅长肺癌、乳腺癌等常见恶性肿瘤的中西医结合治疗。发表学术论文2篇。

　　张婧(1988—),女,硕士,主治医师,目前就职于上海市杨浦区大桥社区卫生服务中心。从事中医全科工作,擅长针药结合治疗腰椎病、慢性咳嗽、胃肠道疾病等常见病,发表学术论文3篇。

　　刘平(1984—),女,硕士,主治医师,目前就职于上海市普陀区甘泉街道社区卫生服务中心中医科,擅长针灸治疗偏头痛、三叉神经痛、颈肩腰腿痛、肥胖等。

　　赵阳(1996—),男,硕士,医师,目前就职于上海市中医医院急诊与重症医学科,擅长肺癌、胃癌等常见恶性肿瘤的中西医结合治疗及亚健康状态的调理,发表学术论文2篇。

　　靳永杰(1988—),男,硕士,主治医师,目前就职于上海市嘉定区中医医院肿瘤科,兼任世界中医药联合会肿瘤精准专业委员会理事,上海市嘉定区医学会肿瘤专科分会青年委员。擅长常见恶性肿瘤的中西医结合防治以及肿瘤的个体化治疗。发表学术论文4篇,授权专利2项。

　　翟争(1991—),男,硕士,医师,目前就职于上海泰坤堂中医医院,擅长运用经方结合针灸治疗外感、胃肠道疾病、精神情志病、风湿免疫疾病以及亚健康状态的调理。发表学术论文2篇。

　　孙莹华(1991—),女,学士,医师,目前就职于上海市黄浦区淮海中路街道社区卫生服务中心中医科,兼任黄浦区老年医学会会员,擅长老年常见病多发病的针灸、中医药治疗以及全科健康管理,发表学术论文2篇。

　　方捷(1981—),男,硕士,副主任医师,目前就职于上海市徐汇区大华医院中医科,擅长常见恶性肿瘤以及慢性肺病、脾胃病的中医治疗。发表学术论文6篇。

　　于宏杰(1985—),男,硕士,主治医师,目前就职于上海中医药大学附属普陀医院中医肿瘤科,兼任上海市抗癌协会传统医学专业委员会第二届青年委员会委员等学术职位。熟悉常见肿瘤的中西医结合治疗,在肿瘤介入治疗、放疗等方面颇具心得。近年来主持市级、校级课题各1项,发表SCI论文6篇,中文核心期刊7篇。

　　林佳成(1994—),男,硕士,助理研究员,医师,目前就职于上海中医药大学附属曙光医院科技实验中心,专职科研人员。聚焦终末期肝病的病理机制和中医药防治研究,发表SCI论文10余篇,授权发明专利4项,曾获上海中医药科技奖一等奖。

沈婷(1981—),女,硕士,副主任医师,目前就职于上海市中医医院,医务处副处长兼病案管理科主任、病种质量与安全研究中心办公室主任,上海市静安区病历质量管理专业医疗质量控制组组长、上海市医院协会病案管理专委会委员、上海市中西医结合协会管理专委会青年委员、中国运筹学会医疗运作管理分会理事、上海市中医药学会膏方分会青年委员。擅长各种老年性疾病及肿瘤相关中医调理。主持并参与多项课题,发表论文 10 余篇,SCI 收录 2 篇。

朱为康(1977—),男,硕士,主任医师,目前为上海市中医医院肿瘤五科副主任(主持工作),静安区非物质文化遗产代表性项目"朱氏内科疗法"第四代传人,兼任上海市食品安全风险评估专家委员会产品安全专业委员会专家、上海市非物质文化遗产保护协会常务理事等学术职位。擅长中西医结合治疗乳腺癌、甲状腺癌、妇科肿瘤、肺癌等常见恶性肿瘤,特别对肿瘤手术、放疗、化疗、靶向治疗的副作用控制有独到见解。主持省部级课题 2 项,发表学术论文 10 余篇,主编专著 2 部,曾获上海市科技进步奖二等奖。

王馨璐(1969—),女,硕士,副主任医师,现就职于上海市中医医院急诊与重症医学科,兼任中华中医药学会急诊危重症分会委员,中华中医药学会老年病分会委员,中国中医药研究促进会急诊分会委员,中国民族医药学会热病委员会理事等学术职位。聚焦中西医结合防治老年性疾病,擅长心脑血管病,如冠心病、高血压、高脂血症及呼吸、肿瘤术后等慢性病的治疗与调理。主持局级课题 1 项,发表学术论文 10 余篇,参编专著 2 部。

张素芳(1980—),女,博士,副主任医师,副教授,硕士生导师,现就职于上海市肺科医院中西医结合科,兼任上海市中西医结合学会肿瘤分会委员,上海市中西医结合学会呼吸分会青年委员,世界中医药学会肿瘤精准医学委员会理事等学术职位。擅长肺癌的中西医结合精准治疗。主持上海市科学技术委员会、上海市卫生健康委员会等科研人才项目 5 项,发表学术论文 5 篇,参编专著 3 部,授权实用新型专利 1 项。

江西省

赵贵福(1981—),男,硕士,主治医师,目前就职于江西科技师范大学医院,聚焦于名老中医学术经验发掘、中医药疗效评价方法及舌诊等。擅长中医药治疗内科常见疾病,兼及妇科、儿科、皮肤科杂病,具有丰富的诊疗经验。

浙江省

李赛凯(1988—),男,硕士,主治医师,目前就职于慈溪市中医医院肿瘤科,宁波抗癌协会会员。擅长恶性肿瘤的中西医结合治疗。发表学术论文2篇。

郭靖瑶(1992—),女,博士,医师,目前就职于浙江中医药大学附属第二医院肿瘤科,发表学术论文2篇,参编专著1部。

江苏省

杨晓慧(1981—),女,博士,副主任医师,目前就职于南通市中医院肿瘤内科。擅长中医药防治肺癌、食管癌、胃癌、结直肠癌、脑肿瘤等多种恶性肿瘤。主持国家自然科学基金等各级课题3项,发表学术论文20余篇。

倪露露(1985—),女,博士,副教授兼执业中药师,目前就职于江南大学。擅长中医药调治痛经、颈肩腰腿痛、脾胃病、银屑病等。主持国家自然科学基金等各级课题6项,发表学术论文16篇,其中SCI论文15篇。授权发明专利1项,获江苏药理科学技术奖三等奖1次。

李贝(1994—),女,硕士,医师,目前就职于南京医科大学第四附属医院中医内科。擅长肺结节、肺癌、乳腺癌、胃癌等常见疾病的治疗。发表学术论文2篇,SCI论文1篇。

刘艳霞(1994—),女,硕士,医师,目前就职于江苏省昆山市中医医院肿瘤内科,擅长针药治疗外感病、脾胃病、肺结节、慢性支气管炎、哮喘、月经不调、荨麻疹等。发表学术论文2篇。

河南省

王艳春(1982—),男,博士,副主任医师,硕士生导师,现就职于河南省人民医院中医科,郑州大学第二临床医学院中医学教研室副主任,河南省学术技术带头人,兼任中华中医药学会综合医院工作委员会青年委员,河南省中西医结合学会康复分会常委,河南省康复学会生殖分会常委等学术职位,擅长中西医结合防治恶性肿瘤、肝胆脾胃病、肺病、妇科、男科等疾病。主持国家自然科学基金、河南省科技攻关、河南省医学科技攻关等各级课题5项,获河南省科技进步奖1

项、河南省中医药科技进步奖 2 项,发表学术论文 20 余篇。

李洪霖(1987—),女,博士,主治医师,硕士生导师,目前就职于河南省中医院肿瘤科,兼任中国抗癌协会中西医整合食管癌专业委员会委员,河南省中医药学会中医肿瘤专业委员会委员等学术职位。擅长常见恶性肿瘤的放化疗、免疫、靶向、中医药等多种中西医综合疗法。主持国家自然科学基金等各级课题 4 项,发表学术论文 40 余篇,获河南省中医药管理局科技进步奖一等奖 1 次。

刘素彤(1991—),女,博士,主治医师,目前就职于河南中医药大学第一附属医院脾胃肝胆病科,兼任河南省中医药学会脾胃肝胆病分会委员。擅长中医药防治脂肪肝、肝损伤、病毒性肝炎的临床和基础研究。主持国家自然科学基金等各级课题 4 项,发表学术论文 23 篇,授权发明专利 1 项,获河南省教育厅科技成果奖一等奖 1 项。

广东省

李要轩(1982—),男,硕士,副主任医师,目前就职于广州中医药大学深圳医院(福田)肿瘤科,兼任中国中医药学会食管癌专业委员会委员、中华中医药学会体质分会青年委员等职位,擅长中医药联合放疗、化疗、靶向、免疫等治疗呼吸系统肿瘤、头颈部肿瘤、消化系统肿瘤。主持并参与各级课题 5 项,发表学术论文 5 篇,主要成果获安徽省中医药科学技术奖二等奖、安徽省中医药学科技术奖三等奖。

山东省

孙宁阳(1988—),男,博士,医师,目前就职于潍坊市中医院脑病六科,擅长脑血管病、帕金森病、周围神经病、肌无力以及中风后遗症等神经系统疾病的康复与中医调理。主持并参与山东省中医药管理局课题 3 项,发表学术论文 3 篇,其中 SCI 收录 1 篇。

马来西亚

沈凡龙(1993—),男,硕士,医师,目前就职于马来西亚龙镇酒庄百货药行,擅长治疗外感、顽固性偏头痛、呼吸系统疾病、胃肠道疾病、老年性疾病以及亚健康状态的调理。

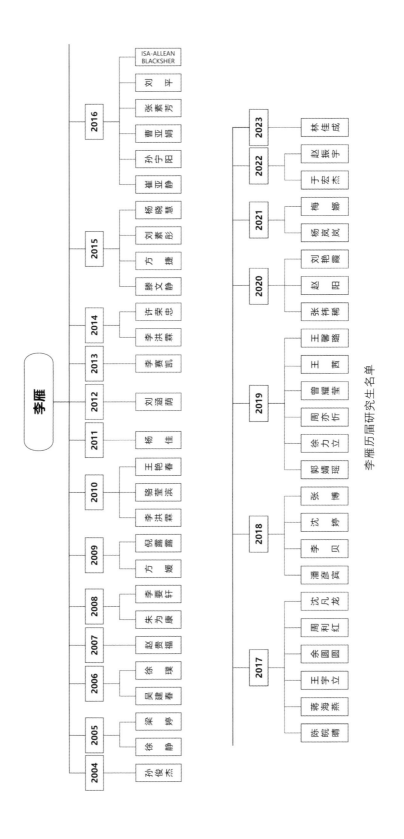

季雁历届研究生名单

附篇

一、主要发表论文

[1] 李雁,闫晓天.诸子尚调神修德对《内经》养生思想的影响[J].中医药学报,1987 (5):9.

[2] 李雁,闫晓天.《内经》中"神"的概念[J].河北中医,1987(6):42.

[3] 李雁,闫晓天,石冠卿.《内经》中"神"的研究进展[J].陕西中医,1987(12):560.

[4] 李雁,闫晓天.对《素问·风论》泄风一段的厘定[J].国医论坛,1987(3):56.

[5] 闫晓天,李雁.《内经》所述上古人寿命初考[J].国医论坛,1988(1):48.

[6] 李雁,闫晓天.论《内经》体质学中之"形构"思想[J].福建中医药,1988(2):53.

[7] 李雁,闫晓天.舌体诊法的研究进展[J].上海中医药杂志,1990(3):44-46.

[8] 闫晓天.《黄帝内经》中几种文化心态析[J].河南中医药学刊,1995(3):6-8.

[9] 李雁,闫晓天.舌体诊法的研究进展[J].上海中医药杂志,1990(3):44-46.

[10] 李雁.关于中医自制心理测验及临床应用若干设想[J].中国行为医学杂志,1993 (3):44.

[11] 孙田华,张玉芳,李雁.《薛氏医案》煮散次用量考[J].中医药研究,1994(6):8.

[12] 张玉芳,原晓洪,李雁,等.《实用中成药手册》中煮散的统计分析[J].河南中医药学 刊,1994,9(6):18-19.

[13] 张玉芳,孙田华,李雁,等.经方煮散初探[J].河南中医,1994,14(3):176.

[14] 闫晓天,李雁.《灵枢·海论》所述"血海"病证别识[J].国医论坛,1995(4):43.

[15] 张玉芳,琚玮,李雁.煮散常用量标准化研究[J].河南中医,1996(4):253.

[16] 马照寰,刘读文,李雁,等.关于中医函大面授时间的调查研究[J].河南中医药学 刊,1996(5):46-50.

[17] 刘读文,马照寰,闫晓天,等.关于中医函大考试考核方法的调查研究[J].河南中医 药学刊,1996(2):64-65.

[18] 闫晓天,李雁.中医治疗皮肤癌临床及实验研究[J].中国中医药科技,1997(5): 322-323.

[19] 闫晓天,李雁.中医药院校学生个性特点和智力因素对比研究[J].中医教育,1998,17(5):9.

[20] 闫晓天,李雁.痰瘀相关论肿瘤[J].山西中医,1998,14(5):8-9.

[21] 马丽,李雁.中西医结合治疗蛛网膜下腔出血急性期30例临床研究[J].新中医,1999,31(5):44-45.

[22] 李雁,黄景玉.白花蛇舌草注射液配合化疗治疗晚期非小细胞肺癌53例[J].河南中医药学刊,2000,15(4):45.

[23] 闫晓天,李雁,蒋时红,等.益中蠲毒浓缩丸体内抗肿瘤作用的实验研究[J].河南中医药学刊,2000(5):19-20.

[24] 闫晓天,李雁.运用情志因素开展中医动物模型研究的可行性[J].中国中医基础医学杂志,2000,6(11):37-39.

[25] 李雁,马丽.参附注射液配合心痛定治疗原发性高血压心肾阳虚型40例临床观察[J].新中医,2000,32(8):46-47.

[26] 李雁,郭健.红黑丸治疗急性牙龈炎40例临床观察[J].中国中医急症,2000,9(3):103-104.

[27] 李雁,郭健.红黑丸治疗复发性口腔溃疡80例[J].中国民族民间医药杂志,2001,49(2):83.

[28] 李雁,闫晓天.益中蠲毒丸浓缩丸对脾虚小鼠免疫功能的作用[J].中国中西医结合消化杂志,2001(2):79-80.

[29] 李雁,闫晓天.从卫气运行谈"胃不和"与不寐[J].中国中医基础医学杂志,2001,7(7):14.

[30] 李雁.基因芯片在肺癌的应用[J].中国肺癌杂志,2002,5(6):476.

[31] 李雁.中药结合化疗治疗非小细胞肺癌的临展研究进展[J].上海中医药杂志,2002(12):42-44.

[32] 李雁.刘嘉湘在肺癌治疗中温肾法的运用[J].中医杂志,2003,44(11):818-820.

[33] 李雁.刘嘉湘教授治疗肺癌调理脾胃经验撷拾[J].中医药学刊,2004,22(7):1172-1173.

[34] 陈东林,李雁,王俐琳,等.中药对晚期肺癌患者血清CA125的影响[J].中华国际医学杂志,2004,4(2):152.

[35] 罗素霞,李雁,肖毅军,等.癌瘤消胶囊联合化疗治疗中晚期肺癌临床观察[J].河南肿瘤学杂志,2005,18(3):212.

[36] 罗素霞,李雁,肖毅军,等.益肺散结胶囊合并化疗治疗中晚期肺癌临床观察[J].山东中医杂志,2005,24(4):214.

[37] 连强,李雁.消瘀抗瘤方配合化疗治疗肿瘤合并血瘀证疗效观察[J].辽宁中医杂

志,2005,32(8):793-794.

[38] 连强,李雁.消瘀抗瘤方配合化疗治疗肿瘤合并血瘀 63 例[J].江西中医药,2005,36(8):49-50.

[39] 连强,陈东林,李雁.中药治疗对晚期肺癌患者血清 CA199 的影响[J].福建中医药,2005,36(3):16-17.

[40] 李雁.刘嘉湘治癌用药经验拾零[J].中医杂志,2007,48(5):474.

[41] 李雁.刘嘉湘治疗癌症用药经验[J].上海中医药杂志,2007,41(1):9.

[42] 方志红,李雁,陈旻,等.岩舒注射液联合肿节风注射液治疗晚期癌症疗效观察[J].江西中医药,2007,38(2):47.

[43] 梁婷,李雁.李雁辨治肿瘤临床经验[J].上海中医药杂志,2008,42(4):17-18.

[44] 李雁.中西医结合疗法对非小细胞肺癌患者 sCD44V6 的影响[J].中华中医药学刊,2008,26(4):704-706.

[45] 李雁.膀胱术后发热从湿温论治[J].上海中医药杂志,2008,42(12):33-34.

[46] 吴建春,李雁.中药抗肺癌转移机制的实验研究进展[J].辽宁中医药大学学报,2009,11(4):71-74.

[47] 方志红,李雁,陈旻,等.健脾抗癌方配合化疗治疗晚期大肠癌 31 例[J].上海中医药杂志,2009,43(3):29-31.

[48] 赵桂福,李雁(通讯作者).中药透皮吸收促进剂的研究进展[J].上海中医药杂志,2009,51(10):82-85.

[49] 徐璞,李雁.中医药治疗恶性腹水研究进展[J].中国中医药信息杂志,2009,16(4):101-102.

[50] 殷晓聆,赵凡尘,李雁,等.健脾汤干预二甲基肼诱导小鼠大肠癌实验研究[J].辽宁中医药大学学报,2010,12(12):43-45.

[51] 张宇航,李要轩,李雁(通讯作者).复方阿胶浆对恶性肿瘤化疗后白细胞减少症的临床观察[J].中国当代医药,2010,17(12):77.

[52] 张宇航,李要轩,李雁.复方阿胶浆对恶性肿瘤化疗增效减毒的临床研究[J].中国医药导报,2010,7(17):38-39.

[53] 殷晓聆,赵凡尘,蔡淦,等.健脾中药配合化疗治疗晚期大肠癌临床观察[J].上海中医药杂志,2011,45(7):43-44.

[54] 董静波,李雁,翁国爱,等.化疗结合益气健脾法治疗大肠癌术后患者的临床研究[J].中华中医药学刊,2011,29(1):154-156.

[55] 李要轩,李雁(通讯作者).益气养阴法辅助化疗治疗中晚期肺癌的临床研究进展[J].陕西中医,2011,32(1):120-122.

[56] 董静波,李雁,翁国爱,等.内镜下金属支架置入术治疗恶性胃出口梗阻的临疗效观

察[J].现代实用医学,2011,23(5):538-539,476.

[57] 李雁,方志红.扶正祛邪治则及其联合化疗对 Lewis 肺癌小鼠抑瘤作用的实验研究
[J].中华中医药学刊,2011,29(10):2176-2178.

[58] 吴建春,李雁.原发性支气管肺癌中医证治规律的研究[J].长春中医药大学学报,
2011,27(6):930-932.

[59] 董静波,李雁,翁国爱,等.替吉奥联合奥沙利铂治疗进展期胃癌安全性[J].肿瘤学
杂志,2011,17(4):253-256.

[60] 闫晓天,李雁(通讯作者).叙事探究——一种值得借鉴的研究中医经验的方法[J].
上海中医药杂志,2012,46(2):4-6.

[61] 王艳春,彭渤,李雁(通讯作者),等.艾滋病与非艾滋病发热的流行病学对照调查研
究[J].中华中医药学刊,2012,27(4):1201-1205.

[62] 徐静,李雁(通讯作者),殷晓聆,等."逐水方"外敷治疗脾虚湿盛型恶性腹水临床观
察[J].辽宁中医杂志,2012,39(8):1550-1552.

[63] 朱为康,李雁,侯风刚,等.胃癌患者化疗前后中医证候临床观察[J].中华中医药学
刊,2012,5(30):1180-1182.

[64] 方媛,李雁.中医综合性防治恶性肿瘤研究[J].辽宁中医药大学学报,2012,5(14):
80-82.

[65] 朱为康,李雁,侯风刚,等.华蟾素联合 CapeOX 方案治疗晚期胃癌疗效观察[J].中
国医药导报,2012,5(9):35-36.

[66] 李洪霖,陈东林,李雁(通讯作者).中药联合高强度聚焦超声治疗胰腺癌研究述评
[J].中医学报,2013,6(28):784-786.

[67] 方志红,李雁(通讯作者),徐静."逐水方"外敷治疗癌性腹水的临床随机对照研究
[J].辽宁中医杂志,2013,6(40):1073-1074.

[68] 朱为康,李雁,连强,等.气血双补胶囊对肺癌化疗增效减毒作用的临床观察[J].中
国医药导报,2013,10(12):98-99,102.

[69] 倪露露,李雁(通讯作者)任宏丽.Wnt 信号通路和肿瘤干细胞在肿瘤复发转移中
作用机制的研究述评[J].中华中医药学刊,2013,31(6):1341-1344.

[70] 方志红,李雁(通讯作者),李天苗.扶正祛邪方联合化疗治疗晚期非小细胞肺癌疗
效分析[J].时珍国医国药,2013,24(10):2433-2434.

[71] 倪露露,李雁(通讯作者).《黄帝内经》指导思想在肺癌防治中的应用[J].辽宁中医
杂志,2013,40(8):1572-1573.

[72] 闫晓天,李雁(通讯作者).中层理论及扎根于老中医经验的中医理论建构[J].上海
中医药杂志,2013,47(8):5-7.

[73] 杨佳,李雁(通讯作者).王清任《医林改错》中的实践与创新[J].中医药信息,2013,

30(2)：108 - 109.

[74] 李雁.益气补血方辨证治疗联合化疗对 NSCLC 患者 T 细胞亚群的影响[J].中国中医药科技,2013,20(6)：657.

[75] 方志红,李雁(通讯作者),徐静,等.扶正祛邪方联合化疗治疗 45 例晚期非小细胞肺癌临床观察[J].辽宁中医杂志,2013,40(12)：2498 - 2500.

[76] 闫晓天,李雁(通讯作者),赵凡尘.谈中医住院医师规范化培训运用案例学习夹教学的学者设计[J].中国中医药现代远程教育,2014,12(2)：75 - 77.

[77] 倪露露,方志红,方媛,等.小陷胸汤通过 G2/M 期阻滞抑制 A549 和 H1299 细胞增殖并抑制其侵袭和转移[J].中华中医药杂志,2014,29(5)：1483 - 1489.

[78] 闫晓天,李雁(通讯作者).老中医治疗肿瘤临床经验中虫类药应用的中层理论构建———一项基于"扎根理论"的探索研究[J].上海中医药杂志,2014,48(5)：7 - 10,16.

[79] 闫晓天,李雁(通讯作者).基于老中医经验对大肠癌癌毒病机的中层理论探讨[J].英国中医针灸杂志,2014,14(2)：16 - 18.

[80] 骆莹滨,吴建春,方志红,等.赤芍水提物对肺癌细胞的抑制效应研究[J].中国医药导报,2014,36(11)：21 - 24.

[81] 方志红,李雁(通讯作者).科研课题案例分析在中医药高等院校本科生科研能力培养中的作用[J].中国中医药现代远程教育,2014,12(23)：85 - 86.

[82] 倪露露,杨佳,骆莹滨,等.TGF - β 通过不同机制对肿瘤侵袭转移影响的研究述评[J].辽宁中医杂志,2014,41(8)：1606 - 1608.

[83] 李树芳,李洪霖,李雁(通讯作者).化疗补血方防治化疗后贫血及白细胞减少症临床研究[J].中医学报,2014,29(12)：1714 - 1715.

[84] 赵凡尘,李雁(通讯作者),徐夏婷,等.丙氨酰-谷氨酰胺营养支持联合参芪扶正注射液对恶性肿瘤恶液质患者白蛋白的影响[J].吉林中医药,2014,34(8)：807 - 809.

[85] 方媛,李雁,周奕阳,等.章次公学术思想博采众方思路的研究[J].四川中医,2014,32(12)：1 - 3.

[86] 赵凡尘,李树芳,李雁,等.章次公内科临床辨治经验举隅[J].中医文献杂志,2014,(5)：40 - 43.

[87] 王羲明,赵凡尘,李雁,等.丁甘仁流派章次公传承脉络的研究[J].中医文献杂志,2014,(4)：39 - 44.

[88] 刘涵荫,李雁(通讯作者).高强度聚集超声治疗肝恶性肿瘤的研究进展[J].癌症进展,2015,13(1)：35 - 38.

[89] 方志红,李雁(通讯作者),王艳春,等.扶正祛邪方对肺癌 A549 细胞 EMT 的抑制

作用及机制研究[J].中华中医药学刊,2015,33(3)：536-538.

[90] 方志红,王艳春,李雁(通讯作者),等.扶正祛邪方对肺癌 A549 细胞发生上皮间质转化的抑制作用研究[J].辽宁中医杂志,2015,42(4)：873-875.

[91] 骆莹滨,李雁(通讯作者),方志红,等.NK 细胞与肺癌的关系及中药对 NK 细胞的影响[J].辽宁中医杂志,2015,42(5)：1139-1141.

[92] 闫晓天,李雁(通讯作者).从主体间性谈中医师承文化中的道德人格教育[J].中医学报,2015,30(9)：1303-1305.

[93] 张婧,李雁(通讯作者).沙参麦冬汤治疗非小细胞肺癌进展[J].山东中医杂志,2015,34(12)：974-976.

[94] 田建辉,罗斌,毕凌,等.非小细胞肺癌循环肿瘤细胞表达规律及其与"伏邪"致病关系的研究[J].上海中医药杂志,2016,50(1)：15-19,33.

[95] 杨佳,方志红,吴建春,等.人肺腺癌细胞系中肿瘤干细胞的分离培养及鉴定[J].中国肿瘤临床,2016,43(3)：89-94.

[96] 李赛凯,徐静,骆莹滨,等.吲哚胺-2,3-双加氧酶与肿瘤免疫逃逸关系的研究进展[J].癌症进展,2016,14(2)：134-137,141.

[97] 殷晓聆,方媛,李树芳,等.Ca^{2+}/Mg^{2+} 同结肠癌患者体质及预后相关性研究[J].辽宁中医杂志,2016,43(5)：911-914.

[98] 殷晓聆,李雁.结直肠肿瘤粪便筛查研究现况[J].医学综述,2016,22(2)：338-340.

[99] 李赛凯,吴建春,方志红,等.益气扶正方对 Lewis 肺癌小鼠抑瘤作用的实验研究[J].中华中医药学刊,2017,35(3)：569-572.

[100] 杨晓慧,李雁(通讯作者).基于数据挖掘的名老中医辨治原发性肺癌的规律探讨[J].广州中医药大学学报,2017,34(3)：437-441.

[101] 杨晓慧,李雁(通讯作者).中药蜈蚣抗肿瘤作用的研究进展[J].中成药,2017,39(2)：373-377.

[102] 朱为康,李雁(通讯作者),陈旻,等.凉血疏肝方治疗雌激素受体阳性乳腺癌术后患者的疗效分析[J].实用癌症杂志,2017,32(6)：903-906.

[103] 方志红,李天苗,詹迎江,等.中医药干预对非小细胞肺癌患者生存期影响的回顾性分析[J].时诊国医国药,2017,28(7)：1676-1678.

[104] 方志红,李天苗,许荣忠,等.246 例非小细胞肺癌的预后影响因素分析[J].现代肿瘤医学,2017,25(8)：1234-1236.

[105] 许荣忠,李雁(通讯作者).试论"五脏元真通畅,人即安和"之证治思想[J].吉林中医药,2017,37(4)：325-328.

[106] 滕文静,李洪霖,李雁(通讯作者).基于 Cytoscape 等生物信息学分析软件预测莘

莨明碱抗肿瘤靶基因[J].广州中医药大学学报,2017,34(5):785-789.

[107] 李洪霖,李雁(通讯作者).莪莨明碱调控 TGF-β1/ERK 信号通路抗肺癌作用机制研究[J].中华中医药杂志,2017,32(5):2149-2153.

[108] 刘素彤,李雁(通讯作者).参芪扶正注射液联合化疗对结直肠癌患者免疫功能影响的 Meta 分析[J].吉林中医药,2017,37(10):1011-1014.

[109] 滕文静,朱为康,李雁(通讯作者).温阳法治疗恶性肿瘤方剂组方规律分析[J].肿瘤学杂志,2018,24(3):285-288.

[110] 杨晓慧,李雁(通讯作者).基于专家经验的胃癌辨治探讨[J].中医学报,2018,33(3):360-362,410.

[111] 杨晓慧,吴建春,骆莹滨,等.益气解毒方抑瘤作用及生物信息分析[J].广州中医药大学学报,2018,35(1):135-143.

[112] 方捷,方媛,刘素彤,等.抗癌 2 号方对气血两虚型结直肠癌患者免疫功能和生活质量的影响[J].职业与健康,2018,34(10):1348-1350,1354.

[113] 殷晓聆,徐静,方媛,等.Mini-CEX 在中医肿瘤科规范化培训中的应用[J].中医教育,2018,37(2):62-64.

[114] 滕文静,孙长岗,李雁(通讯作者).浅谈不同中医医案研究方法对临床思维建立的重要性[J].中华中医药杂志,2018,33(3):811-815.

[115] 滕文静,李洪霖,李雁(通讯作者).莪莨明碱靶基因预测与其治疗肺癌的研究进展[J].辽宁中医杂志,2018,45(4):886-889,898.

[116] 滕文静,李洪林,李雁(通讯作者).基于扶正抗癌理论的温阳散寒中药抗肺癌作用初探[J].中华中医药杂志,2018,33(5):2023-2028.

[117] 李洪霖,吴建春,崔亚静,等.基于温里药抑制肺癌的药物筛选及对肿瘤相关巨噬细胞的影响[J].中华中医药学刊,2018,36(6):1359-1362.

[118] 许荣忠,李雁(通讯作者).试论中医药治疗肿瘤中扶正祛邪与免疫的关系[J].辽宁中医杂志,2018,45(9):1858-1859.

[119] 郭鹏,朱为康,李雁,等.榄香烯乳剂治疗中晚期肝癌的疗效与安全性的临床观察[J].世界中医药,2018,13(3):676-678,682.

[120] 许荣忠,闫晓天,陈旻,等.中医药治疗听神经瘤一例报告并文献复习[J].环球中医药,2018,11(9):1313-1416.

[121] 王宇立,李明花,史文翡,等.中药抗癌 2 号方加减联合高强度聚焦超声治疗原发性肝癌的临床观察[J].中华中医药杂志,2019,34(1):377-380.

[122] 刘素彤,李雁(通讯作者).扶正祛邪方对肺癌患者外周血免疫指标的影响及与预后的相关性[J].吉林中医药,2019,39(2):219-222.

[123] 刘平,李雁(通讯作者),徐静,等.扶正祛邪治则在大肠癌治疗中的应用[J].现代

中西医结合杂志,2019,28(15):1692-1696.

[124] 刘素彤,张素芳,骆莹滨,等.扶正祛邪方提高肺癌患者无进展生存期回顾性队列研究[J].中医学报,2019,34(7):1497-1501.

[125] 许荣忠,方志红,徐静,等.不同治则对非小细胞肺癌患者调节性 T 细胞、髓源抑制性细胞的影响[J].世界科学技术——中医药现代化,2019,21(5):970-976.

[126] 刘平,徐静,方媛,等.扶正祛毒汤对大肠癌患者免疫功能影响的研究进展[J].肿瘤药学,2019,9(4):540-543.

[127] 许荣忠,李雁(通讯作者).中医药对非小细胞肺癌免疫调节作用研究进展[J].中医学报,2019,34(3):501-504.

[128] 吴建春,徐静,殷晓聆,等.中草药调节活性氧抗肿瘤的研究进展[J].中华中医药杂志,2019,34(4):1589-1594.

[129] 张素芳,向卉楠,王丽新,等.培元固本方抑制肺癌荷瘤小鼠肿瘤生长并延长生存期的实验研究[J].世界中医药,2019,14(8):2004-2009.

[130] 陈皖晴,张博,曹亚娟,等.髓源抑制细胞介导肿瘤免疫微环境重塑及靶向治疗的研究进展[J].上海中医药杂志,2019,53(11):92-97.

[131] 许荣忠,赵凡尘,陈旻,等.中西医治疗扁桃体恶性肿瘤研究进展[J].中医学报,2019,34(11):2339-2342.

[132] 殷晓聆,徐静,方志红,等.慕课引入中医经典方剂医案全英语教学中的探索[J].中国中医药现代远程教育,2019,17(23):6-7.

[133] 陈皖晴,曹亚娟,吴建春,等.基于网络药理学预测"人参-五味子"药对治疗肺癌的作用机制[J].中华中医药学刊,2020,38(10):177-182,293-294.

[134] 余圆圆,方媛,骆莹滨,等.肿瘤来源外泌体抗肿瘤免疫研究进展[J].肿瘤学杂志,2020,26(3):229-233.

[135] 张博,曹亚娟,吴建春,等.肿瘤相关巨噬细胞在肿瘤侵袭转移中的作用及其中药调控述评[J].广州中医药大学学报,2020,37(4):757-762.

[136] 李贝,骆莹滨,吴建春,等.髓源抑制细胞作用机制及其在肺癌免疫治疗中作用的研究进展[J].肿瘤学杂志,2020,26(5):386-390.

[137] 王宇立,史文翡,李明花,等.抗癌 2 号方加减联合高强度聚焦超声治疗原发性肝癌的生存分析[J].广州中医药大学学报,2019,36(11):1714-1720.

[138] 张博,吴建春,骆莹滨,等.肿瘤免疫治疗及其相关标记物的研究现状与思考[J].中国肿瘤临床,2020,47(11):581-585.

[139] 张博,李雁(通讯作者).肺癌可从胸痹论治[J].辽宁中医杂志,2020,47(12):54-56.

[140] 管宇,骆莹滨,李雁(通讯作者).蠲瘤散结方抑制肺腺癌 A549 细胞移植瘤的增殖

及可能作用机制的探讨[J].肿瘤,2020,40(6):388-396.

[141] 赵凡尘,李雁(通讯作者),周奕阳,等.乳清蛋白对恶性肿瘤恶液质患者营养干预的效果分析[J].现代医药卫生,2020,36(13):2047-2049.

[142] 方媛,徐静,殷晓聆,等.扶正祛邪方减轻老年非小细胞肺癌化疗毒副反应的效果研究[J].国际老年医学杂志,2020,41(4):223-225,255.

[143] 方媛,王宇立,徐静,等.扶正祛邪方联合肿瘤深部热疗治疗晚期肺癌的临床观察[J].辽宁中医杂志,2021,48(2):104-106.

[144] 郭婧瑶,吴建春,方志红,等.中医药调控肿瘤相关巨噬细胞的研究进展[J].中华中医药学刊,2021,39(3):156-160.

[145] 朱为康,陈旻,李雁,等.补肾疏肝联合芳香化酶抑制剂治疗绝经后激素受体阳性乳腺癌[J].世界中医药,2020,15(20):3113-3116,3120.

[146] 许荣忠,方志红,吴建春,等.中医药不同治则对非小细胞肺外周血免疫指标影响的临床研究[J].辽宁中医杂志,2020,47(11):87-91.

[147] 王宇立,方媛,徐静,等.原发性肝癌患者高强度聚焦超声治疗前后舌象、脉象参数及中医体质变化[J].中华中医药杂志,2020,35(12):6313-6317.

[148] 郭鹏,骆莹滨,许荣忠,等.扶正祛邪方辅助多西塞他联合顺铂化疗干预中晚期肺癌合并高脂血症的效果及机制[J].辽宁中医杂志,2020,47(12):136-139.

[149] 王茜,李雁(通讯作者).髓源性抑制细胞在肿瘤发生发展中的作用[J].中国肿瘤临床,2021,48(2):73-78.

[150] 王宇立,李雁(通讯作者).李雁治疗脑瘤常用药对经验[J].上海中医药杂志,2021,55(2):33-37.

[151] 徐静,王宇立,张素芳,等.扶正祛邪方干预早期肺腺癌术后复发转移[J].中医学报,2021,36(4):875-880.

[152] 王宇立,李雁(通讯作者).基于薯蓣丸方证浅析肿瘤膏方的组方原则[J].上海中医药杂志,2021,55(4):34-36,49.

[153] 方媛,李雁,刘晨萍,等.参与式教学提高人文关怀能力和医患沟通水平的研究[J].中国中医药现代远程教育,2021,19(9):21-23.

[154] 薛亚,朱为康,李雁,等.《伤寒论》中黄芩的本草考证[J].上海中医药杂志,2021,55(5):33-37.

[155] 殷晓聆,徐静,方媛,等.中医肿瘤双语临床教学PBL教学法的应用[J].中国中医药现代远程教育,2021,19(10):21-23.

[156] 徐静,方媛,许荣忠,等.中药对肺癌免疫调节机制的影响[J].中医学报,2021,36(6):1210-1216.

[157] 曾耀莹,吴建春,骆莹滨,等.天然化合物通过铁死亡途径抗肿瘤作用的研究进展

[J]. 中国肿瘤,2021,30(11)：867 – 874.

[158] 徐力立,骆莹滨,吴建春,等. 血清血脂水平与Ⅳ期非小细胞肺癌患者生存预后的相关性[J]. 肿瘤学杂志,2021,27(11)：939 – 945.

[159] 王宇立,朱为康,李雁,等. 基于五运六气探讨乳腺癌患者先天运气与后天发病的关联性[J]. 世界中医药,2021,16(18)：2788 – 2793.

[160] 王宇立,李雁(通讯作者). 李雁运用分消走泄法治疗膀胱癌的经验[J]. 上海中医药杂志,2021,55(10)：24 – 27.

[161] 田建辉,罗斌,阙祖俊,等. 癌症转移亚临床阶段核心病机"正虚伏毒"学说[J]. 上海中医药杂志,2021,55(10)：1 – 3,13.

[162] 吴建春,钱俏红,方志红,等. 代谢重编程介导肿瘤微环境免疫抑制的研究评述[J]. 中国肿瘤临床,2022,49(3)：129 – 135.

[163] 王茜,吴建春,骆莹滨,等. 血清总胆红素与非小细胞肺癌临床相关性的初步分析[J]. 中国肿瘤临床,2022,49(5)：224 – 230.

[164] 陈皖晴,张博,许荣忠,等. 不同治法方药对早期非小细胞肺癌术后患者免疫功能及预后的影响[J]. 时珍国医国药,2022,33(4)：899 – 901.

[165] 潘彦宾,王宇立,骆莹滨,等. 基于均匀设计的蠲瘤散结方治疗肺腺癌主效应中药分析[J]. 中国中医药信息杂志,2022,29(6)：87 – 91.

[166] 张祎稀,骆莹滨,吴建春,等. 基于 DGKα – PA 信号轴探讨扶正祛邪方对人肺癌 H292 细胞增殖、迁移的影响[J/OL]. 中国中医药信息杂志,2023,30(5)：77 – 82.

[167] 王宇立,方媛,徐静,等. 中药抗癌 2 号方联合高强度聚焦超声治疗中晚期胰腺癌临床疗效观察[J]. 中华中医药杂志,2022,37(10)：6163 – 6167.

[168] 张祎稀,吴建春,骆莹滨,等. 脂代谢重编程调控免疫微环境抗肿瘤的研究进展[J]. 中国免疫学杂志,2022,38(20)：2538 – 2541.

[169] Yuliang Deng, Yu Zhang, Shuai Sun, et al. An integrated microfluidic chip system for single-cell secretion profiling of rare circulating tumor cells[J]. Sci Rep，2014(4)：7499. (IF：5. 228)

[170] Lulu Ni, Xiaowen Zhu, Chenyuan Gogn, et al. Trichosanthes kirilowii fruits inhibit non-small cell lung cancer cell growth through mitotic cell-cycle arrest. [J]. Am J Chin Med，2015(43)：349 – 364. (IF：3. 222)

[171] Jianchun Wu, Zhihong Fang, Jing Xu, et al. Prognostic value and clinicopathology significance of microRNA – 200c expression in cancer：a meta-analysis[J]. PLoS One,2015(10)：e0128642. (IF：3. 057).

[172] Yingbin Luo, Jianchun Wu, Xiaowen Zhu, et al. NK cell-dependent growth inhibition of Lewis lung cancer by Yu-Ping-Feng, an ancient Chinese herbal

formula[J]. Mediators Inflamm，2016(2016)：3541283. (IF：3.232)

[173] Xiang Lv，Li Ling，Ying Xia，et al. Establishment of human hepatocellular carcinoma CAM xenograft model and observation of angiogenesis characteristics [J]. Int J Clin Exp Med，2016，9(2)：3693 - 3698. (IF：1.069)

[174] Jia Yang，Zhihong Fang，Jianchun Wu，et al. Construction and application of a lung cancer stem cell model：antitumor drug screening and molecular mechanism of the inhibitory effects of sanguinarine[J]. Tumour Biol，2016(37)：13871 - 13883. (IF：3.65)

[175] Qingyuan Yang，Jianchun Wu，Yingbin Luo，et al. (－)-Guaiol regulates RAD51 stability via autophagy to induce cell apoptosis in non-small cell lung cancer[J]. Oncotarget，2016(7)：62585 - 62597. (IF：5.168)

[176] Liu Yang，Zhihua Wang，Yuliang Deng，et al. Single-cell，multiplexed protein detection of rare tumor cells based on a beads-on-barcode antibody microarray[J]. Anal Chem，2016(88)：11077 - 11083. (IF：6.32)

[177] Wenjing Teng，Chao Zhou，Fanchen Zhao，et al. Exploring genes of rectal cancer based on protein interaction network[J]. Int J Clin Exp Med，2017，10(2)：4129 - 4146. (IF：1.069)

[178] Rongzhong Xu，Liubing Lin，Yong Li，et al. ShenQi FuZheng injection combined with chemotherapy in the treatment of colorectal cancer：a meta-analysis[J]. PLoS One，2017(2)：e0185254. (IF：2.766)

[179] Yiyang Zhou，Nan Huang，Jianchun Wu，et al. Silencing of NRAGE induces autophagy via AMPK/Ulk1/Atg13 signaling pathway in NSCLC cells[J]. Tumour Biol，2017(39)：1010428317709676. (IF：2.926)

[180] Liang Shan，Yan Li，Hongyuan Jiang，et al. Huaier restrains proliferative and migratory potential of hepatocellular carcinoma cells partially through decreased yes-associated protein 1[J]. J Cancer，2017(8)：4087 - 4097. (IF：3.249)

[181] Xiaohui Yang，Jiabei Zhu，Jianchun Wu，et al. (－)-Guaiol regulates autophagic cell death depending on mTOR signaling in NSCLC[J]. Cancer Biol Ther，2018 (19)：706 - 714. (IF：3.294)

[182] Honglin Li，Nan Huang，Weikang Zhu，et al. Modulation the crosstalk between tumor-associated macrophages and non-small cell lung cancer to inhibit tumor migration and invasion by ginsenoside Rh2[J]. BMC Cancer，2018(18)：579. (IF：3.288)

[183] Huinan Xiang，Sufang Zhang，Yingbin Luo，et al. Meta-analysis of serum

gastrin-releasing peptide precursor as a biomarker for prognostic evaluation of small cell lung cancer[J]. Int J Clin Exp Med，2018，11(7)：6491-6500.

[184] Xiaohui Yang，Haiyang Zang，Yingbin Luo，et al. High expression of USP22 predicts poor prognosis and advanced clinicopathological features in solid tumors：a meta-analysis[J]. Onco Targets Ther，2018(11)：3035-3046.(IF：3.046)

[185] Yajuan Cao，Weikang Zhu，Wanqing Chen，et al. Prognostic value of BIRC5 in lung adenocarcinoma lacking EGFR，KRAS，and ALK mutations by integrated bioinformatics analysis[J]. Dis Markers，2019(2019)：5451290.(IF：2.738)

[186] Sutong Liu，Sufang Zhang，Kaiqi Su，et al. The effect of long-term traditional Chinese medicine treatment on disease-free survival of postoperative stage Ⅰ-Ⅲ lung cancer patients：a retrospective cohort study[J]. Traditional Medicine Research，2019，4(2)：91-98.

[187] Qiaohong Qian，Wanqing Chen，Yajuan Cao，et al. Targeting reactive oxygen species in cancer via Chinese Herbal Medicine[J]. Oxid Med Cell Longev，2019 (2019)：9240426.(IF：5.076)

[188] Lifang Ma，Hongyuan Jiang，Xin Xu，et al. Tanshinone ⅡA mediates SMAD7-YAP interaction to inhibit liver cancer growth by inactivating the transforming growth factor beta signaling pathway[J]. Aging (Albany NY)，2019(11)：9719-9737.(IF：4.06)

[189] Yuli Wang，Ping Liu，Yuan Fang，et al. The Effect of long-term Traditional Chinese Medicine treatment on survival time of colorectal cancer based on propensity score matching：a retrospective cohort study[J]. Evid Based Complement Alternat Med，2020(2020)：7023420.(IF：1.984)

[190] Lihong Zhou，Hua Sui，Ting Wang，et al. Tanshinone ⅡA reduces secretion of pro-angiogenic factors and inhibits angiogenesis in human colorectal cancer[J]. Oncol Rep，2020(43)：1159-1168.(IF：3.417)

[191] Congcong Zhang，Lifang Ma，Yongjie Niu，et al. Circular RNA in lung cancer research：biogenesis，functions，and roles[J]. Int J Biol Sci，2020(16)：803-814.(IF：4.773)

[192] Zujun Que，Bin Luo，Chentong Wang，et al. Proteomics analysis of tumor exosomes reveals vital pathways of Jinfukang T inhibiting circulating tumor cells metastasis in lung cancer[J]. J Ethnopharmacol，2020(256)：112802.(IF：3.414)

[193] Yuanyuan Yu，Yingbin Luo，Zhihong Fang，et al. Mechanism of sanguinarine in inhibiting macrophages to promote metastasis and proliferation of lung cancer via

附
篇

modulating the exosomes in A549 cells[J]. Onco Targets Ther, 2020(13): 8989 – 9003. (IF: 3.337)

[194] Sufang Zhang, Lv Xiang, Li Li, et al. Melittin inhibited glycolysis and induced cell apoptosis in cisplatin-resistant lung adenocarcinoma cells via TRIM8 [J]. Biocell, 2021, 45(1): 167 – 175. (IF: 1.818)

[195] Sufang Zhang, Wangqing Chen, Yuli Wang, et al. Chinese herbal prescription Fu-Zheng-Qu-Xie prevents recurrence and metastasis of postoperative early-stage lung adenocarcinoma: a prospective cohort study followed with potential mechanism exploration[J]. Oxid Med Cell Longev, 2021(2021): 6673828. (IF: 6.543)

[196] Yuli Wang, Ningyang Sun, Yingbin Luo, et al. Yu-Ping-Feng formula exerts antilung cancer effects by remodeling the tumor microenvironment through regulating myeloid-derived suppressor cells[J]. Evid Based Complement Alternat Med, 2021(2021): 6624461. (IF: 2.629)

[197] Rongzhong Xu, Liubing Lin, Bo Zhang, et al. Identification of prognostic markers for hepatocellular carcinoma based on the epithelial-mesenchymal transition-related gene BIRC5[J]. BMC Cancer, 2021(21): 687. (IF: 4.43)

[198] Lili Xu, Sufang Zhang, Yuli Wang, et al. The Efficacy of long-term Chinese herbal medicine use on lung cancer survival time: a retrospective two-center cohort study with propensity score matching[J]. Evid Based Complement Alternat Med, 2021(2021): 5522934. (IF: 2.629)

[199] Yingbin Luo, Bo Zhang, Lili Xu, et al. Downregulation of KIF15 inhibits the tumorigenesis of non-small-cell lung cancer via inactivating Raf/MEK/ERK signaling[J]. Histol Histopathol, 2022(37): 269 – 285. (IF: 2.303)

[200] Yuli Wang, Yanbin Pan, Jianchun Wu, et al. A novel predictive model incorporating ferroptosis-related gene signatures for overall survival in patients with lung adenocarcinoma[J]. Med Sci Monit, 2022(28): e934050. (IF: 2.649)

[201] Rongzhong Xu, Jianchun Wu, Yingbin Luo, et al. Sanguinarine represses the growth and metastasis of non-small cell lung cancer by facilitating ferroptosis[J]. Curr Pharm Des, 2022(28): 760 – 768. (IF: 3.116)

[202] Yuli Wang, Yuan Fang, Fanchen Zhao, et al. Identification of GGT5 as a novel prognostic biomarker for gastric cancer and its correlation with immune cell infiltration[J]. Front Genet, 2022(13): 810292. (IF: 4.599)

[203] Lili Xu, Yingbin Luo, Jianhui Tian, et al. A validated nomogram integrating baseline peripheral T-lymphocyte subsets and NK cells for predicting survival in

stage Ⅰ-ⅢA non-small cell lung cancer after resection[J]. Ann Transl Med，2022
(10)：250.(IF：3.932)

[204] Yaoying Zeng，Yingbin Luo，Xudong Ju，et al. Solasonine causes redox imbalance
and mitochondrial oxidative stress of ferroptosis in lung adenocarcinoma[J]. Front
Oncol，2022(12)：874900.(IF：6.244)

[205] Bei Li，Yingbin Luo，Yixi Zhou，et al. Role of sanguinarine in regulating
immunosuppression in a Lewis lung cancer mouse model [J]. Int
Immunopharmacol，2022(110)：108964.(IF：4.932)

[206] Yajing Cui，Yingbin Luo，Qiaohong Qian，et al. Sanguinarine regulates tumor-
associated macrophages to prevent lung cancer angiogenesis through the WNT/β-
catenin pathway[J]. Front Oncol，2022(12)：732860.(IF：6.244)

[207] Yuli Wang，Jing Xu，Yuan Fang，et al. Comprehensive analysis of a novel
signature incorporating lipid metabolism and immune-related genes for assessing
prognosis and immune landscape in lung adenocarcinoma[J]，Front Immunol，
2022(13)：950001(2022).(IF：8.787)

[208] Yixi Zhang，Kai Ma，Lei Jiang，et al. Revealing the preventable effects of Fu-
Zheng-Qu-Xie decoction against recurrence and metastasis of postoperative early-
stage lung adenocarcinoma based on network pharmacology coupled with
metabolomics analysis[J]. ACS Omega，2023，8(39)：35555－35570.

二、主要出版著作

(1)《中国医学诊法大全》,山东科学技术出版社,1989 年,参编。

(2)《心身医学概论》,上海中医学院出版社,1990 年,参编。

(3)《中医各科习题汇编》,中国医药科技出版社,1990 年,编委。

(4)《中国医学疗法大全》,山东科学技术出版社,1990 年,参编。

(5)《中西参照内科病证治疗学》,天津科技翻译出版公司,1993 年,编委。

(6)《中医方法学概论》,贵州科技出版社,1993 年,编委。

(7)《高等中医药学考试应试指南》(《内经分册》),天津科技翻译出版公司,
1994 年,主编。

(8)《中国医学预防法大全》,山东科学技术出版社,1994 年,参编。

(9)《中西医结合病名汇通》,天津科技翻译出版公司,1995 年,编委。

(10)《中西参照内科证候诊断学》,天津科技翻译出版公司,1995 年,副

主编。

(11)《胃癌临床治疗新对策》,中国中医药出版社,1998年,主编。

(12)《黄帝内经考试题解》,中华工商联合出版社,1999年,主编。

(13)《名中医医案点津》,上海交通大学出版社,2009年,编委。

(14)《中西医结合介入放射学》,中国医药科技出版社,2017年,副主编。

(15)《肝癌中医规范化诊疗思路与方法》,中国中医药出版社,2018年,副主编。

(16)《中医肿瘤临证精编》,人民卫生出版社,2020年,主编。

(17)《中医内科学·肿瘤分册》,人民卫生出版社,2020年,副主编。

(18)《中医肿瘤专科实训手册》,上海科学技术出版社,2021年,主编。

三、科研成果

(1) 茵普露袋泡茶,1996年获河南省轻工厅科技进步奖二等奖,排名第五。

(2) 中医本科生与函大生智力因素对比研究,1996年获河南省教委科技成果进步奖二等奖,排名第二。

(3) 关于中医函授教学质量的调查研究,1996年获河南省教委科技成果进步奖三等奖,排名第三。

(4) 中医院校学生个性特点和智力因素对比的研究与实践,1997年获河南省优秀教学成果奖二等奖,排名第四。

(5) 煮散常用量标准化研究,1997年获河南省教委科技进步成果奖二等奖,排名第四。

(6) 益中蠲毒丸抗胃癌作用的实验研究,1997年河南省科委科技攻关项目,2000年8月通过河南省科委鉴定,2001年9月获河南省教育厅科技成果奖二等奖,第二课题负责人。

(7) 临床级NK细胞的大规模扩增、分子免疫调控及其传统中药干预,2018年12月8日获上海中西医结合科学技术奖三等奖,第三完成人,证书号2018-12A-03。获奖单位:上海中医药大学。获奖者:朱诗国、姚超、李雁、王莉新、龚陈媛、骆莹滨、倪中亚、祝晓雯、胥孜杭、周春仙。

(8) 临床级NK细胞的大规模扩增、分子免疫调控及其传统中药干预,2019年5月获上海医学科技奖三等奖,第三完成人,证书号2018031003。获奖单位:上海中医药大学。第二获奖单位:上海市中医医院,证书号2018031002。

（9）基于扶正祛邪多维肺癌中医防治模式的建立与推广，2020年4月获上海市科学技术进步奖二等奖，第一完成人，证书号20194086-2-R01。获奖单位：上海市中医医院、上海市第十人民医院、上海中医药大学、河南省肿瘤医院。获奖者：李雁、吴建春、方志红、潘秋辉、朱诗国、骆莹滨、罗素霞、杨庆源、朱为康、殷晓聆。

（10）大肠癌血瘀证的生物学基础及效应机制，2020年12月13日获上海市中西医结合科学技术奖三等奖，第二完成人，证书号2020-27B-01。获奖单位：上海中医药大学附属曙光医院、上海市中医医院。获奖者：周利红、李雁、季青、隋华、王炎、刘宁宁、冯媛媛、贾茹、任建琳、刘宣、李琦。

（11）肺癌复发与转移核心病机正虚伏毒的创建及临床应用，2023年12月获上海市中医药学会科技进步奖一等奖，第二完成人。获奖单位：上海市中医医院、复旦大学。获奖者：田建辉、李雁、罗斌、施奇惠、阙祖俊、王卓、骆莹滨、吴建春、王宇立、杨蕴、周奕阳、徐静。

四、专利

（1）专利名称：一种治疗肺癌的中药组合物及其制备方法和应用
  专利号：201810190486.8
  申请日期：2018年3月8日
  授权日期：2021年5月27日
（2）专利名称：愈创醇在制备抑制肿瘤相关M2型巨噬细胞的药物中的应用
  专利号：201910368206.2
  申请日期：2019年5月5日
  授权日期：2022年4月12日
（3）专利名称：一种治疗肺癌的中药组合物及其制备方法和应用
  专利号：202110839200.6
  申请日期：2021年7月23日
  授权日期：2022年7月1日

五、主持课题

（1）上海市卫生局课题：益气化痰法治疗晚期原发性肺癌临床诊疗方案研

究,2003 年 1 月至 2003 年 12 月,第一课题负责人。

(2)国家中医药管理局课题:不同治则对肺癌小鼠转移因子作用的实验研究,2004 年 11 月至 2006 年 11 月,第一课题负责人,课题编号:04 - 05JPZ6。

(3)上海市教委课题:不同治则中药复方抑制肺癌细胞侵袭转移的研究,2005 年 1 月至 2008 年 2 月,第一课题负责人。

(4)科技部"十一五"支撑项目:晚期非小细胞肺癌中医综合方案示范研究,2007 年 1 月至 2009 年 12 月,子课题第一负责人,课题编号:2006BAI04A05。

(5)申康医疗管理中心:社区恶性肿瘤中医综合性防治方案研究,2007 年 8 月至 2010 年 7 月,第一课题负责人,课题编号:SHDC12007307。

(6)上海市卫生局课题:"逐水方"治疗恶性腹水的临床与实验研究,2008 年 10 月至 2010 年 10 月,第一课题负责人,课题编号:2008L041A。

(7)上海市中医药事业发展三年行动计划(重大研究)项目:中医药结合高能聚焦超声诊治中晚期消化道肿瘤的诊疗方案研究,2012 年 1 月至 2014 年 12 月,第一课题负责人,课题编号:ZYSNXD - CC - ZDYJ008。

(8)卫生部医药卫生科技发展研究中心项目:分子诊断技术在肺癌个体化治疗中的应用研究,2012 年 3 月至 2014 年 3 月,第一课题负责人,课题编号:W2012fz066。

(9)上海市卫生局项目:扶正祛邪精简方通过 SDF1/CXCR4 生物轴与热休克蛋白 73 抑制肺癌肿瘤干细胞的分子机制研究,2012 年 6 月至 2015 年 12 月,第一课题负责人,课题编号:20124078。

(10)上海市研究生教育学会研究生创新项目:基于教学病案库的中医临床型研究生教学改革研究,2013 年 1 月至 2013 年 12 月,第一课题负责人,项目编号:JX113102。

(11)上海市卫生局重点项目:扶正祛邪复方与 NK 细胞协同抗癌作用及机理研究,2014 年 1 月 1 日至 2016 年 12 月 31 日,第一课题负责人,课题编号:20134016。

(12)上海申康医院发展中心、上海市市级医院新兴前沿技术联合攻关项目:中医药结合高能聚焦超声治疗腹盆腔恶性肿瘤的诊疗方案研究,2014 年 10 月至 2017 年 9 月,第一课题负责人,项目编号:SHDC12014127。

(13)上海市自然基金面上项目:扶正祛邪方调节肿瘤相关巨噬细胞介导的上皮间质转化预防肺癌转移的分子机理研究,2015 年 1 月至 2017 年 12 月,第一课题负责人,项目编号:14ZR1439000。

（14）国家自然基金面上项目：扶正祛邪方调节肿瘤相关巨噬细胞介导的上皮间质转化预防肺癌转移的分子机理研究，2015年1月至2018年12月，第一课题负责人，项目编号：81473627。

（15）国家自然基金面上项目：玉屏风散调控髓系来源抑制性细胞重塑肺癌免疫微环境的分子机制研究，2017年1月至2020年12月，第一课题负责人，项目编号：81673947。

（16）上海市科委2017年度医学引导类（中、西医）科技支撑项目：扶正祛邪方预防早期肺腺癌术后复发的大样本、多中心临床研究，2017年7月1日至2020年6月30日，第一课题负责人，项目编号：17401933500。

（17）上海市进一步加快中医药事业发展三年行动计划（2018—2020）项目：原发性支气管肺癌中医专病联盟建设，2018年7月1日至2020年12月30日，第一课题负责人，项目编号：ZY(2018-2020)FWTX-4024。

（18）上海市进一步加快中医药事业发展三年行动计划（2018—2020）项目常见恶性肿瘤中医临床研究子项1：扶正祛邪方预防早期非小细胞肺癌复发转移的大样本、多中心临床研究，2018年7月1日至2020年12月30日，第一课题负责人，项目编号：ZY(2018-2020)CCCX-4001-01。

（19）国家自然基金面上项目：扶正祛邪方调控髓源性抑制细胞自噬重塑肺癌转移前微环境的分子机制，2020年1月至2023年12月，第一课题负责人，项目编号：81973795。

（20）上海市卫生健康委员会、中医市中医药管理局：上海市安宁疗护中医药适宜技术建设项目缓解末期患者水肿逐水贴敷疗法临床方案研究，2019年10月至2020年6月，第一课题负责人，项目编号：ANLH-SYJS-02。

（21）上海中医药大学国际教育学院：国际学生教育教学课程建设项目中医肿瘤双语在线结合短期临床专业培训项目建设，2019年5月至2020年4月，第一课题负责人，项目编号：JX113104。

（22）上海市进一步加快中医药传承创新发展三年行动计划（2021—2023），上海市西部区域中医肿瘤专科联盟建设，2021年12月至2023年12月，第一课题负责人，项目编号：ZY(2021-2023)-0301-04。

（23）上海市进一步加快中医药传承创新发展三年行动计划（2021—2023），扶正祛邪方治疗肺癌化疗患者癌因性疲乏疗效及安全性评估，2021年9月至2023年12月，第一课题负责人，项目编号：ZY(2021-2023)-0211。

主要参考文献

［1］ 刘嘉湘.实用中医肿瘤手册［M］.上海：上海科技教育出版社,1996.

［2］ 周岱翰.中医肿瘤学［M］.北京：中国中医药出版社,2011.

［3］ 李雁,朱为康.中医肿瘤临证精编［M］.北京：人民卫生出版社,2020.

［4］ 王笑民.实用中西医结合肿瘤内科学［M］.北京：中国中医药出版社,2014.